PROPHYLAXIE

ET

GÉOGRAPHIE MÉDICALE

PROPHYLAXIE

ET

GÉOGRAPHIE MÉDICALE

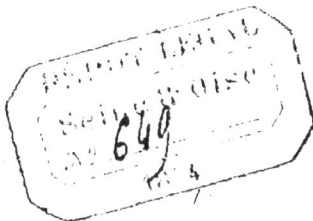

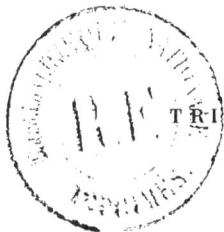

DES PRINCIPALES MALADIES

TRIBUTAIRES DE L'HYGIÈNE

PAR

LÉON POINCARÉ

PROFESSEUR D'HYGIÈNE A LA FACULTÉ DE MÉDECINE DE NANCY

Avec 24 cartes en couleur intercalées dans le texte.

PARIS

G. MASSON, ÉDITEUR

LIBRAIRE DE L'ACADÉMIE DE MÉDECINE

120, Boulevard Saint-Germain, en face de l'École de Médecine

M DCCC LXXXIV

PROPHYLAXIE

ET

GÉOGRAPHIE MÉDICALE

DES PRINCIPALES MALADIES

TRIBUTAIRES DE L'HYGIÈNE

INTRODUCTION

BUT ET PLAN DE L'OUVRAGE

La meilleure recommandation d'un livre est qu'il réponde à un besoin. Sous ce rapport il peut y avoir des degrés. Il est des besoins qui se font vivement sentir dans la littérature scientifique et qui réclament l'urgence. Il en est d'autres de moindre importance qui ne sont même reconnus que lorsqu'ils ont été signalés. Ce livre ne saurait avoir la prétention de compter parmi ceux que l'on attend.

Du reste, ceux-ci deviennent de plus en plus rares au fur et à mesure que la science se complète et que le nombre et l'ardeur des travailleurs augmentent. Il n'a même pas le mérite d'une certaine nouveauté, car les deux points de vue indiqués par son titre ont déjà été très explorés et se sont peu étendus depuis les dernières publications où ils ont pu être envisagés.

Opérer un rapprochement nécessaire entre deux sujets restés jusqu'ici à peu près étrangers l'un à l'autre ; les approprier et les rattacher spécialement à la science hygiénologique à laquelle ils appartiennent de droit et dont on les a fréquemment distraits; enfin, travailler à leur vulgarisation, tels sont les seuls et véritables objectifs de cet ouvrage.

Il y a en effet un certain intérêt à rapprocher la géographie médicale du sujet qui pouvait lui procurer une utilité pratique. Présentée d'une manière isolée, elle n'a qu'un intérêt de curiosité scientifique ; enchevêtrée dans les descriptions des Traités de pathologie, elle ne peut que venir en aide à des vues de pathogénie, la plupart du temps très problématiques. Elle ne peut, enfin, être d'aucun secours pour la thérapeutique proprement dite. Elle trouve déjà une place plus rationnelle dans les Traités de climatologie, puisque, pour plusieurs maladies, ce sont les conditions climatériques qui expliquent et déterminent même la géographie médicale, et puisque, en retour, cette dernière science classe, parque, pour ainsi dire, les influences pathologiques des climats.

C'est donc avec raison que Boudin et Lombard ont réalisé ce dernier rapprochement. Mais, comme nous le verrons, il est un aussi grand nombre d'affections qui ont une géographie bien déterminée et qui, cependant, restent indépendantes des conditions climatéri-

ques. En outre, il est tout aussi nécessaire de la mettre
en regard de la prophylaxie qu'elle est appelée à fé-
conder particulièrement.

Pour que la prophylaxie puisse appliquer avec fruit
ses moyens d'action, il lui faut des renseignements
dont les plus importants lui sont fournis par la géographie ; car, pour se préserver d'un ennemi, il faut,
avant tout, savoir où il se trouve, quelles sont la situation et l'étendue du territoire qu'il occupe d'une façon
permanente, quels sont les points qu'il a l'habitude
d'envahir le plus souvent, quels sont ceux qu'il pourrait menacer, quels sont ses itinéraires et ses étapes
possibles, quels sont, enfin, les points faibles de la
frontière à défendre. On peut dire que c'est sur la
connaissance de la géographie médicale que doit re-
poser la stratégie de la prophylaxie.

C'est elle qui, déjà plusieurs fois, a permis de préserver l'Europe du choléra en nous indiquant les
points où il était nécessaire de placer des postes
avancés.

C'est elle qui nous avertit qu'il est temps de se
mettre en garde d'une façon plus sérieuse et plus
rationnelle contre la fièvre jaune ; que cette maladie
peut aussi bien nous venir du Sénégal que du golfe du
Mexique, et qu'on n'est pas plus à l'abri dans l'intérieur des terres que sur les côtes ; que pour ces deux
fléaux, ce qu'il faut avant tout surveiller, ce sont les
voies et les moyens de communication.

C'est elle, enfin, qui nous permettra dans l'avenir,
lorsque toutes les nations se seront mieux rapprochées

dans un but humanitaire, d'aller étouffer l'ennemi
dans ses propres foyers et de couper ainsi le mal dans
sa racine.

L'hygiène a l'habitude de traiter les questions de
prophylaxie d'une manière tout à fait générale, c'est-
à-dire de s'adresser à la fois à toutes les maladies contagieuses, sauf à semer çà et là quelques observations
visant particulièrement telle ou telle maladie. Il nous
a semblé utile d'établir séparément la prophylaxie
d'un certain nombre de maladies dans lesquelles l'hygiène est appelée à jouer un rôle considérable, parce
que dans les ouvrages de pathologie les mesures prophylactiques se trouvent mentionnées d'une façon trop
succincte, ne fixent pas l'attention autant qu'elles le
méritent, ne s'y montrent appuyées ni motivées par
aucun développement, et sont même très incomplètes.
Elles y sont toujours sacrifiées à la symptomatologie et
à l'anatomie pathologique, en un mot au côté purement clinique de l'histoire des maladies. Le traitement
hygiénique s'y trouve même noyé dans le traitement
thérapeutique, au point de perdre forcément de son
importance dans l'esprit du lecteur.

Cela est d'autant plus insuffisant que le temps n'est
pas loin où tous les esprits judicieux et non prévenus
reconnaîtront que là se trouve réellement un des
principaux côtés utilitaires de la médecine pratique.
Les médecins qui ne se laissent pas trop dominer par
la direction donnée à leurs études ou à leur enseignement, doivent reconnaître volontiers qu'il est plus
facile de prévenir l'explosion des maladies contagieuses

et des maladies de régime que de les arrêter dans leur cours.

Les succès de la thérapeutique sont toujours si aléatoires qu'il vaut mieux fermer ses frontières que de courir les chances d'une lutte avec l'ennemi.

Ce qui vient de se passer en Égypte pour le choléra est bien fait pour faire ressortir la puissance de la prophylaxie et l'impuissance de la thérapeutique. La première, c'est la paix armée, c'est-à-dire la véritable sécurité. La seconde, c'est la guerre avec toutes ses déceptions, ou, tout au moins, avec ses résultats douteux.

Pour bien des raisons, cette vérité reste encore systématiquement méconnue. Il est si facile en thérapeutique de se payer d'illusions, qu'il faut déjà une longue pratique et une certaine indépendance de caractère pour se rendre enfin à l'évidence. Les praticiens subissent aussi forcément l'idée que le public se fait de la médecine, idée qui se résume dans le mot *guérir*. Ils sont obligés de s'adapter au but qu'on leur assigne, et ils en arrivent à ne même plus comprendre leur mission autrement.

C'est un devoir de conscience que j'accomplis en déclarant avec les militants de l'hygiène moderne, que la première mission du médecin, sa mission la plus élevée, est de prévenir le mal; et que réparer le mal qu'il n'a pas su éviter ne doit être pour lui qu'une mission de pis aller.

Il y a donc une utilité réelle à spécialiser la prophylaxie plus que ne le font les Traités d'hygiène, et à l'isoler, d'autre part, des descriptions classiques des maladies où elle perd trop de son importance. Il est temps d'établir par là ses droits à la personnalité et à l'indépendance.

La géographie médicale est loin d'être une innovation. Elle a déjà trouvé une assiette considérable dans les travaux de Boudin et a pris un corps plus complet dans ceux de Lombard et de Hirsch. Mais tous ces ouvrages, dont la mission était la fondation même de la géographie médicale, se prêtent peu, par la force des choses, à la vulgarisation de cette branche des sciences médicales. Leurs auteurs devaient évidemment ne rien négliger, entrer dans les détails les plus minutieux, donner de longues listes de localités, bonnes à consulter, mais fatigantes pour le lecteur ordinaire et laissant peu de traces dans son esprit.

Il y a donc un intérêt pratique à en extraire les faits principaux en ne mentionnant que les grandes lignes de la géographie de chaque maladie, en les accentuant par quelques déductions immédiates.

Il y avait aussi une certaine lacune à combler. Dans ce genre de description il convient surtout de parler aux yeux par des cartes spéciales et nuancées. Lombard a déjà fourni un atlas dont les cartes se recommandent par leur netteté et leur rigueur. Mais elles ne portent que sur un très petit nombre des maladies dont l'hygiène doit se préoccuper.

De plus, l'ouvrage, dans son entier, présente des proportions qui ne sont pas abordables pour un grand nombre de lecteurs. Devant traduire tous les détails, ces cartes exigeaient une échelle qui ne permet pas leur intercalation dans le texte. En s'en tenant au contraire aux grands traits, il devenait possible d'adopter un petit format.

L'ouvrage que M. Bordier vient de faire paraître répond, il est vrai, en partie à ce but. Mais il ne me semble pas devoir rendre inutile celui-ci, dans lequel les cartes ne sont plus limitées à un nombre trop restreint de maladies et permettent par leurs teintes nuancées de juger de la fréquence relative des affections morbides dans les diverses contrées. En outre, si Hirsch et Lombard se sont placés au point de vue de la climatologie, Bordier s'est surtout placé au point de vue anthropologique.

Personne n'a encore mis la géographie médicale, particulièrement au service de l'hygiène et de la prophylaxie. Enfin, le but étant différent, le choix des sujets à traiter ne pouvait, non plus, être le même. J'ai dû écarter les affections dans lesquelles l'hygiène n'a pas à jouer un rôle considérable, celles qui appartiennent au passé, et celles que les Européens ont peu de chances de rencontrer. Par contre, j'ai jugé utile d'en faire figurer quelques-unes dont les auteurs de géographie médicale ne se sont occupés que d'une manière accessoire.

Toute tentative de géographie médicale est passible, il est vrai, d'une objection sérieuse, qui résulte de l'insuffisance des documents. Ils sont souvent incomplets pour plusieurs des contrées civilisées de l'Europe. Ils sont forcément nuls pour beaucoup de

populations sauvages de l'Afrique, de l'Asie et de
l'Amérique.

Mais on a fait des cartes avant que la géographie de
notre planète ne fût aussi connue qu'aujourd'hui. Des
rectifications se font encore tous les jours. Est-ce à
dire pour cela que les premières tentatives des géogra-
phes aient été infructueuses et inutiles ?

Le plan adopté découle tout naturellement du but
proposé. Chacune des maladies considérées comme
principalement tributaires de l'hygiène sera l'objet
d'un chapitre spécial, divisé lui-même en deux parties
distinctes, quoique corrélatives : la géographie médicale de la maladie, et sa prophylaxie, cette dernière
s'appuyant sur la première. Pour chacune de ces
maladies le texte sera appuyé par une carte particulière (1).

Comme classification entre elles, elles seront rapportées à trois groupes correspondant à trois ordres
bien distincts de conditions hygiéniques :

1° Les maladies d'*origine miasmatique*, c'est-à-dire
celles qui, d'après le courant des idées modernes, seraient engendrées par des microbes, et qui, en tout
cas, ont le droit d'être considérées comme engendrées
par l'introduction dans l'économie d'un poison d'origine biologique.

2° Les maladies d'*origine alimentaire*, c'est-à-dire
celles qui paraissent être particulièrement engendrées

---

(1) L'esquisse du planisphère adopté est due à M. Barbier, secrétaire
de la Société de Géographie de l'Est.

par une alimentation défectueuse, soit comme quantité, soit comme qualité.

3° Les maladies d'*origine météorique*, c'est-à-dire celles qui semblent être surtout l'œuvre du froid ou du chaud, ou de l'ensemble des conditions atmosphériques.

Quelques considérations générales serviront d'introduction à chacun de ces groupes.

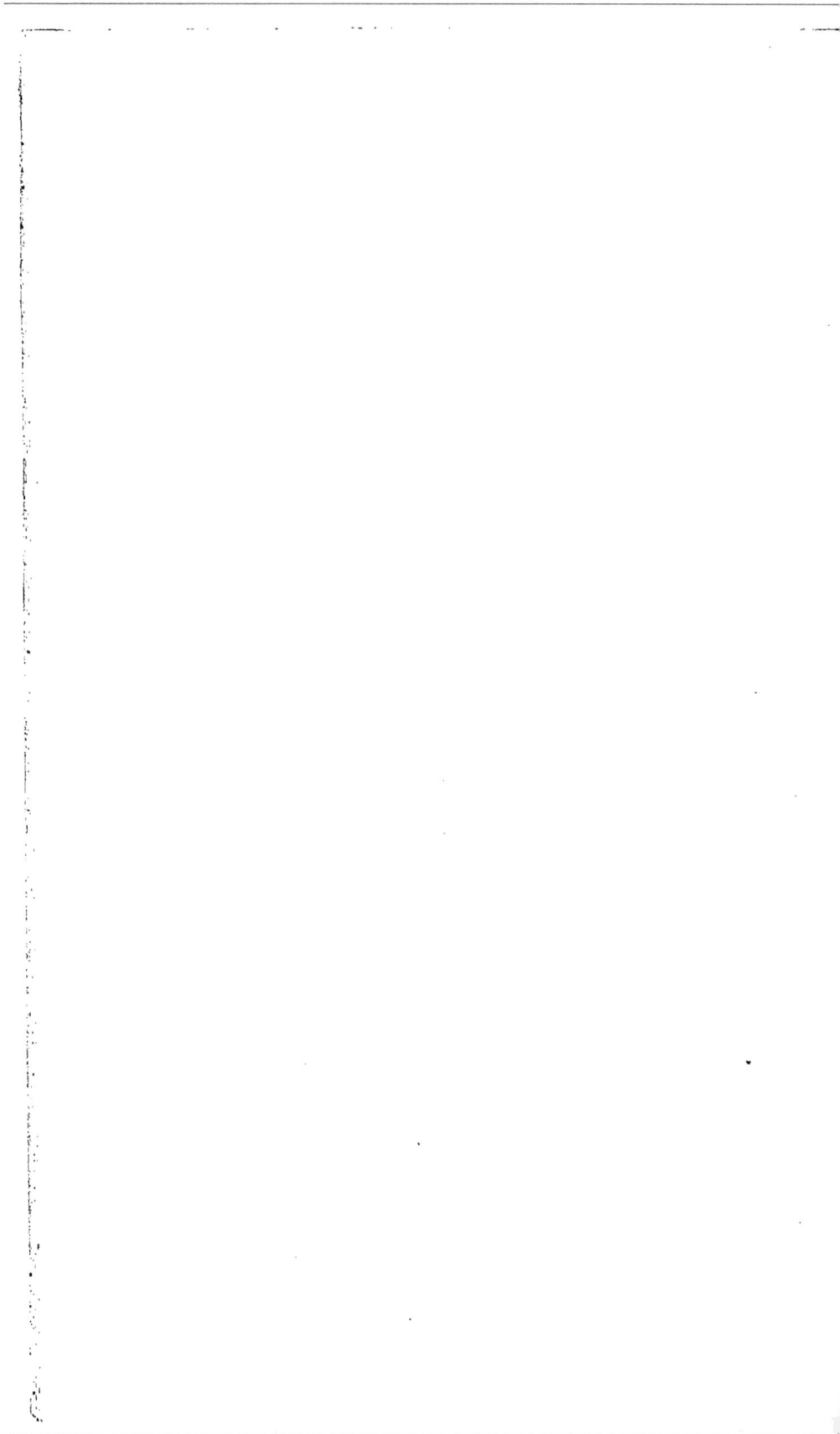

LIVRE PREMIER

MALADIES D'ORIGINE MIASMATIQUE

CHAPITRE PREMIER

CONSIDÉRATIONS GÉNÉRALES SUR LES MESURES PROPHYLACTIQUES APPLICABLES A TOUTES LES MALADIES MIASMATIQUES

Dans la phophylaxie des maladies, il y a à considérer, d'une part, les grandes indications qui ressortent de l'examen des caractères pathogéniques et symptomatiques de chaque affection; d'autre part, la nature et les détails d'application des procédés prophylactiques à opposer à la maladie, de même qu'en médecine pratique, il y a aussi à s'occuper du choix de la médication et de l'administration des remèdes. Le premier point de vue constitue pour ainsi dire le plan de campagne de la prophylaxie. Ce plan varie naturellement suivant les cas et il demande à être posé, raisonné et motivé pour chaque affection en particulier. Le second point de vue suppose la connaissance des moyens d'action, l'appréciation de leur valeur relative et de leur manière d'agir, en un mot, l'histoire propre de chacun d'eux. C'est là une acquisition préalable à faire, puisque pour bien choisir des

armes et pour bien s'en servir, il faut d'abord les connaître toutes dans leur mécanisme comme dans leur
maniement. Or, comme les mêmes armes peuvent
servir dans une foule de circonstances, il convient évidemment, pour éviter des redites, de les classer et de
les passer toutes en revue dans un premier chapitre, qui
se trouvera ainsi être consacré à de véritables généralités. Toutefois, il y a lieu d'être très sobre de détails
dans cette revue, d'autant plus que des ouvrages ont
déjà été publiés sur cette *matière médicale* de la prophylaxie, notamment celui de M. Vallin, qui est si
complet et si parfait sous tous les rapports. La reproduction d'un sujet déjà plusieurs fois parfaitement
traité ne peut se faire accepter que par sa simplicité
et sa brièveté. Je m'en tiendrai ici à de simples énon-
cés destinés à raviver les souvenirs du lecteur et à être
consultés, suivant les indications des diverses prophy-
laxies particulières.

Je diviserai les mesures prophylactiques en trois
groupes :

1° Les mesures qui incombent à l'initiative privée
et qui doivent être conseillées et dirigées par le médecin de la famille ;

2° Les mesures incombant aux municipalités ;

3° Les mesures incombant à l'État.

1° *Mesures incombant aux particuliers.* — Au moment où une épidémie éclate, ou même est simplement à craindre, les habitations privées doivent être
tenues plus proprement que jamais, et les mesures
d'assainissement, qui devraient du reste être prises en
tout temps, deviennent alors indispensables. L'attention doit être particulièrement portée sur tout ce qui

met l'appartement en communication avec les égouts, c'est-à-dire vers les éviers et les latrines. Car ce sont là deux portes par lesquelles plusieurs maladies s'introduisent le plus souvent dans la place.

Il serait bon que le médecin profitât de la panique qui, à ce moment, envahit même les propriétaires, pour amener ceux-ci à réformer les voies d'évacuation des eaux ménagères, si on leur a donné une installation défectueuse. Il faut interrompre la continuité du corps de descente, en faisant plonger librement le fragment supérieur dans l'extrémité évasée du fragment inférieur, de façon à ce que les gaz remontant de l'égout puissent se diffuser dans l'atmosphère ; prévenir, du reste, avant tout, l'introduction de l'air des égouts dans le tuyau d'évier, en interposant un siphon coupe-air au point d'abouchement dans le canal municipal ; empêcher enfin leur exhalation dans l'appartement, en plaçant un siphon approprié à l'ouverture supérieure de la pierre d'évier et en surveillant les domestiques qui sont portés à enlever cet opercule pour rendre l'écoulement des eaux plus rapide. Quelle que soit la disposition adoptée, il faut, de temps en temps, désobstruer le tuyau par le passage d'une tringle en fer, et le laver avec une veine d'eau contenant un centième d'eau de Javelle.

On doit de même profiter de l'occasion pour faire disparaître les défectuosités des latrines, faire mettre des cuvettes à fermeture hydraulique ; substituer pour les parois des peintures au vernis à la peinture à la chaux, et mieux encore revêtir les murs de matériaux imperméables, tels que ciment, stuc, asphalte, etc. Si le siège n'est pas déjà revêtu d'une couche de vernis, le laver à l'eau bouillante contenant du cristal de soude ou avec une solution de chlorure de zinc à 5 p. 100, laver ensuite plusieurs fois à l'eau simple, puis, après dessiccation, peindre au vernis ou imprégner d'huile. On pratiquera le même lavage sur toutes les parois, de temps en temps, pendant la durée de l'épidémie, surtout si les latrines reçoivent les déjections d'un malade. Mais ce qui importe avant tout, c'est de verser le plus d'eau possible. Cette précaution, qui doit être prise en tout temps et à laquelle on consacre en Angleterre 27 litres par habitant, a besoin d'être réalisée plus largement encore pendant une épidémie. Ce sont de violentes et fréquentes chasses qu'on doit produire. Mais ces chasses deviennent impossibles dans le cas de fosses fixes dont l'existence est générale dans les petites localités et qu'on rencontre encore dans beaucoup de maisons des grandes villes. Il est utile alors de déverser, chaque jour, dans ces fosses une certaine quantité d'une substance désinfectante. On emploie dans ce but, généralement, le sulfate de fer en raison même de son bon marché. Mais ce sel a l'inconvénient de produire des taches noires, et il en faut au moins 24 grammes par personne et par jour, ce qui rend la dépense encore assez onéreuse. En outre, ce qui doit avant tout y faire renoncer, c'est qu'il ne supprime que l'odeur sans détruire les germes; aussi emploie-t-on en Angleterre divers mélanges, connus sous les noms de poudres de Calvert, de Mac-Dougall, de désodorant de Süvern, etc. Mais ces mélanges n'existent point dans le commerce français et de plus sont encore trop coûteux pour qu'on espère les vulgariser en France. On réaliserait encore plus facilement la chaux phéniquée employée par les Allemands. Mais il existe, partout où il y a des usines à gaz, une substance qui, à un prix excessivement modéré, donne des résultats beaucoup plus complets et plus assurés que les désinfectants précédents, c'est l'huile lourde de houille. Il est vrai qu'aujourd'hui, il faut encore, pour en obtenir, s'adresser directement aux usines et qu'on n'y tient nullement à en livrer de petites quantités. Mais il suffirait que tous les médecins en recommandassent l'emploi pour que bientôt de petits commerçants servissent d'intermédiaires, et dès lors l'usage en deviendrait très facile pour les propriétaires.

L'attention du médecin et des particuliers doit se porter aussi sur les eaux d'alimentation; car l'origine de ces eaux, leur contamination possible par la lessive des linges et des vêtements ou par des infiltrations passant souvent inaperçues, les transforment parfois en véhicule du germe contagieux. Aussi doit-on condamner, tout au moins en temps d'épidémie, les eaux de rivières qui reçoivent les détritus de toutes les localités situées en amont, les eaux de puits qui, provenant de la nappe souterraine, sont toujours polluées dans un point ou dans un autre. On ne doit permettre que des eaux de sources captées dans les terrains granitiques, loin des habitations, et amenées dans des canaux parfaitement clos. Quand la chose n'est pas possible, le médecin doit conseiller aux personnes aisées de ne boire momentanément qu'une eau minérale de table, Saint-Galmier ou autre. Celles qui ne peuvent se donner ce luxe doivent être averties que l'addition d'alcool ou de vin n'enlève à l'eau aucun de ses dangers et que les filtrations promettent ce qu'elles ne peuvent pas tenir, qu'elles rendent bien le liquide plus clair, mais qu'elles n'arrêtent nullement les germes morbides. L'ébullition donne beaucoup plus de sécurité, mais il faut que l'eau soit consommée dans les vingt-quatre heures qui suivent cette opération et qu'elle soit aérée par le battage, opération à laquelle le public se prête difficilement. Le plus simple est de verser quatre gouttes de perchlorure de fer dans chaque litre d'eau, ou mieux encore la solution de Condy, au permanganate de potasse.

Concurremment avec ces mesures, il faut se mettre en garde contre les malades eux-mêmes. Le médecin doit laisser émigrer les familles qui le désirent et qui peuvent le faire. Mais pour ne pas faire naître une panique inutile et dangereuse, il ne doit le conseiller lui-même que dans le cas d'épidémie très grave. Dès qu'une maladie contagieuse s'est déclarée dans une famille, quelque légère que soit l'affection et quelque restreinte que soit l'épidémie, il est de son devoir de prendre l'initiative de quelques mesures d'isolement. Il ne doit laisser près du malade que les personnes nécessaires aux soins à donner; tenir éloignées toutes les autres, et même, quand la chose est possible, déplacer complètement les membres de la famille qui, par leur âge ou d'autres raisons, se trouvent plus exposés. Lorsque l'insuffisance du logement condamne ceux-ci à rester dans une chambre contiguë à celle du malade, on peut atténuer le danger en doublant par un tapis la porte boisée. On a même conseillé de placer entre celle-ci et le tapis un vase contenant de l'acide phénique. Mais il est à craindre qu'on ne se donne par là qu'une satisfaction morale en même temps qu'une source d'odeur fort désagréable. Lorsque la maladie peut être transmise par un intermédiaire, les personnes qui séjournent près du malade doivent éviter d'entrer en rapport avec celles qu'on a cru devoir éloigner, ou ne le faire qu'après avoir fait des ablutions et changé de vêtements. Le médecin, qui ne fait que passer, est moins à craindre ; mais il fera bien d'organiser ses courses de façon à ne pas se rendre immédiatement près des sujets qui lui paraissent posséder une grande réceptivité.

Autour du malade on doit prendre certaines dispositions ayant pour but de le placer, ainsi que les personnes qui le soignent, dans les meilleures conditions possibles ; faire choix pour lui de la chambre la plus aérée et la mieux exposée ; assurer le renouvellement de l'air, suivant les saisons, par l'ouverture continue ou intermittente, soit des fenêtres de la chambre occupée, soit de celles de la chambre voisine ; contribuer en outre à la ventilation par un feu de cheminée en hiver, et pendant les saisons non froides en plaçant une veilleuse sur le sol du foyer ; ne pas laisser séjourner dans la chambre non seulement les déjections mais même les débris des repas ; laver avec soin le vase de nuit ; épousseter et même laver les meubles fréquemment ; battre les tapis tous les jours ; disposer de deux literies qu'on fera alterner, de façon qu'un des couchages sera occupé pendant que l'autre sera soumis au sereinage dans un jardin ou un grenier.

Comme désinfectant de l'atmosphère privée du malade, on doit renoncer aux anciennes assiettes de chlorure de chaux qui n'est qu'un désodorant, et même aux soucoupes d'acide phénique qui font naître des

sensations pénibles sans assainir complètement. Il est
préférable de pratiquer de temps en temps des pulvérisations de thymol. On pourrait aussi sans inconvénient faire usage de bougies désinfectantes qu'un médecin de Paris a fait préparer en mélangeant de la fleur
de soufre à de la stéarine.

La maladie contagieuse une fois terminée, il faut
désinfecter le local avant de le laisser occuper de nouveau par des personnes qui n'ont point été atteintes.
On regarde généralement comme très efficace l'évacuation complète et prolongée des habitations. Mais,
comme, en vue d'éventualités d'un autre ordre, les familles laissent les locaux complètement fermés pendant leur absence, elles retrouvent souvent, en rentrant, un foyer tout aussi dangereux qu'à leur départ.
La mesure ne peut être d'une certaine utilité que si
l'on maintient les fenêtres ouvertes et si l'on abandonne les parois des chambres à toutes les intempéries
de l'atmosphère, qui, en effet, favorisent singulièrement l'oxydation et par suite la destruction des matières organiques. On réalise alors du blanchiment par
sereinage.

Mais cette mesure, même ainsi comprise, ne peut
être regardée comme suffisante que lorsqu'il s'agit
d'une affection contagieuse peu grave. D'ailleurs, elle
n'est pas possible avec toutes les professions et toutes
les situations sociales. Mieux vaut la compléter, ou la
remplacer, dans ce dernier cas, par un renouvellement
des surfaces libres et intérieures du local. On chan-
gera les papiers de tenture en ayant soin de ne laisser
subsister aucun lambeau du papier à remplacer. On
appliquera sur les boiseries une nouvelle couche de

peinture qui emprisonnera les miasmes dans les fissures et les mettra dans l'impossibilité de nuire.

Dans les habitations des pauvres et de la plupart des paysans, le papier peint est remplacé par un badigeon sur des murs nus. Dans ce cas, à la suite des maladies, le badigeonnage à la chaux est devenu classique et même d'un usage vulgaire. Théoriquement on espère neutraliser ainsi les miasmes en les transformant en albuminates de chaux. Non seulement ce résultat chimique ne pourrait jamais porter que sur la surface du mur, mais il est même douteux qu'il se produise. Ce badigeon n'amène pas comme la peinture l'avantage d'emprisonner les miasmes. Je crois qu'on ne serait pas beaucoup plus heureux en ajoutant au lait de chaux de l'acide borique.

Le lavage de ces murs nus par la douche est un moyen bien supérieur. On exerce ainsi une action mécanique puissante. On fait tomber les poussières organiques. Le liquide va les chercher jusque dans les profondeurs des pores et des fissures. Les résultats sont encore plus assurés si la douche est faite avec une solution phéniquée ou une solution au chlorure de zinc à 2 pour 100. On devrait aussi agir préalablement de même sur les murs qu'on se propose de recouvrir d'un papier nouveau. De leur côté les planchers et les boiseries non peintes seront brossés, puis lavés avec de la potasse et du savon, et enfin imprégnés d'une solution analogue. Les fumigations d'acide sulfureux ou d'acide azoteux seraient probablement d'une efficacité plus grande. Mais elles ne sont guère praticable dans les habitations privées.

Reste à désinfecter les effets du malade qui ne peuvent être passés à la lessive. Les particuliers pourraient recourir à la désinfection par l'air chaud, en les plaçant dans un four après la cuisson du pain. Mais ce moyen est difficilement accepté par les boulangers qui redoutent naturellement la répugnance éprouvée par leurs clients habituels. Aussi vaut-il mieux engager les familles à soumettre les vêtements à la désinfection par l'acide sulfureux qui, dans ce cas, peut se faire facilement dans un placard isolé et bien calfeutré.

2° *Mesures incombant aux municipalités.* — En temps d'épidémie elles doivent s'immiscer, autant qu'il est possible, dans l'hygiène intérieure des maisons privées. Par la voie des journaux et à l'aide d'affiches, elles doivent porter à la connaissance des habitants les instructions en rapport avec le genre de maladie, en insistant sur la nécessité qu'il y a à s'y conformer; malheureusement elles ne peuvent exercer ici qu'une surveillance morale, vu que la loi les laisse à peu près désarmées vis-à-vis des propriétaires pour tout ce qui ne touche pas à la voie publique.

L'institution moderne des commissions des logements insalubres peut, il est vrai, remédier jusqu'à un certain point à cet état de choses, mais leur action est en partie paralysée par ce fait qu'elles ne fonctionnent que sur une plainte des locataires ou des voisins et parce qu'il ne peut être donné satisfaction à leurs conclusions qu'après une série de formalités. Dans de telles conditions ce n'est plus qu'une ressource tout à fait insuffisante au moment d'une épidémie.

A ce moment, il faudrait absolument procéder à une inspection générale sur tous les points de la ville et faire exécuter immédiatement et d'office les réfections jugées nécessaires. On doit en outre faire opérer des chasses d'eau dans les latrines et, si les maisons n'ont pas un approvisionnement d'eau suffisant, on doit les faire exécuter par les ouvriers du service public avec les prises d'eau de la ville. Les municipalités doivent aussi tenir gratuitement à la disposition des particuliers les diverses matières désinfectantes recommandées par les hygiénistes.

Mais c'est surtout pour les mesures d'ordre réellement public que les devoirs des municipalités deviennent multiples et impérieux. Plus que jamais elles sont tenues d'entretenir les rues et les places dans la propreté la plus parfaite, de faire visiter journellement les égouts pour s'assurer qu'ils sont bien curés, qu'ils ne sont point obstrués et qu'ils fonctionnent très bien ; d'y multiplier enfin les chasses d'eau directes. Quant au chlorure de chaux qu'on a l'habitude de semer dans les urinoirs et autour des bouches d'égout, il n'a réellement qu'une valeur morale. Mieux vaudrait y répandre de l'huile lourde de houille.

Dans les villes qui n'ont point un service de voitures spéciales organisé pour le transport des malades à pouvoir contagieux, il serait facile d'affecter, d'office et momentanément, une fraction des voitures publiques à cet usage en leur appliquant les règlements institués en Angleterre et en Belgique. Tout cocher convaincu d'avoir transporté sciemment dans une voiture non spécialisée un malade contagieux serait soumis à une amende ; sa voiture mise en fourrière et désinfectée aux frais du loueur.

Il serait mieux, incontestablement, de suivre en

France l'exemple donné par les Anglais et les Belges et de ne pas attendre les épidémies pour improviser une organisation qui, dans ces conditions, ne peut qu'être défectueuse. Il est juste de dire que récemment, à Paris, le préfet de police vient d'en faire construire qu'il tient à la disposition des familles qui ont des malades contagieux à faire transporter à l'hôpital. Il devrait en être ainsi dans toutes les grandes villes et même il faudrait, comme en Angleterre, donner à ces voitures des couleurs différentes en rapport avec les divers genres de maladies contagieuses.

Les municipalités doivent s'assurer, même lorsque l'épidémie n'est encore qu'à prévoir, de l'état des hôpitaux ; s'ils sont pourvus de tout le nécessaire ; s'ils sont dans de bonnes conditions d'assainissement et d'aménagement ; si l'encombrement n'y est pas à redouter ; elles doivent disposer des bâtiments séparés ou construire des baraquements provisoires pour les victimes de l'épidémie, remédier aussi à l'insuffisance de ces établissements par l'organisation de secours gratuits à domicile.

Immédiatement après l'extinction de l'épidémie l'intervention municipale doit se maintenir tout aussi active et viser alors toutes les mesures de désinfection générale.

Pour les salles contaminées des hôpitaux, les lavages, même à la douche désinfectante, complétés par le renouvellement des peintures, ne suffisent plus. Les fumigations gazeuses sont indispensables. Elles seules peuvent réellement imprégner les murs dans toute leur épaisseur et anéantir tous les germes. On peut employer avec un égal succès soit l'acide sulfureux, soit l'acide azoteux.

Pour obtenir le premier de ces gaz, un moyen très simple consiste à faire une bouillie avec de la fleur de soufre et de la dextrine, à y plonger des bandes de pansement qu'on retire ensuite peu à peu en les roulant en sens inverse, absolument comme pour la préparation des appareils à fracture. On obtient ainsi de véritables mèches soufrées qu'on allume après les avoir disposées dans des vases de terre, répartis sur les différents points de la salle.

Pour l'acide azoteux on dispose préalablement des vases contenant de la tournure de cuivre, puis on y verse de l'acide azotique, en commençant par les vases les plus éloignés de la porte de sortie. Dans les deux cas il faut calfeutrer parfaitement avec du papier collé toutes les fenêtres et portes. On laisse tout fermé ainsi pendant 48 heures; puis un employé, qui par précaution peut être muni d'un appareil Galibert, pénètre dans la salle pour ouvrir une ou plusieurs fenêtres. Le personnel nécessaire à la réorganisation de la salle pénètre quand l'aération a éloigné tout danger pour la respiration.

Pour le linge de corps et de literie, il suffit de le plonger pendant une heure dans un bain d'eau bouillante, opération qui ne l'altère absolument en rien. Mais le même procédé ne saurait s'appliquer aux vêtements de drap et de coton. On pourrait les soumettre, comme dans les maisons particulières, à des fumigations d'acide sulfureux, à la dose de 20 grammes par mètre cube; mais on est à peu près sûr ainsi de décolorer les tissus de soie et de coton. Un hôpital important aura toujours intérêt à adopter le traitement par la chaleur un peu humide et à s'imposer les frais d'installation d'une étuve où la chaleur se trouvera réglée par un thermo-régulateur automatique, afin de n'avoir pas à compter sur la régularité et la surveillance, presque toujours infidèles, d'un employé. Il existe aujourd'hui une grande variété d'étuves de désinfection qui sont chauffées, les unes par une couronne de gaz, les autres par un foyer à houille, d'autres par un serpentin où circule de la vapeur. Les limites que nous nous sommes imposées ne nous permettent ni de discuter, ni même de décrire ces différents systèmes.

En attendant que la désinfection soit rendue obligatoire pour les particuliers et que chaque bourg, même dépourvu d'un hôpital, soit, comme en Angleterre, muni d'une étuve municipale mise à la disposition de tous les habitants, les municipalités pourraient ouvrir à la désinfection privée l'étuve dont elles auraient doté leur service hospitalier. Peut-être viendra-t-il un moment où il se formera des compagnies particulières exploitant l'idée de la désinfection vulgarisée ou obligatoire, à l'aide du matériel imaginé par Frater.

Il est toutefois un pis aller qu'on pourrait réaliser en France tant que les étuves feront défaut. Il est du reste à craindre qu'il n'en soit longtemps ainsi, car jusqu'à présent Paris, seul, a adopté le principe des étuves municipales. La désinfection peut être obtenue, sans trop de déchet, en dirigeant un jet de vapeur sur un amas de vêtements. A la suite des épidémies graves ne pourrait-on pas mettre à profit pour le public la vapeur des usines et celle des locomotives? Car il n'est guère de localité, même de faible importance, qui ne soit desservie par un chemin de fer.

Quand la ville a déjà organisé un service de voitures

à destination spéciale, leur désinfection est facile, parce qu'on a naturellement pris la précaution de laisser leurs parois intérieures non tapissées et simplement vernies et de les munir seulement de coussins en cuir, de telle sorte qu'il suffit de les laver à grande eau à l'aide de pompes à incendie et de passer ensuite une éponge d'eau phéniquée. Si une voiture capitonnée a été accidentellement affectée à ce service ; elle doit être soumise à des fumigations sulfureuses produites à l'aide de fleur de soufre déposée sur une pelle rougie.

Quant à la désinfection du personnel médical, elle ne me paraît n'être réellement motivée que dans les cas de peste, de fièvre jaune et de fièvre puerpérale, et, comme elle ne doit pas être obtenue de la même façon dans les trois cas, il sera mieux de l'établir spécialement pour chacune de ces maladies.

3° *Mesures incombant à l'État.* — La mission de l'État consiste plutôt en une direction et une surveillance qu'en une exécution directe. Il a avant tout à formuler des prescriptions et en faire surveiller l'application par ses agents. De même que les municipalités ont le devoir de surveiller les mesures dont l'initiative appartient aux particuliers, de même l'État doit faire surveiller, dans le même ordre d'idée, les administrations communales par l'autorité départementale qui est le représentant du gouvernement.

Comme exécution directe, l'État a surtout la charge des mesures à prendre à la frontière.

Du côté des frontières maritimes, les gouvernements peuvent réaliser une protection assez efficace. Le passé est là pour permettre de l'affirmer, et les résultats qu'on vient d'obtenir à Marseille pendant la récente épidémie de choléra en Égypte ont été tels qu'on pouvait l'espérer. Il suffit d'interdire l'entrée immédiate dans les ports aux vaisseaux provenant d'un pays contaminé ou suspect, ou y ayant seulement touché.

Tout navire cinglant vers un port doit attendre en rade la visite d'un ou plusieurs inspecteurs sanitaires qui, par l'examen des papiers et livres de bord, ainsi que des certificats délivrés par les consuls des ports de départ et d'escale, par l'interrogatoire de l'équipage et des passagers, arrivent à établir d'une manière sérieuse et certaine si le vaisseau a eu des rapports directs ou indirects avec le foyer de l'épidémie, s'il n'avait aucun malade au point de départ, s'il ne s'en est point produit pendant le voyage, s'il n'y a pas eu de décès à bord, si par son aménagement et son chargement ce vaisseau se trouve dans de bonnes ou de mauvaises conditions hygiéniques. S'il est bien démontré que le vaisseau ne s'est exposé en rien à la contamination, on le laisse entrer immédiatement dans le port. Dans le cas contraire, on le consigne dans un point isolé de la côte ou dans une petite île voisine. S'il n'y a pas eu de malade à bord, malgré le point de départ, les passagers peuvent être maintenus dans le vaisseau. Autrement il est préférable de les interner dans un local spécial. Toute communication avec l'extérieur est interdite de la façon la plus rigoureuse. C'est là ce qu'on est convenu d'appeler la mise en quarantaine, mot fâcheux, car il fait attribuer à la mesure une durée dont elle n'a jamais besoin. Celle-ci doit varier avec le temps écoulé depuis le départ du port suspect et la durée maxima d'incubation de la maladie. Si un des passagers est atteint pendant la mise en observation, il doit être isolé des autres

internés et placé dans un hôpital ou dans une infirmerie du lazaret.

Une fois les passagers descendus, on doit procéder
au déchargement du navire et à sa désinfection, tout
au moins s'il y a eu des malades à bord. Avant de décharger, on enlève les panneaux, on ouvre les écoutil-
les afin d'aérer préalablement. Quand les premières
émanations ont pu ainsi se dissiper, les débardeurs sont
seulement autorisés à se livrer à leur travail personnel.
Ils ne doivent enlever le chargement que couches par
couches, laissant chaque fois l'aération se produire au
fur et à mesure. On peut même, une fois le premier
plan enlevé, faire couler de haut en bas sur les parois
du navire un lait de chlorure de chaux (1 partie sur 7
d'eau). Cette solution agit d'abord en nature sur tous
les points qu'elle touche ; puis après s'être accumulée à
fond de cale, elle met en liberté du chlore qui remonte
en fumigant toute la masse des marchandises. Celles-ci
doivent encore rester exposées à l'air pendant vingt-
quatre heures avant d'être expédiées.

Les lettres et colis postaux, qui, eux, sont destinés à
se répartir sur tous les points du territoire, ont surtout
besoin d'être soumis à une désinfection. On a l'habitude
de faire quelques entailles dans l'enveloppe pour assurer la pénétration des vapeurs sulfureuses auxquelles
on les soumet ensuite. Vallin propose de les faire passer plutôt par une étuve à 120° en les introduisant,
enfermées à cadenas, dans une caisse à treillis de fer,
afin d'éviter à la fois les détournements et les in-
cendies.

Le navire étant dégagé de tout ce qu'il renfermait
doit être assaini, à son tour. On a renoncé aujourd'hui

aux moyens usités autrefois, c'est-à-dire à la destruction complète du bâtiment par le feu, ce qui était par
trop radical ; au sabordement ou immersion incomplète
du navire, à cause de l'humidité persistante qui en ré-
sultait, et au simple lavage à l'eau douce qui risque
beaucoup d'être insuffisant. Le moyen qui compte le
plus de partisans consiste dans le flambage et la carbo-
nisation légère des parois, à l'aide d'un chalumeau ali-
menté par un réservoir de gaz d'éclairage. Par ce procédé non seulement on détruit les germes de la superficie,
mais on imprègne les parois, dans une certaine épaisseur, de matières créosotées qui paralysent les germes
non détruits. Il est vrai qu'un grand nombre de navires
sont aujourd'hui construits en fer ou en acier. Pour
ceux-ci le flambage aurait encore pour effet de suroxy-
der la surface et de faire tomber à la fois les germes et
la rouille qui la couvrent. Mais il y a plus d'avantages
à les traiter par des jets de vapeur surchauffée. Celle-ci
pénètre mieux, du reste, dans toutes les anfractuosités
du navire.

L'État éprouve de bien plus grandes difficultés à défendre ses frontières terrestres. L'idée des cordons sanitaires, qui est déjà ancienne, est fortement négligée et
battue en brèche aujourd'hui. Lorsque la zone de limites est très accidentée et que les rapports entre les peuples voisins ne peuvent s'établir que par quelques défilés, on peut encore, à l'aide de postes militaires bien
échelonnés, arriver à exercer une surveillance assez
efficace. Mais celle-ci est forcément trompée s'il s'agit
d'un pays de plaine. Dans l'un et l'autre cas les cordons
sanitaires ont l'immense inconvénient d'enrayer la vie
dans une contrée où des populations, de deux nationa-

lités différentes, n'en sont pas moins liées entre elles par une solidarité sociale nécessaire. Il se produit du reste, dès le début, dans la première nation envahie, une panique qui fait fuir un grand nombre d'habitants.

Il serait cruel et démoralisant de s'opposer à ce flot de fuyards. Toutefois s'il faut renoncer à interdire l'entrée du pays aux voisins encore indemnes, ne pourrait-on pas au moins créer des obstacles à l'introduction des malades et des convalescents, obstacles qui seraient, j'en conviens, fréquemment tournés, mais qui diminueraient toujours les causes d'importation. En général la durée des épidémies est courte, et il ne serait ni trop onéreux, ni trop vexatoire, de soumettre les arrivants, à la gare frontière et dans les postes de douanes des routes, à un simple coup d'œil médical, d'exiger en outre un certificat délivré par les médecins des localités de provenance.

La chose s'est faite pour la variole dans les États-Unis, ce pays si jaloux de respecter la liberté individuelle. Il est bon aussi de rappeler qu'en 1865 le choléra a été apporté des bords de la mer Noire dans le centre de l'Allemagne par une seule personne qui aurait pu facilement être isolée ou éloignée si on avait tenu compte du lieu de son départ.

Par mesures internationales, nous devons entendre celles qui ont pour but de cantonner une épidémie exotique dans son berceau primitif et habituel, d'établir un véritable blocus autour de ce berceau, blocus qui, pour certaines maladies, peut être réalisé facilement par des postes de surveillance placés sur la voie qu'elles suivent ordinairement dans leurs invasions. Pour des motifs d'équité et surtout pour faire taire toutes les susceptibilités politiques, ce blocus doit être organisé à frais communs par toutes les nations intéressées. Dans les points choisis on établit des postes sanitaires chargés de surveiller l'origine et l'état sanitaire des vaisseaux de passage, d'arrêter ceux qui sont suspects et de leur appliquer dans ces postes avancés les mesures quarantenaires que nous avons vu être pratiquées dans le dernier retranchement, la frontière. La partie administrative de ces institutions doit être éclairée et dirigée par un conseil médical internationa. ayant pour mission aussi d'étudier sur place toutes les questions que soulève l'épidémiologie.

Parmi les mesures prophylactiques sur lesquelles l'État a pensé devoir conserver la haute main, du moins comme direction, une des plus importantes est celle de la vaccine. Elle est l'objet d'un service assez bien organisé et relevant directement de chaque préfecture. Nous en apprécierons les qualités et les défauts à propos de la variole. Ici je veux seulement signaler l'extension considérable que sera obligé de prendre ce service dans un avenir plus ou moins éloigné, si la grande pensée, qui a présidé aux recherches de M. Pasteur, arrive à être applicable à toutes les maladies zymotiques. L'idée mère est celle qui a dirigé Jenner : c'est que certaines maladies ne sont ordinairement contractées qu'une seule fois pendant le cours de l'existence et qu'en se les donnant volontairement dans des circonstances qui les rendent bénignes, on peut, sans courir de grands risques, acquérir une immunité à peu près complète.

Le fait est tout au moins démontré pour la variole, et il a d'autant plus de valeur qu'il a été constaté, depuis plusieurs siècles, par des peuples éloignés les uns des autres et restés sans communications entre eux, et que chez tous il a fait naître tout naturellement l'idée de le mettre à profit en provoquant la maladie sous une forme atténuée.

Ce fait d'observation appelait une explication, car les choses qui s'imposent gagnent elles-mêmes à pouvoir être comprises. L'esprit n'est réellement satisfait et les convictions ne sont complètes qu'à ce prix. Malheureusement on en est réduit à de simples hypothèses. Les uns pensent que les microbes, dès leur première invasion, consomment entièrement une substance indéterminée et variant avec leur nature ; que dès lors la même espèce de proto-organisme ne peut plus désormais trouver dans cette économie déflorée les conditions indispensables à son alimentation et à son existence. Ce serait la reproduction de ce qui se passe en agriculture, où l'épuisement du sol force les cultivateurs à ne pas consacrer toujours le même terrain à une seule et même culture.

D'autres rapprochent ce fait physiologique de ce qui se passe dans la fermentation alcoolique.

Dans cette opération chimique, il vient en effet un moment où l'alcool produit, se trouvant en grande quantité, paralyse l'activité des mycodermes et tue lui-même son propre générateur. La fermentation pathologique accumulerait aussi un produit qui paralyserait de même les microbes ultérieurement introduits.

Enfin, d'après Grawitz et Warlomont (1), lors d'une première inoculation ou atteinte, il s'établirait entre les

(1) *Traité de la vaccine et de la vaccination humaine et animale.* Paris et Bruxelles, 1883.

microbes et les cellules des tissus une lutte pour l'existence, lutte qui aurait pour effet de grandir la résistance de ces éléments histologiques ; et cette force de résistance une fois acquise se transmettrait par hérédité à la série de cellules que le mouvement nutritif substitue les unes aux autres.

Les deux premières hypothèses, qui pèchent déjà par une trop grande hardiesse, sont en outre en désaccord avec les lois de la physiologie, qui nous montrent que l'économie renouvelle incessamment tous les principes chimiques qui entrent dans sa composition normale et que, d'autre part, elle se débarrasse de tout ce qui a été introduit ou a pris naissance en elle accidentellement. La troisième est peut-être plus acceptable, parce qu'elle soulève moins de difficultés physiologiques, et qu'elle rend mieux compte de la durée relativement longue de l'immunité, tout en laissant subsister la nécessité des revaccinations échelonnées, puisqu'il est établi que la transmissibilité héréditaire s'épuise peu à peu. Mais elle n'en reste pas moins, comme les autres, une simple supposition attendant une première preuve, de sorte qu'au fond, l'explication théorique est encore à trouver.

Tout ce qu'on peut déduire de ces tentatives de l'imagination, c'est que la théorie, comme l'observation des faits, nous montre que toutes les inoculations ne pourront jamais donner qu'une immunité passagère et que toutes auront besoin d'être renouvelées de temps en temps.

La découverte moderne de la présence, au sein de l'économie de sujets atteints de certaines maladies, d'êtres microscopiques semblant les spécialiser et capables de les faire naître lorsqu'on les transplante sur un autre sujet; l'affaiblissement qu'éprouve leur puissance pathogénique sous l'influence de diverses circonstances, ont fait éclore l'idée d'appliquer à ces affections la méthode jennérienne, c'est-à-dire de rendre préventivement les personnes réfractaires en leur inoculant les microbes spéciaux préalablement préparés par diverses opérations de culture. D'une manière générale le système consisterait à placer une goutte du liquide animal contaminateur dans un milieu nutritif consistant soit en bouillon, soit en sang, soit en albumine, soit en gélatine, et contenu dans un flacon qui peut avoir besoin d'être complètement clos, mais qui la plupart du temps doit être simplement fermé par un tampon de coton qui arrête les germes atmosphériques en laissant pénétrer l'air; le tout étant placé dans une étuve maintenue à une température constante et déterminée.

Une fois le microbe isolé et multiplié, on travaille à son atténuation qui peut être obtenue tantôt par des cultures successives, c'est-à-dire par l'ensemencement successif d'une série de flacons nouveaux à l'aide du dernier flacon mis en action; tantôt en modifiant en plus ou en moins la température qui a été reconnue la plus favorable au développement de l'espèce du microbe; tantôt en plaçant la semence dans un milieu nutritif s'adaptant moins à sa nature; tantôt enfin par l'intervention de l'oxygène ou d'autres agents chimiques.

Malheureusement tout ce système n'a encore trouvé de confirmation complète et de consécration pratique que pour le charbon. Toutes les autres maladies supposées de nature microbienne en sont encore à attendre un essai heureux, et pour la plupart on n'a pas encore pu reconnaître et isoler d'une manière certaine le microbe spécial. En outre on est encore en instance pour obtenir les moyens de culture et d'atténuation qui conviennent à chacun d'eux. En un mot le système n'existe encore qu'à l'état de projet ou plutôt il est encore à l'étude. Il se passera bien du temps avant que l'État ait à se demander s'il doit organiser pour quelques maladies un service analogue à celui qui fonctionne pour la variole. Ce qui reculera peut-être indéfiniment ce moment, c'est que la plupart de ces affections ne sont pas transmissibles aux animaux et qu'on n'a pas la ressource de pratiquer sur eux des expériences qu'on ne doit pas faire sur l'homme lui-même.

D'ailleurs le succès sur les animaux ne ferait pas encore évanouir les craintes qu'on éprouve quand il s'agit de l'application à l'espèce humaine. Malgré les résultats obtenus sur les moutons pour le charbon, personne n'oserait prendre la responsabilité d'une inoculation sur l'homme. Enfin, en admettant que tous les vœux des partisans de la doctrine puissent jamais être comblés, on se demande s'il sera pratique et même s'il ne sera pas dangereux de soumettre chaque individu à une série de vaccinations préservatrices. L'homme se trouverait obligé de consacrer la plus grande partie de son enfance à subir les malaises et les troubles qu'entraîneraient ces opérations successives.

Pour le moment le gouvernement n'en a pas moins le devoir de favoriser les recherches et les études sur ce sujet. Les libéralités si justement accordées à M. Pasteur prouvent qu'on l'a compris en France. En tous cas, dans l'état actuel des choses, un livre de ce genre doit admettre la possibilité de la réalisation de la mé-

thode et marquer pour chaque maladie le point où en
est arrivée la question.

Toutes les mesures qu'on pourra édicter ne devien-
dront réellement efficaces que lorsqu'on aura donné
enfin satisfaction au vœu qui se trouve dans la bouche
de tous les hommes compétents et dont M. Martin s'est
fait l'apôtre si ardent et si éloquent, c'est-à-dire lorsqu'on aura accordé aux services sanitaires l'unité et
l'autonomie qui leur sont indispensables; lorsque l'initiative pour la conception et l'application des mesures
d'hygiène, ainsi que la responsabilité que ces charges
comportent, ne seront plus morcelées et partagées entre
diverses administrations et ministères. Dans la communication qu'il a faite à l'Académie de médecine, le 26
juin 1883, M. Martin a montré, par des chiffres incontestables, les pertes de temps incroyables que ce régime
entraîne fatalement.

La plupart du temps, le mal est consommé bien
avant que les mesures puissent recevoir un commencement d'application, souvent même le danger a
alors disparu, ce qui jette du ridicule sur l'intervention administrative et mène à la désuétude des prescriptions.

Mais il est un inconvénient plus grand encore, parce
qu'il n'éclate pas seulement au moment d'une épidémie,
parce qu'il est permanent et qu'il étouffe sourdement
les meilleures intentions. Le personnel de chaque administration ne voit naturellement dans la fraction de
service sanitaire qui lui incombe qu'un accessoire négligeable de sa sphère d'action.

Si donc, on ne veut pas que les meilleures intentions
et créations restent illusoires et stériles, il est urgent de

remédier à cet état de choses, en réunissant en un seul faisceau tous ces éléments épars.

Il faut que ce soit une même main qui en dispose, les dirige et les discipline, ainsi que cela est déjà institué dans plusieurs États de l'Europe.

Sans recourir, comme on l'a proposé, jusqu'à la création d'un ministère spécial, ce qui ne donnerait du reste qu'une satisfaction de forme, qu'on institue seulement une direction centrale, se rattachant à n'importe quel ministère, mais à un seul, voire même à la préfecture de police.

Que ce directeur ait le droit d'initiative, en même temps que la responsabilité de ses actes; qu'il commande à tous les rouages sanitaires de la capitale et de la province. Seulement qu'il donne à toutes ses décisions une base scientifique et rationnelle, en s'appuyant sur les délibérations d'un conseil permanent qui devra en outre tenir compte des délibérations des conseils provinciaux. Au fond ce n'est pas une révolution que l'on réclame, ce n'est même pas une création nouvelle. Comme le fait observer Martin, il n'y a même pas à solliciter une aggravation de budget. Tous les employés sont déjà là. Ils émargent déjà depuis longtemps. Il n'y a à modifier que leur cadre. Tous les rouages d'une machine perfectionnée sont prêts. Il n'y a plus qu'à mieux les engrener entre eux et à les soumettre à un moteur commun.

Les maladies regardées comme étant d'origine miasmatique sont aujourd'hui nombreuses. Nous rapporterons celles dont nous nous occuperons, aux groupes suivants :

1° Maladies miasmatiques dites fièvres essentielles;

2° Maladies miasmatiques dites fièvres éruptives;

3° Maladies miasmatiques caractérisées par un processus anatomique constant et hétérogène ;

4° Maladies miasmatiques d'origine exotique et à importations accidentelles.

CHAPITRE II

Fièvre typhoïde.

Répartition géographique. — La fièvre typhoïde atteint presque l'ubiquité absolue. Mais, comme fréquence, on peut dire qu'elle est une maladie européenne et française. C'est en France que la mortalité par fièvre typhoïde est la plus forte. Vient ensuite l'île Sainte-Hélène, qui constitue une exception toute locale à la suprématie que nous avons accordée à l'Europe. Munich et Vienne suivent de près.

On peut ranger dans un second groupe un grand nombre de localités où la fièvre typhoïde présente une fréquence et une gravité moyennes. Ce sont : en Europe, la Belgique, le Danemarck, l'Allemagne, la Suisse, la Suède, la Norwège, l'Islande, la Russie plus frappée au centre et au midi qu'au nord, l'Italie, la Corse, la Sardaigne, l'Espagne, le Portugal, la Bulgarie, la Romanie, la Turquie et la Grèce ; en Amérique, les États-Unis, le Groënland, le Labrador, le Canada ; en Asie, l'Anatolie, la Syrie, la Mésopotamie, l'Arménie, la Perse, l'Indo-Chine, la Chine et la Sibérie ; en Afrique, l'Égypte, l'Abyssinie, l'Algérie, le Cap, Madagascar et la Réunion ; en Océanie, la Polynésie et la Nouvelle-Calédonie.

FIÈVRE TYPHOÏDE

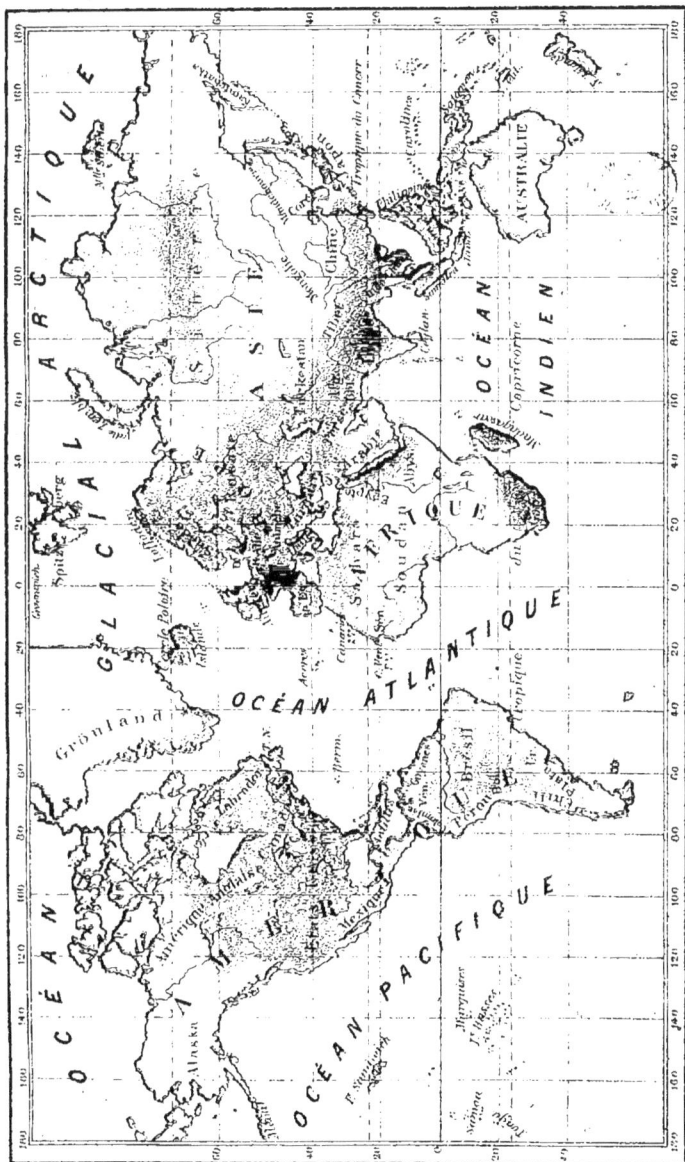

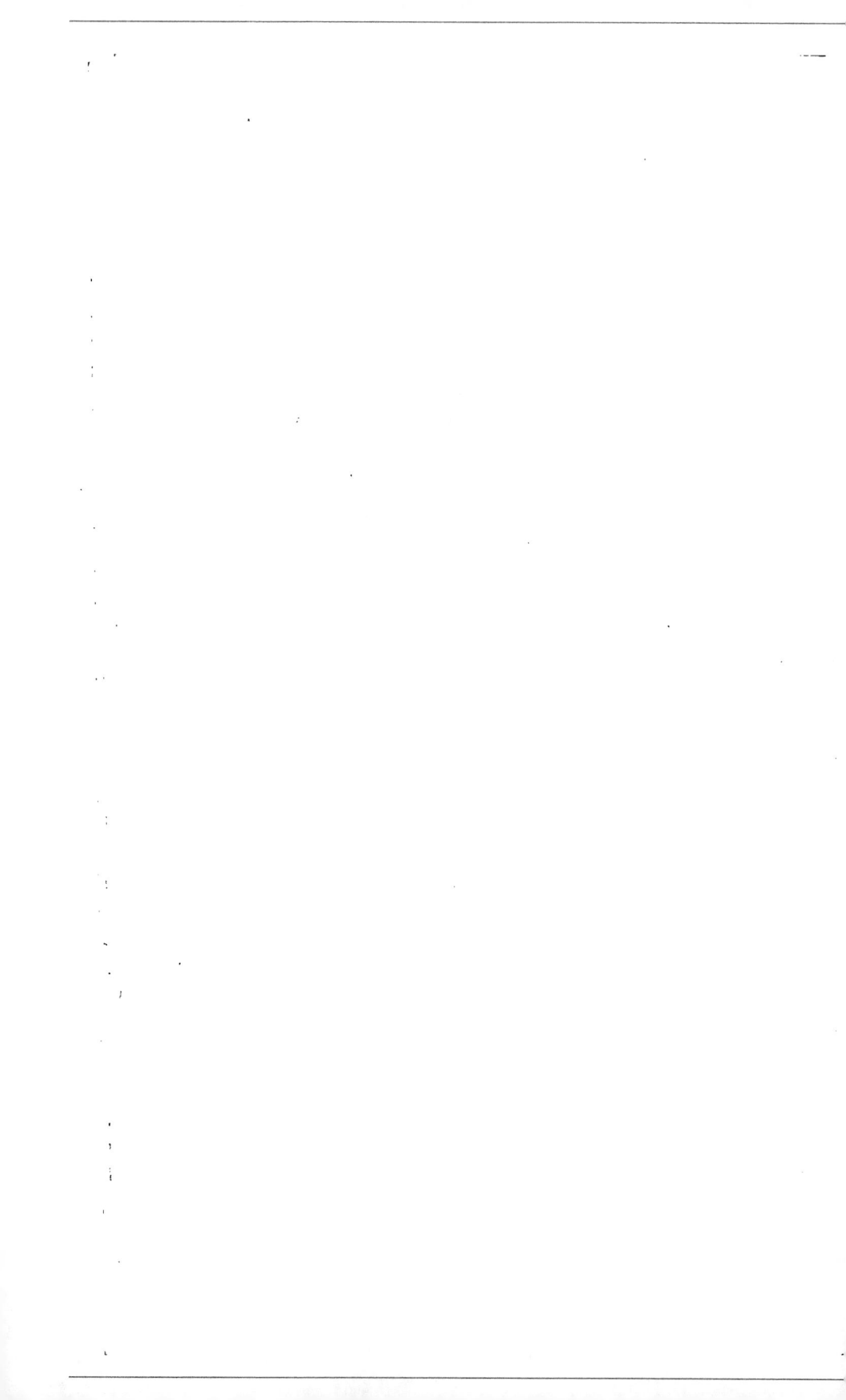

L'affection se montre au contraire peu fréquente en Angleterre (Glascow et Londres exceptés), en Hollande, au Mexique, aux Antilles, dans les Guyanes, le Brésil, le Pérou, le Chili, le Maroc, à Madère, aux Canaries, à l'île Maurice, dans le Japon, les îles de la Sonde, les Philippines, les Moluques et les Marquises.

Jouissent d'une immunité presque complète, le plateau de l'Arabie, l'île de Ceylan, l'Australie et la Nouvelle-Zélande.

A ces données générales, il convient de joindre quelques observations particulières.

Le classement qui précède est basé sur la fréquence et la gravité habituelles, et donne avant tout la mesure de l'endémicité. Aussi parmi les localités qui figurent dans le groupe des pays peu fréquentés par la fièvre typhoïde, il en est qui, dans une ou quelques épidémies exceptionnelles ont été très ravagées, telles sont : le Brésil, Montevideo, Buenos-Ayres.

Tandis que dans presque tous les pays les grandes villes sont plus frappées que les petites communes, l'inverse a lieu pour le Danemarck. Le chiffre de la mortalité, relativement à la population, est plus élevé dans la province qu'à Copenhague.

Les aptitudes ethniques paraissent jouer un certain rôle. Car les garnisons françaises et anglaises sont très fréquemment atteintes au milieu des populations indigènes offrant très peu de réceptivité, comme au Mexique, aux Antilles, dans les Guyanes. Mais on peut dire qu'il y a des exceptions à toutes les règles. Ainsi en Chine, les indigènes sont plus frappés que les étrangers.

Dans beaucoup de pays, en dehors de l'influence

des grands centres de population, la répartition est très inégale et semble même obéir à certaines influences topographiques. Ainsi, en France, la fièvre augmente de fréquence du nord au midi et de l'ouest à l'est. En Allemagne et en Autriche, elle est aussi plus marquée dans les villes du midi que dans les villes du nord. Par contre les États-Unis nous offrent un exemple d'inégalité de répartition tout à fait indépendante de la latitude. Dans les États du nord, comme dans les États du sud, on trouve à la fois des contrées très visitées et d'autres qui le sont très peu.

L'altitude ne paraît pas exercer une influence tout au moins marquée, sur cette distribution. En Suisse, la fièvre se montre aussi bien sur les hauteurs que dans les plaines. Elle a même produit des ravages notables à l'hospice du Saint-Bernard.

Il s'établit une espèce de relation complémentaire entre la distribution géographique de la fièvre typhoïde et celle du typhus. Cela est surtout très marqué pour l'Angleterre et l'Allemagne qui, sans ce complément pathologique, seraient peut-être à placer sur le même rang que la France. Il existe aussi une espèce d'antagonisme entre la malaria et la fièvre typhoïde. Ainsi en Égypte c'est la malaria qui règne presque seule dans le delta. Dans la partie moyenne, il y a égalité des deux maladies. Enfin dans le Haut-Nil et l'Abyssinie, la fièvre typhoïde règne à peu près exclusivement. Dans l'Inde la fièvre typhoïde ne se montre pas dans la plaine, là où règne ordinairement la malaria, ou du moins quelques Européens en sont seuls frappés. Sur les plateaux, au contraire, indigènes et étrangers en sont assez fréquemment atteints.

La répartition de la fièvre typhoïde à la surface du globe nous montre que c'est à tort que beaucoup de cliniciens ont voulu faire jouer un rôle important aux conditions météoriques et climatologiques. On a dit que la chaleur favorisait le développement de la fièvre typhoïde. Comme preuve on a donné ce fait que cette affection est plus fréquente dans le midi de la France que dans le nord. Mais elle est aussi plus fréquente dans l'est que dans l'ouest qui, en raison du voisinage de la mer, offre des froids moins vifs. D'ailleurs il suffit de jeter un coup d'œil sur la carte, pour se convaincre que la température et les climats ne sont pour rien dans la distribution géographique de cette maladie, puisqu'elle se montre également dans les climats les plus variés, dans les pays froids comme dans les pays chauds. Cette carte est incapable de fournir des déductions basées sur la climatologie, parce qu'il est probable que la première condition pour qu'elle envahisse une contrée, c'est qu'elle y soit semée par le hasard des relations sociales. Son seul côté pratique consiste en ce qu'elle nous fait connaître quels sont les pays qui la possèdent à l'état de haute endémicité et par conséquent quels sont ceux qu'on pourrait éviter, lorsqu'on a la liberté du choix; ou mieux, pour rester dans le domaine de ce qui est toujours possible, quels sont ceux dans lesquels la prophylaxie doit être plus constamment vigilante.

Prophylaxie. — Les médecins sont très partagés sur la nature et l'origine de la fièvre typhoïde. Les uns, ce sont les moins nombreux, admettent que la maladie peut se créer de toutes pièces dans l'organisme sans le concours de circonstances extérieures, autrement dit, qu'elle peut être le résultat d'une évolution biologique spontanée ou née sous l'influence de conditions physiologiques anormales, telles que le surmènement, qui accumule dans le sang des déchets organiques, la nostalgie et la terreur, qui troublent la digestion et introduisent dans le sang des matériaux mal élaborés, la croissance, qui détermine une perturbation dans l'économie (Peter, Chauffard). La majorité des médecins en font, au contraire l'œuvre d'un poison de provenance extérieure. Mais ils cessent de s'entendre lorsqu'il s'agit de préciser la nature et l'origine de ce poison extérieur. La plupart le regardent comme étant engendré par la putridité des matières organiques, de telle sorte que la fièvre typhoïde serait une espèce de *septicémie*. Mais ils ne limitent pas tous de la même façon le pouvoir créateur de la putridité. De là un premier groupe qui l'attribue à la putréfaction de toutes les matières organiques sans distinction ; un second groupe qui n'accorde ce droit qu'aux matières animales, les détritus végétaux engendrant plus spécialement la fièvre intermittente ; un troisième qui, se basant sur l'influence reconnue de l'encombrement, accuse la putréfaction des miasmes physiologiques exhalés par les surfaces cutanées et pulmonaires (Collin) ; un quatrième qui ne confère ce genre de genèse qu'à la putréfaction des excréments (Murchison).

Une théorie qui entraîne des défections de plus en plus nombreuses dans les camps précédents, accorde une entière spécificité à l'agent typhique, c'est-à-dire que l'émanation ne pourrait être engendrée que par les typhiques eux-mêmes et que les divers milieux putrides ne seraient que des intermédiaires propres à la conserver et à la répandre.

Enfin il est des pathologistes qui, poussant plus loin l'analyse hypothétique, ont voulu saisir la nature intime et les caractères de cet agent spécifique. L'un d'eux, qui n'a pu trouver d'écho, Sander, en fait un poison chimique. Mais il se base uniquement sur des expériences de Panum et de Hiller, dont les résultats sont imputables aux ptomaines et n'ont rien de spécial. Les autres, se mettant à l'unisson avec la note dominante de l'époque, en font un élément figuré, un microbe. Ils ouvrent par conséquent pour la fièvre typhoïde l'horizon de la doctrine des inoculations préventives, et nous apprécierons, comme d'habitude, l'état de la question, à la suite des mesures prophylactiques d'un autre ordre.

Heureusement la prophylaxie n'a pas à se préoccuper beaucoup de tous ces dissentiments et de toutes ces théories dont elle n'a pas à attendre ni la confirmation ni la condamnation. Car ces théories reposent sur l'une ou l'autre des circonstances dont l'influence est démontrée, d'une manière incontestable, par l'observation clinique. Que ces circonstances agissent en créant directement et de toutes pièces l'agent typhique, ou en favorisant simplement son développement et son activité, peu importe! Ces circonstances n'en sont pas moins dans les deux cas des ennemis palpables contre lesquels la prophylaxie doit lutter.

Mesures d'isolement. — L'examen de ces circonstances et la détermination des plans d'attaque ou de défense doivent être précédés de la discussion d'une question préalable qui domine toutes les autres par son importance. La fièvre typhoïde, une fois qu'elle est engendrée et quel que soit son mode de genèse extrinsèque, est-elle contagieuse? peut-elle se transmettre d'homme à homme? S'il en est ainsi, il est évident que les relations avec un typhique constituent la circonstance la plus efficace de la propagation de la maladie; que cette circonstance doit primer toutes les autres dans les préoccupations de l'hygiéniste, qu'elle a droit même à la priorité ici, car plusieurs des autres circonstances devraient alors leur action à ce qu'elles fournissent un asile momentané à ce principe contagieux.

Il y a longtemps que le public, guidé par son observation grossière et peut-être aussi dominé par la crainte, reste convaincu de la contagiosité de la fièvre typhoïde. Il y a peu de temps, au contraire, que la majorité du corps médical a cessé de la nier, parce la science ne comporte que des preuves positives et qu'il est rare de rencontrer des faits ne donnant point prise à la controverse, vu la multitude et la variété des circonstances dont chacun d'eux se trouve entouré dans la vie sociale et la vie matérielle. Il me semble toutefois que les pathologistes ont jusqu'alors un peu abusé de la possibilité de dire que lorsqu'une maladie prend les proportions d'une épidémie, cela tient à ce que les habitants de la localité frappée se trouvent soumis en même temps aux mêmes conditions générales. Pour la fièvre typhoïde, en particulier, où trouver ces conditions générales? Ce n'est pas dans les conditions météorologiques, car nous établirons tout à l'heure qu'elles n'ont ici qu'une influence tout à fait indirecte, même secondaire et presque négligeable. Nous verrons que le sol, les eaux et les égouts rendent déjà beaucoup mieux compte de la généralisation et du rayonnement du mal; mais ces facteurs laissent certainement encore une part à la transmission d'homme à homme, car dans une même ville, on voit naître çà et là des foyers secondaires dans des points qui n'ont entre eux aucune communauté, ni de sol, ni d'égouts, ni d'alimentation d'eau, et qui n'ont pu être engendrés que par les relations sociales. On est autorisé à le penser en présence des quelques cas qui sont aujourd'hui acquis à la science et dans lesquels la contagion a pu être établie; tels sont : celui d'une femme d'instituteur qui, ayant contracté la fièvre typhoïde en voyage, ne la commuqua à aucun des habitants de son village, parce que ceux-ci eurent soin de faire le vide autour d'elle, et qui la transmit à des parents venus de loin pour la voir; celui de ce mobilisé qui, atteint à Châlon-sur-Saône, va mourir dans son pays où il n'y eut de frappés que trois des hommes chargés de porter son cercueil; les deux cas de contagion directe observés par le docteur Olivier (1) dans son hôpital. A ces exemples je peux ajouter quatre faits de transmission constatés à l'hôpital militaire de Nancy sur des soldats qui s'y trouvaient en traitement pour d'autres affections, deux autres qui se sont produits à l'hôpital civil, et enfin le cas d'un médecin du bureau de bienfaisance qui, habitant un quartier complètement respecté, n'en fut pas moins atteint, parce que la circonscription dont il était chargé était en plein foyer. Sans doute ces faits sont bien peu nombreux pour une maladie si répandue.

(1) *Annales d'hygiène*, 1882, p. 237.

Mais leur petit nombre tient probablement à ce qu'il y a peu de médecins qui songent à publier ce qu'ils observent et même à ce que la plupart n'ont pas le temps ou ne prennent pas la peine d'établir la filiation des maladies qu'ils ont à soigner. Aussi cette pénurie plaide-t-elle moins contre la contagiosité que beaucoup de faits qu'on ne saurait contester. En Angleterre, en Allemagne ou en France, on n'a jamais hésité jusque dans ces derniers temps à placer les typhiques dans les salles banales. Pendant l'épidémie qui a frappé Nancy en 1881 et 1882, des lycéens ont été transportés malades chez leurs parents dans les petites villes avoisinantes et y sont restés des cas isolés. Mais il y a lieu de faire observer que l'émotion publique avait devancé leur arrivée et que tous les rapports compromettants ont été, de suite, soigneusement évités. Du reste, dans l'ordre pathologique, il n'est pas une seule vérité qui ne comporte un grand nombre d'exceptions. En matière de contagiosité, la proportion des exceptions ne fait que donner la mesure de son degré, et tout ce qu'on est en droit de conclure ici, c'est que la fièvre typhoïde n'est contagieuse qu'à un faible degré et qu'en dehors de la réceptivité dont il faut toujours respecter les droits, elle exige pour se transmettre certains modes de rapports qui ne sont pas fréquemment réalisés.

Si, comme le pensent certains médecins, le poison typhique n'est jamais éliminé par les voies pulmonaire et cutanée, s'il n'a qu'un seul véhicule de sortie, les selles, ou comprend qu'il soit difficile de contracter cette affection près d'un malade qui est entouré des plus grands soins de propreté, dont les déjections sont immédiatement emportés, dont on change les couvertures et le linge à la moindre tache. Il ne serait pas même pas facile de la contracter dans le cas où la vigilance serait moins grande et où l'enlèvement des excréments ne serait pas immédiat, si, comme le pense Arnould, le danger ne commençait que lorsque ces matières auraient eu le temps de se dessécher, de se réduire en poudre et de se répandre dans l'atmosphère de la chambre. Même difficulté encore s'il fallait, comme le prétendent quelques médecins, que les excréments eussent subi extérieurement un certain degré de fermentation. Une propreté même peu sévère fait presque toujours disparaître ceux-ci avant que le moment pathogénique ne soit venu. Ce moment pourrait même n'être pas suivi d'efficacité, si l'on admet, avec Collin, qu'il faut, pour que la maladie éclate, une accumulation du contage, une véritable saturation de l'économie et, par conséquent, un voisinage très prolongé avec le contagieux. Disons, toutefois, que rien n'autorise encore à refuser la transmission à l'air expiré. Tizzoni, il est vrai, a injecté sans rien produire la matière organique soluble et insoluble contenue dans l'air de la chambre d'un typhique. Mais ces expériences sont trop peu nombreuses et n'ont pas été pratiquées sur le cheval, le seul animal qui semble jusqu'ici capable de présenter une maladie analogue à la fièvre typhoïde.

Quoi qu'il en soit, il reste incontestable que la fièvre typhoïde est contagieuse, mais qu'elle l'est à un faible degré, et l'on doit conclure que si le contage tend plutôt à s'attacher au sol où les déjections peuvent l'accumuler, qu'à se répandre dans l'air ; que si l'hygiéniste doit porter surtout son attention sur cet accumulateur naturel, il n'en doit pas moins prendre en considération la possibilité d'une transmission se faisant directement d'homme à homme. Sans se montrer aussi sévère que pour la variole, et en faisant de nombreuses concessions aux convenances de famille et aux désirs des intéressés, il doit poser en principe l'utilité des mesures habituelles d'isolement et restreindre le plus possible la durée des relations qu'il croira devoir concéder.

L'isolement dans les hôpitaux limite certainement la propagation dans la famille, mais les typhiques ne doivent pas être disséminés dans les salles banales pour ne pas compromettre les autres malades. D'autre part, comme l'agglomération des typhiques entre eux peut leur être nuisible, il faut adopter un pavillon divisé en petites salles ne comportant chacune que trois ou quatre lits.

C'est, en outre, ce caractère contagieux qui confère, à la plupart des conditions que nous allons examiner, une influence plus ou moins marquée sur le développement des épidémies de fièvre typhoïde, conditions qui doivent être écartées ou tout au moins atténuées par les hygiénistes.

Mesures relatives à l'encombrement. — L'encombrement doit être évité en tout temps, mais surtout pendant le cours d'une épidémie. C'est dans les pensionnats et dans les casernes que se trouve souvent le point de départ des invasions typhoïdiques. C'est là qu'elles font le plus de ravages. Il est peu de guerres qui n'en développe au bout d'un certain temps. Ce sont ces faits que personne ne songe à contester, qui ont fait dire que la concentration et la fermentation des miasmes physiologiques pouvaient créer la fièvre typhoïde de toutes pièces. Mais cette interprétation ne saurait s'imposer. Car le contact intime qui s'établit entre les unités de ces agglomérations multiplie singulièrement les chances de contagion et de propagation. De plus, rien ne prouve que les premiers cas observés ne sont pas des apports, vu qu'au moment d'une entrée en campagne les militaires affluent de tous les points du territoire, qu'ils sont logés chaque jour dans de nouvelles localités où ils sont en rapport avec de nouvelles populations. Parmi tous ces points de départ et toutes ces étapes, il est rare qu'il ne s'en trouve pas de contaminés. Les pensionnaires proviennent aussi de points différents et, d'autre part, le sol de l'établissement qui a été imprégné par des épidémies antérieures peut donner lieu, de temps en temps, à de nouveaux réveils. Mais que le rôle de l'encombrement soit créateur ou simplement auxiliaire, il ne faut pas attendre que le mal existe pour desserrer les rangs, puisque l'hygiène générale exige toujours un large cubage personnel. Quand l'épidémie est déclarée, il faut plus, il faut fuir à la fois l'influence du sol et la contagion directe par l'évacuation et la dispersion. Pour les pensionnaires, il faut le renvoi dans les familles qui, d'après l'observation, ne semble pas compromettre de nouvelles localités, si les mesures d'isolement sont prises. Pour les militaires, le campement en rase campagne qui permet à la masse de s'étaler et de se ventiler suffisamment, est la solution la plus pratique.

Mesures relatives au sol. — Personne ne songe aujourd'hui à attribuer un rôle direct et même très

appréciable à la constitution géologique du sol. Tout
ce qui ressort de la confrontation des données géographiques avec les données de la géologie, c'est que
la fièvre semble prendre plus de développement sur les
terrains formés après la période houillère sur le trias
et l'oolithique en particulier. Même avant le règne des
microbes, on pensait que ces terrains ne pouvaient
agir qu'en étant plus propres à accumuler et à conserver le contage inconnu. Cette explication concorde
encore mieux avec la théorie microbienne. Du reste,
l'hygiéniste, même le plus intraitable, n'aurait jamais
la pensée de condamner ces terrains comme choix
d'emplacement. Ce serait créer le désert. Mais il faut
apporter des obstacles à l'imprégnation du sol par les
détritus organiques qui pourraient recéler le contage;
et cela, par des mesures municipales qui ne sont pas
de celles qu'on improvise au moment où une épidémie
menace, mais de celles qui doivent être permanentes
et inséparables de toute bonne voirie. Dans les villes,
le pavage doit être serré, régulier, uniforme, résistant,
très uni, pour s'opposer le plus possible aux filtrations
et pour ne pas favoriser par des dépressions partielles
la formation de flaques. Des bouches d'eau bien réparties doivent permettre des lavages fréquents. La
police doit tenir la main à un balayage journalier et
scrupuleux, à l'enlèvement minutieux des boues et des
dépôts dits tas. Dans les campagnes, il faut surtout
s'attacher à obtenir la disparition des fumiers qui laissent le purin s'étaler librement et au loin sur la voie
publique, à la couverture des ruisseaux fangeux et à
la maçonnerie de leurs parois pour prévenir l'imprégnation du sol voisin.

Malgré toutes ces précautions, il est évident que le sol absorbe toujours une certaine quantité de liquides contenant des matières organiques, et ce serait un heureux complément que de chercher à les soutirer pour les diriger au loin par le drainage du sol. Mais c'est là un perfectionnement dans l'hygiène générale que quelques grandes villes seulement ont entrepris de réaliser, et j'ai le regret de constater qu'aucune de ces villes ne se trouve en France.

Les travaux de terrassement qui mettent en liberté et au contact direct de l'atmosphère des détritus organiques et peut-être le microbe spécial, sont généralement considérés comme pouvant donner naissance à des fièvres typhoïdes. Il est certain que plusieurs épidémies ont coïncidé avec ce genre de travaux. Ce qui se passe alors plaide beaucoup en faveur de contages spéciaux. Il est en effet des contrées dans lesquelles ces travaux réveillent plutôt la malaria. Il en est d'autres où c'est la fièvre typhoïde, et c'est toujours dans celles où cette affection est endémique et où le sol est imprégné de son agent toxique. A Nancy, plusieurs fois dans les mêmes circonstances, il s'est produit de véritables métis, l'affection débutant par des accès de fièvre intermittente qui faisaient place ensuite à une fièvre continue sur laquelle se greffaient, pour ainsi dire, les symptômes habituels de la fièvre typhoïde. Des travaux publics indispensables nécessitent malheureusement ces terrassements, et tout ce qu'on peut conseiller c'est d'employer assez de monde pour les exécuter rapidement, de choisir un moment où la terre est sèche et non abreuvée par des pluies intermittentes; d'étaler le moins possible les terres enlevées, d'y verser de l'huile lourde de goudron, de couvrir les tranchées avec des planches, enfin de bien alimenter et bien vêtir les ouvriers.

Mesures relatives aux égouts et aux vidanges. — Une institution qui, elle, est très répandue, sinon générale, et qui est considérée comme l'agent principal de l'assainissement du sous-sol des villes, c'est celle des égouts. Ces réseaux souterrains collectent les eaux sales de l'intérieur des maisons et celles qui se réunissent dans les caniveaux de la voie publique, les isolent et les entraînent loin du centre habité. C'est le drainage de l'habitation et de la surface des rues. Avec le concours des mesures précédentes, ils débarrassent efficacement les villes d'un grand nombre de causes de putridité ambiante, et par suite ils combattent sous ce rapport le danger typhique, que la putridité soit considérée comme le générateur de la maladie ou comme fournissant simplement un milieu favorable à l'activité du contage spécifique. Malheureusement les égouts créent une solidarité fâcheuse entre les maisons d'une même ville. Car si toutes déversent ainsi leurs scories dans un réseau commun, le mélange qui en résulte peut à son tour réagir sur chacune d'elles par un reflux des effluves se produisant accidentellement du réservoir général vers les canaux particuliers de déversement. C'est ainsi qu'un contage qui serait peut-être resté emprisonné dans l'habitation où il se serait développé peut se propager dans d'autres maisons par cette voie. Au cas particulier, comme le contage de la fièvre typhoïde est surtout, sinon uniquement, rejeté avec les selles, il en résulte que le déversement des excréments dans les égouts peut dans certains cas rendre ceux-ci plus dangereux qu'utiles. De là est née la polémique si ardente qu'a soulevée dans ces derniers temps la question dite du *tout à l'égout*, question que nous allons chercher à juger à propos de l'examen des conditions que la pro-phylaxie commande pour l'organisation des vidanges.

Avant d'en venir au procès du tout à l'égout, prenons la question des *vidanges* dans sa partie purement privée. Il est inutile d'insister sur la nécessité d'enlever rapi-dement les selles typhiques. Elles sont alors naturelle-ment jetées dans les cabinets d'aisances. Quelques familles prennent la précaution de les mélanger avec du phénol ou toute autre substance désinfectante. Beaucoup se contentent de placer dans le cabinet une assiette contenant la même substance. Mais il serait de beaucoup préférable de verser immédiatement une grande quantité d'eau, pour chasser le plus vite pos-sible la matière dangereuse loin de la maison. C'est certainement la recherche du bien-être et du confor-table qui est arrivée à multiplier le danger de nos jours. Aujourd'hui un appartement, même modeste, doit comprendre dans son intérieur un cabinet d'aisances qui d'habitude est placé au fond du corridor fermé sur lequel donnent toutes les chambres. Le feu des cheminées de celles-ci fait continuellement par des portes plus ou moins bien closes un appel de l'air du corridor qui, lui-même, fait appel sur l'air du cabinet et de la cuvette. Tant qu'on maintiendra cet état de choses, ce n'est pas par des cuvettes à fermeture hydrau-lique, mais par des chasses d'eau qu'on peut espérer maintenir à distance le contage qui est en train de par-courir le tuyau de chute et le canal particulier de dé-versement.

Une fois la matière chassée dans le canal municipal, alors commence le danger pour les autres maisons, car l'appel produit sur le cabinet et la cuvette s'exerce jusque dans l'égout commun. On peut dire que l'air chaud des appartements pompe l'air des égouts. Celui-ci est en outre accidentellement refoulé vers les appartements par les mêmes voies, lorsque les pluies ou toute autre cause viennent augmenter la pression des liquides sur l'atmosphère des égouts. Voilà comment le déversement des matières fécales dans les égouts, autrement dit le système du tout à l'égout, a pu arriver à faire d'une institution qui en réalité assainit le sol, débarrasse rapidement les villes des scories de la vie sociale et matérielle, un agent propagateur et multiplicateur de la fièvre typhoïde et de plusieurs autres affections contagieuses. D'après Brouardel (1), le tribut payé par la population parisienne a doublé en dix ans, sous l'influence de ce système.

En présence de ces résultats faut-il renoncer au tout à l'égout et adopter tout autre système de vidanges? L'ancien système des fosses fixes, de ces réservoirs clos qu'on vidait de temps en temps par extraction de main-d'œuvre ou à l'aide de la pression atmosphérique, respectait davantage la salubrité des autres habitations, mais les infiltrations qui se produisaient inévitablement créaient dans le sol des foyers permanents qui entretenaient la fièvre typhoïde dans la même maison, et qui finissaient aussi par s'étendre tout autour comme une tache d'huile. La contamination des puits voisins était aussi plus à craindre. Les tinettes

(1) *Annales d'hygiène.* 1882, décembre, p. 564.

filtrantes adoptées pendant un certain temps à Paris pour arriver à ne déverser dans les égouts que des parties liquides infectaient ces canaux du contage typhoïde dans de plus mauvaises conditions que le tout à l'égout. Elles produisaient une lixiviation continue des excréments solides qui, pénétrant plus dilués offraient une plus large surface à la fermentation. Les tonneaux avec terre désinfectante de Groux ne semblent pas non plus tenir leurs promesses. Car malgré leur installation dans les casernes de Nancy, celles-ci n'en continuent pas moins à être dévastées par la fièvre typhoïde. Il est vrai qu'on peut accuser l'imprégnation antérieure du sol et des bâtiments, mais ce système ne deviendra jamais pratique pour les habitations privées. Un seul mode de vidanges assurerait l'éloignement des excréments en même temps que la sécurité au point de vue du contage, c'est l'installation à côté des égouts, qui resteraient réservés pour les eaux ménagères et celles de la voie publique, de tuyaux particuliers à travers lesquels des machines à faire le vide amèneraient à grande vitesse et à section pleine, les matières fécales dans des usines où elles seraient immédiatement dénaturées et utilisées pour l'industrie. Les énormes et nombreuses difficultés que cette idée a rencontrées dans l'application commencent à s'aplanir. Peut-être sera-ce là la véritable solution de l'avenir ; mais en attendant le tout à l'égout reste encore la moins défectueuse. Car les effets de solidarité engendrés par les égouts peuvent être conjurés par une bonne organisation. Si l'on a vu les fièvres typhoïdes augmenter après l'adoption du tout à l'égout dans beaucoup de villes, c'est que d'abord les branchements particuliers qui échappent à la surveillance de l'autorité sont souvent mal construits, ne sont point imperméables, ou ont une pente insuffisante. C'est surtout parce qu'on n'a pas toujours empêché la communication permanente avec le canal municipal par l'interposition d'un siphon, ou qu'on ne l'a fait qu'avec de mauvais appareils. C'est aussi qu'on n'a pas donné de débouchés aux gaz de l'égout par un nombre suffisant de bouches, tandis qu'il faudrait même surmonter ces bouches de tuyaux d'appel s'élevant au-dessus des maisons. C'est enfin qu'on ne pratique pas des chasses assez fréquentes et assez abondantes.

Mesures relatives aux éviers. — Ce n'est que par leur communication avec les égouts que les *éviers* ont mérité d'être accusés de contribuer à la propagation de la fièvre typhoïde. L'occlusion parfaite du branchement profitera à la pierre d'évier comme au cabinet d'aisances. Comme il arrive souvent que les eaux de lavage des linges sont jetées par cette voie, on doit aussi munir l'orifice supérieur d'un siphon qui ne puisse point être enlevé par les domestiques, ce qu'elles font généralement pour hâter l'écoulement.

Mesures relatives à la nappe souterraine. — On sait que Petenköffer attribue aux oscillations de la *nappe souterraine* une influence marquée sur les épidémies d'un grand nombre de maladies miasmatiques. En s'élevant, elle viendrait communiquer aux vacuoles de la terre une humidité qui persisterait un certain temps après son abaissement. Par ce retrait elle attirerait ensuite l'air, et procurerait ainsi les deux conditions favorables à la fermentation des matières organiques et à la vie active des microbes, l'air et l'eau. Cette interprétation, quoiqu'elle ne soit pas encore entièrement démontrée par les faits, est très rationnelle.

On comprend que ces oscillations puissent, à un moment donné, réveiller le ferment typhique déjà contenu dans le sol, mais rendu impuissant, soit par la sécheresse, soit par son immersion complète dans l'eau. Ces oscillations obéissent à des phénomènes physiques de pluies ou de débordements, sur lesquels nous n'avons aucune prise directe. Mais on peut les rendre faibles et les maintenir dans les profondeurs du sol par le drainage.

Mesures relatives à l'eau d'alimentation. — La possibilité de la transmission de la fièvre typhoïde par l'ingestion d'eau préalablement polluée par des parcelles de selles de typhiques ne peut plus être niée aujourd'hui. Cette pollution peut être le résultat, soit de lavages directs de linges de typhiques dans des abreuvoirs dont le trop-plein va alimenter un village situé à un niveau inférieur, soit par des infiltrations de fosses d'aisances, de mares ou de fumiers dans les puits voisins. Cela est démontré par un grand nombre de faits qui ne laissent aucun doute à cet égard, qui ont été pour la plupart publiés dans la *Revue d'hygiène* (1883, page 140) et qu'il serait trop long de reproduire ici.

Il est vrai que Frankland déclare que l'analyse chimique et l'examen microscopique sont incapables de distinguer les eaux souillées par des selles de typhiques; que même les dosages de l'azote et du carbone ne concordent nullement avec le degré de souillure. Mais qu'importe, la constatation clinique n'en conserve pas moins toute sa valeur.

Je suis convaincu qu'on doit compter parmi les causes

de la plus grande fréquence des fièvres typhoïdes la malheureuse inspiration qu'ont eue beaucoup de municipalités de s'adresser à des rivières pour alimenter largement d'eau leurs communes. On est naturellement forcé de la capter à une grande distance de leur source, alors qu'elles ont déjà reçu les déjections de plusieurs localités où la fièvre typhoïde peut apparaître un jour ou l'autre.

C'est une illusion de croire que la filtration à travers d'épaisses et nombreuses couches de sable et de gravier suffit pour détruire le danger. Au moindre orage ces eaux arrivent boueuses ; n'en serait-il point ainsi, qu'il n'en serait pas moins évident que ces filtres n'arrêteraient jamais des miasmes ou des microbes. Les eaux de cette origine ne devraient être affectées qu'au lavage des rues, et encore du moment où l'on voudra en faire bénéficier dans le même but les habitations privées, on peut s'attendre à ce que beaucoup d'habitants s'en serviront comme boisson, soit par paresse, soit par économie de temps. Aussi toutes les fois que les ressources du pays le permettront, il sera du devoir des municipalités de mettre les eaux de rivière hors de la portée des particuliers et de ne les employer qu'à l'arrosage public et aux chasses dans les égouts.

Pour les fontaines publiques et pour l'alimentation des maisons privées, il ne faudrait admettre que des eaux de source amenées par des conduites tout à fait isolantes. Ces conditions s'imposeront encore plus, s'il est démontré que la fièvre typhoïde peut être engendrée même par des eaux qui contiennent des matières fécales quelconques ne provenant point de typhiques. Jusqu'ici cette opinion compte à son actif un certain nombre de faits. Sur 144 épidémies anglaises, 99 ont pu être attribuées au mélange non douteux des matières fécales à l'eau d'alimentation. La même cause paraît avoir aussi produit une épidémie à Tergnier, sur le chemin de fer du Nord, et une autre dans la caserne de Montbéliard.

Mesures relatives aux aliments. — Dans ces dernières années plusieurs observateurs, notamment Cameron et Hart (1), ont fait jouer au *lait* un rôle important dans la propagation de la fièvre typhoïde. Le lait aurait acquis ce pouvoir tantôt parce que, par fraude, le laitier aurait ajouté de l'eau prise dans des mares ou des puits contaminés par des infiltrations excrémentitielles, tantôt parce que les vases contenant le lait auraient été pollués par des poussières et des cendres répandues sur des fumiers ayant reçu des déjections de typhiques et enlevées par l'agitation de l'air, tantôt parce que ces vases auraient séjourné dans la chambre d'un laitier typhique. Ce qui donne réellement de la valeur aux faits qui ont été fournis comme preuve, c'est que la maladie y est restée limitée à un plus ou moins grand nombre des personnes qui avaient consommé ces laits, et avait respecté les maisons voisines qui s'alimentaient près d'autres laitiers. En tous cas ces faits suffisent pour motiver la création d'une inspection spéciale déjà réclamée pour d'autres raisons. L'inspection devra porter non seulement sur la pureté chimique du liquide, sur l'addition d'eau, mais encore sur l'aménagement et la propreté des laiteries. On devra exiger entre autres choses,

(1) *Revue d'hygiène*, t. I, p. 862.

que la chambre de dépôt soit indépendante des chambres habitées, que les fumiers soient très éloignés des parties consacrées à la manipulation du lait; que les récipients soient toujours lavés à l'eau bouillante; que le transport se fasse dans des vases plombés et préalablement flambés. Du reste, dans beaucoup de grandes villes, il existe des laiteries municipales ou des compagnies laitières remplissant ces conditions. En s'y portant en masse, les consommateurs ramèneraient bien vite dans le devoir les laitiers non contrôlés.

Il est dans certaines régions une habitude déplorable. Les laitiers utilisent, au retour, leurs brochons vides pour emporter des habitations de la ville, des eaux grasses destinées à l'élevage des porcs. C'est à tort que quelques-uns ont voulu ne voir là qu'une simple affaire de malpropreté, car non seulement on peut faire de ces vases un excellent milieu nutritif pour les microbes, mais il peut arriver que des domestiques jettent dans le baquet des eaux grasses de l'eau ayant servi à rincer des linges maculés par des typhiques.

Si le contage peut s'incorporer au lait et à l'eau, il n'est pas impossible qu'il puisse arriver aussi à imprégner les *aliments solides*. Mais il doit y rester la plupart du temps inefficace; car si l'on boit toujours l'eau et très souvent le lait à l'état cru, il en est rarement de même pour l'ingestion des aliments solides. Toutefois il est d'autres circonstances où la viande paraît n'être pas tout à fait inoffensive, c'est quand elle provient d'animaux atteints de typhus et qu'elle n'a pas été parfaitement cuite dans toutes ses parties. A Zurich il a suffi qu'on servît dans une fête publique, des pâtés préparés avec des viandes dont une partie provenait d'un veau atteint probablement de cette affection, pour qu'un grand nombre des convives présentassent des accidents ayant de l'analogie avec ceux de la fièvre typhoïde. D'autres part, dans des épizooties de typhus, on a vu des gens qui, ayant séjourné près des animaux malades, ont éprouvé un état morbide dont la symptomatologie offrait quelques traits rappelant la provenance. Sans doute dans ces deux ordres de cas, il n'y a pas eu identité avec la fièvre typhoïde, mais il y a eu tout au moins un empoisonnement du même ordre. En tous cas, il ne saurait paraître exagéré de recommander de ne pas laisser les aliments communs séjourner dans l'atmosphère d'un typhique. Il est d'autre part indispensable d'écarter de la consommation la viande provenant d'animaux atteints de typhus, et dans le cas de typhus de bêtes à cornes, d'isoler les animaux malades, aussi bien pour les hommes que pour les autres bestiaux.

Mesures relatives aux conditions individuelles. — Il y a lieu aussi de tenir compte de certaines conditions individuelles. C'est ainsi qu'on ne saurait nier que la condition de *nouveau venu* dans une localité où règne la fièvre typhoïde ne soit excessivement fâcheuse. Bouchardat pense que si à Paris la fièvre typhoïde a doublé en dix ans, cela tient en partie à ce que la population flottante y a été portée de 20,000 à 50,000. Aussi conseille-t-il de renvoyer les immigrés dans les cas de forte invasion typhique. En principe le conseil est bon, mais la mesure sera bien difficilement rendue obligatoire. On ne peut guère compter que sur l'initiative privée du médecin et du client.

L'*âge* exerce aussi incontestablement de l'influence sur le plus ou moins de réceptivité des sujets et sur la gravité de la maladie. C'est entre seize et trente ans qu'elle se montre plus fréquente. Au-dessous de seize ans elle est généralement légère. Au-dessus de trente, elle devient de plus en plus rare. C'est donc pour les adolescents et les adultes qu'on doit se montrer le plus sévère, en matière de prophylaxie. Ce sont eux surtout qu'on doit écarter et entourer d'une bonne hygiène générale.

Le *surmènement* et la *dépression morale* augmentent de même la réceptivité des sujets et la gravité de la maladie. Les partisans de la spontanéité accordent même à ces conditions un rôle créateur. Lécuyer fait observer que c'est surtout pendant les rudes travaux de la moisson que les épidémies se montrent à la campagne; que la maladie fait toujours de nombreuses victimes au moment des grandes manœuvres. Mais il ne faut pas oublier, non plus, que pour la moisson les cultivateurs engagent des mercenaires nomades; que les grandes manœuvres agglomèrent des réservistes venus de localités différentes, que le corps d'armée entre chaque jour en contact avec des populations nouvelles. Dans ces conditions, il est bien rare qu'un foyer typhique n'intervienne pas soit comme lieu d'origine, soit comme lieu de passage.

On a dit aussi que les étudiants en préparation d'examen étaient souvent frappés et qu'eux, restant généralement isolés, on ne pouvait accuser que le surmènement du cerveau. Mais le problème n'est pas encore aussi simple qu'on le suppose. Car ces jeunes gens sont la plupart du temps des nouveaux venus dans de grandes villes, où la maladie est endémique et est, en tous temps, représentée par un plus ou moins grand nombre de cas. D'ailleurs, chez les hommes de cabinet, les excès de travail intellectuel produisent plutôt des affections cérébrales. Tout ce que mon observation personnelle me permet d'admettre, c'est que le surmènement intellectuel complique le plus souvent une fièvre typhoïde acquise d'accidents cérébraux graves, notamment d'ataxie et de délire qui la rendent plus mortelle. On peut en dire autant de toutes les causes de dépression morale, telles que nostalgie, chagrins profonds, etc., sauf que ces conditions de terrain tendent plutôt à donner à l'affection un caractère de grande adynamie. Mais, même en restant classés parmi les circonstances simplement influentes, le surmènement et la dépression morale n'en contribuent pas moins à augmenter d'une manière considérable la fréquence et la mortalité de la fièvre typhoïde. Aussi convient-il, pendant le cours des épidémies, de restreindre le travail, d'éviter la fatigue physique et intellectuelle et de chercher à vaincre la dépression morale par des distractions appropriées.

Mesures motivées par les saisons. — L'examen de l'influence des *saisons* semble ne conduire à rien de positif. Sous la même latitude, il est des contrées où le maximum des cas a lieu en été, d'autres où il se présente en automne, ou bien en hiver, ou bien encore au printemps. C'est ainsi qu'à Munich la recrudescence se fait sentir en hiver, tandis qu'à Berlin c'est en automne. En France, l'été paraît être la saison la plus à craindre dans la campagne, tandis que dans les villes c'est l'automne ; ou plutôt la courbe annuelle commence à la fin de juin pour atteindre son summum en octobre et descendre ensuite peu à peu jusqu'à la fin du printemps.

Avec l'idée d'un microbe et même d'un simple ferment, il est cependant naturel de penser qu'un froid rigoureux puisse paralyser l'agent créateur. S'il n'en est rien, c'est que ce contage s'attache à la personne et aux déjections qui laissent des traces dans le lieu habité lui-même. Il appartient pour ainsi dire au milieu de la famille.

Or, dans les pays froids, la famille, même la plus pauvre, ou la plus sauvage, se tient dans un milieu chauffé, et le contage, même dans le sol sous-jacent, échappe au froid rigoureux. Dans les villes la gelée n'a même aucune prise sur les égouts qui profitent du calorique amassé par la terre en été. Voilà pourquoi les qualités thermiques des saisons et des latitudes ne limitent en aucune façon le développement de la fièvre typhoïde. Mais on peut dire qu'indirectement le froid tend la main à la maladie en maintenant les habitants renfermés dans un contact plus étroit et en appelant les émanations des égouts et des fosses d'aisances par les foyers de chauffage.

Du reste, en fait de thermalité, c'est le seul point qui puisse prêter à une action prophylactique. C'est en hiver et dans les pays froids qu'il importe le plus de bien fermer les communications avec les latrines et les égouts et qu'il ne faut pas se laisser aller à une vie trop sédentaire et trop en commun.

La dépression barométrique a paru, dans quelques épidémies, exercer une influence plus faible et plus indirecte encore; car elle ne peut agir qu'en facilitant

les exhalaisons des égouts et des latrines. Les pluies intermittentes fournissent aussi une condition favorable
au contage. Mais ce sont là des circonstances qui
échappent à toute action prophylactique.

Question des inoculations préventives. — L'existence
d'un microbe spécial gagne de plus en plus du terrain
dans le monde médical. Mais ce n'est là encore qu'un
article de foi, et nous sommes loin de la mise en pratique des *inoculations préventives de la fièvre typhoïde.*

Letzerich (1) a trouvé dans le sang, l'épaisseur de
l'intestin, le foie, le rein, la rate et le poumon, des micrococcus isolés en colonies ou en chaînettes, fort semblables à ceux de la diphthérie et de la pneumonie infectieuse. Pour Klebs (2), le microbe typhoïdique est au
contraire un baccillus constitué par un filament indivis
de 50 micromillimètres de long, sur 0,2 micromillimètre de large, sans segmentation ni ramifications;
quelques-uns renferment des spores rangées sur un
seul rang. Au début, ils n'existaient que dans les plaques
de Peyer, puis ils se répandaient peu à peu dans tous
les tissus. Eberth (3), qui a eu soin d'éclaircir les coupes
avec de l'acide acétique concentré, a été conduit à une
appréciation à peu près intermédiaire entre les deux
précédentes. Il admet des micrococcus, mais non sphériques, ayant la forme de bâtonnets terminés par une extrémité ovoïde. Pasteur a trouvé, lui, un microbe en forme
de 8 de chiffre, avec un étranglement allongé. Brand-

(1) *Archiv f. experimental Pathologie und Pharmakologie.* 1880, t. XII,
p. 351.
(2) *Archiv f. experimental Pathologie und Pharmakologie.* 1881,
p. 384.
(3) *Archiv f. pathologische Anatomie und Physiol. von Rud, Virchow.*
1881, t. LXXXIII, p. 486.

lecht (1) a rencontré dans l'urine des typhiques une sorte de bactérie qui se rencontrerait aussi dans certaines eaux potables et sur les algues vertes en putréfaction, qui aurait deux fois l'épaisseur du *Bactérium termo* et qui s'en distinguerait chimiquement par l'inaptitude à réduire les nitrates. Tizzoni (2) a signalé la présence, dans les plaques de Peyer et les ganglions mésentériques, de micrococcus et de champignons avec mycélium à contenu granuleux et à anneaux très courts. Pour Flessinger il n'y aurait point de microbe spécial de la fièvre typhoïde. Elle pouvait être produite par toutes les moisissures même les plus vulgaires, pourvu que celles-ci aient acquis un haut degré de virulence, soit spontanée, soit artificielle, par le fait d'une culture dans un milieu favorable. A la suite d'une culture incomplète elles ne détermineraient que des embarras gastriques. Wernich (3) se place à un point de vue plus général encore; le prétendu bacille de la fièvre typhoïde ne serait autre que celui de la putréfaction. Il se trouverait à l'état normal chez tout le monde, dans le gros intestin. Mais il resterait là inoffensif parce que la muqueuse de ce segment intestinal constituerait pour lui une barrière infranchissable. Il n'en serait plus de même pour l'intestin grêle, dans lequel il ne pénétrerait, ou du moins ne pullulerait que quand il s'y ferait exceptionnellement un travail de putréfaction. De plus, sa muqueuse laisserait les bacilles se répandre dans tout l'organisme, et c'est alors que se produirait l'état typhoïde.

(1) *Virchow's Archiv.* 1881, t. LXXXIV, p. 80.
(2) *Annali universali di medicina e chirurgia.* fév. 1880.
(3) *D. Vierteljahrsschr. f. off Gesundheitspfl.* 1881, t. XII, p. 513.

FIÈVRE RÉCURRENTE

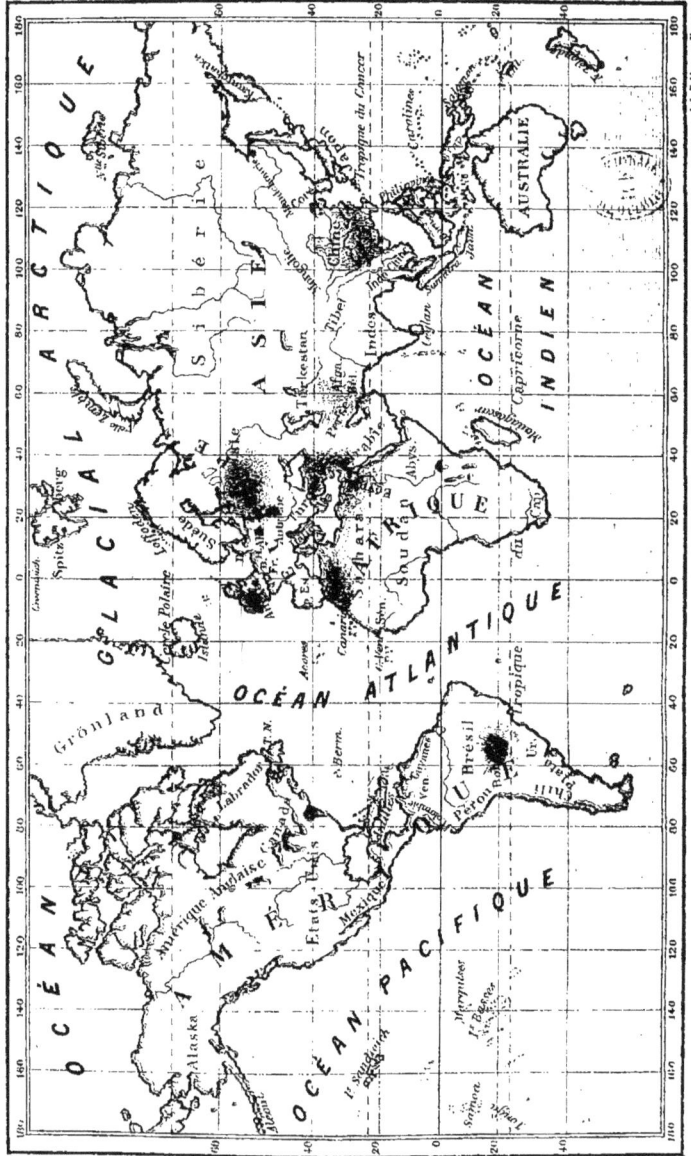

On est donc loin de s'entendre sur la question de forme et même sur celle de l'existence du microbe spécial. Cette multiplicité d'interprétations en est la preuve. La question des cultures et des injections expérimentales n'est pas beaucoup plus avancée. La plupart des auteurs ne se sont préoccupés que de la détermination micrographique. Brandlecht a bien cultivé dans de la gélatine la bactérie de l'urine, et en a injecté le produit, mais il n'a obtenu qu'un accès de fièvre de courte durée suivi d'un dépérissement progressif. Flessinger a injecté des moisissures cultivées, et il dit avoir obtenu des altérations des plaques de Peyer. Mais il a agi sur des lapins, et chez ces animaux, ces plaques font toujours une forte saillie. Les seules injections donnant quelques promesses sont celles de Pasteur, parce qu'il a opéré sur des chevaux qui paraissent être les seuls animaux susceptibles de présenter une affection ayant réellement la plus grande analogie avec la fièvre typhoïde de l'homme.

Fièvre récurrente ou à rechute.

Répartition géographique. — Cette affection qui, cliniquement, se caractérise par des accès durant neuf à dix jours, de violentes douleurs musculaires siégeant particulièrement aux mollets, une teinte terreuse du visage, des vomissements bilieux, et qui, dans les cas graves, se complique d'albuminurie, de néphrite parenchymateuse, d'œdème de la pie-mère et du poumon, de pleurésie exsudative, et de stéatose du cœur et du foie, n'a occupé jusqu'à présent qu'une surface géographique assez limitée, ce qui n'a pas peu contribué à faire contester son existence. Mais le microscope semble l'avoir spécialisée d'une manière assez positive par la présence d'un microbe tout à fait caractéristique, et lui a fait prendre une place importante en présence du courant des idées modernes.

En Europe elle ne s'est encore montrée que dans trois pays, les Iles Britanniques, l'Allemagne et la Russie. Elle règne d'une façon à peu près constante en Écosse et en Irlande, mais avec beaucoup plus d'intensité dans cette dernière contrée que dans la première. Dans l'Angleterre proprement dite, elle n'est apparue que sous forme épidémique et presque exclusivement dans les villes de Londres et de Manchester. L'Allemagne a de même son foyer permanent dans la Silésie, et ses villes à incursions épidémiques qui sont surtout Berlin et Breslau. En Russie, elle a pris droit de domicile dans la Pologne, d'où elle s'étend fréquemment à Saint-Pétersbourg et même dans les provinces centrales, occidentales et méridionales de l'empire.

En Asie, on observe des épidémies assez fréquentes et assez intenses de fièvre récurrente en Chine, en Perse et en Anatolie, mais généralement à la suite des famines qui frappent si souvent ces pays arriérés. Du reste, la pauvreté des documents ne permet pas de regarder les autres parties de l'Asie comme étant indemnes. Tout ce qu'on peut dire, c'est qu'il en est réellement ainsi pour les îles de la Sonde.

En Afrique, c'est encore à la suite des famines qu'on l'a vue apparaître dans l'Égypte, le Maroc et l'Algérie. Il est toutefois deux îles voisines du continent africain où elle sévit, et qui se font cependant remarquer par leur sécheresse, ce sont les îles Maurice et de la Réunion, de sorte que la France ne saurait se désintéresser d'une affection qui, tout en la respectant elle-même, constitue un danger pour ses colonies.

L'Amérique ne l'a encore connue que par importation; une première fois à New-York, en 1847, et une seconde fois dans les hauts plateaux de la Bolivie, en 1865. Cette dernière invasion a été seule considérable.

Prophylaxie. — On doit tout d'abord opposer à cette maladie des mesures d'isolement et de désinfection, car son caractère contagieux ne paraît guère contestable. Dans tous les hôpitaux où des individus contaminés avaient été introduits, on a vu l'affection se transmettre à d'autres malades et se propager, pour ainsi dire, de lit en lit. D'un autre côté, les hôpitaux sont surtout alimentés, sous ce rapport, par les asiles de nuit où viennent s'entasser, chaque soir, des vagabonds de toute provenance. A Giessen, des ouvriers étrangers, dont quelques-uns étaient déjà en puissance de typhus récurrent, durent coucher chez les habitants, et plusieurs de ces derniers qui avaient cohabité avec eux furent atteints. A Breslau, on a pu suivre rigoureusement la filiation de maison en maison. A la Réunion, une épidémie fut réellement engendrée par un navire venant de Calcutta et ayant à bord des cas de fièvre récurrente. Il est vrai que, d'après Spitz (1), le contage ne pourrait se propager par l'air que dans un rayon très minime, équivalent presque au contact, puisque dans une chambrée l'affection ne fut contractée que par un seul individu qui avait l'habitude d'aller s'asseoir sur le lit du malade. Mais il n'y a pas de règle

(1) *Deutsch. Archiv f. Klin. Medic-Band.* 1880, t. XXVI, p. 139.

sans exception, et un fait négatif ne saurait prévaloir contre un assez grand nombre de faits positifs observés à Breslau, Berlin, Saint-Pétersbourg, etc. On doit redouter non seulement le contact, mais encore l'atmosphère ambiante des fébricitants de ce genre. Désormais ils ne devront plus être admis dans les hôpitaux que dans des salles spéciales et éloignées des autres services. S'ils sont conservés à domicile, on doit prendre les mêmes précautions d'isolement que pour toutes les autres maladies contagieuses. Il faut exercer une surveillance plus rigoureuse sur les asiles de nuit et sur les hôtels de bas étage, puisque la maladie semble surtout partir des classes inférieures et misérables et, le cas échéant, les faire évacuer pour un certain temps. A l'arrivée des bâtiments, les commissaires sanitaires doivent interner les fébricitants dans un hospice ou une ambulance appropriée. Une certaine quarantaine pour le reste du personnel du navire serait aussi parfaitement motivée.

Après le départ du malade, ou après sa guérison, des mesures de désinfection doivent aussi être prises. Car un habitant de Giessen qui n'avait point logé d'ouvriers et qui n'avait eu absolument aucun rapport avec eux, fut atteint après s'être servi de linges qu'il avait achetés à l'hôpital. Il importe donc de désinfecter le local, la literie et les vêtements avant qu'ils soient employés de nouveau.

Comme la fièvre à rechute apparaît surtout à la suite des grandes famines, comme elle frappe surtout les classes misérables et particulièrement les vagabonds, c'est-à-dire ceux dont l'existence est plus précaire encore, dont l'alimentation irrégulière et malsaine équivaut presque à une famine perpétuelle, et qui ne sont couverts que de haillons sordides, on a naturellement regardé ces conditions comme capables d'engendrer par elles-mêmes cette maladie et considéré la prophylaxie comme devant se borner à faire disparaître ou à atténuer ces conditions.

Sans la découverte du microbe, dont je vais parler, il est certain qu'il m'eût semblé plus rationnel de placer la fièvre récurrente parmi les maladies d'origine alimentaire et de la rapprocher de ces épidémies de famine si fréquemment observées au moyen âge. Du reste on comprend fort bien que le parasite trouve dans la malpropreté un milieu favorable et même indispensable à son éclosion, et dans les économies délabrées un terrain humain favorable à son activité. N'en serait-il pas ainsi que, pour des raisons d'hygiène banale, ce serait toujours un devoir pour l'économiste et pour l'hygiéniste de lutter contre les causes de famine et contre la malpropreté. Il est certain aussi que, pour toutes sortes de motifs, il y a lieu d'assainir le sol et d'éviter l'encombrement, d'autant plus que Becker a vu un cas de fièvre récurrente naître auprès d'un puisard infect, et qu'Arnold l'a aussi observée dans un cas d'encombrement.

Quelles que soient l'origine et la nature du microbe, sa présence suffit pour que l'hygiéniste ne puisse se dispenser de suivre les progrès de cette partie encore mystérieuse de l'histoire des maladies miasmatiques, de marquer ce qui est acquis pour le moment et ce qu'on peut espérer au point de vue de la méthode des vaccinations.

Après le charbon, on peut dire que c'est pour la

fièvre récurrente que la question est le plus avancée, ou du moins le mieux préparée. Obermeier (1), Mac Anliffe, Unterberger, Wagner (2), Engel, Spitz, Mehwitz, Albrecht, ont tous rencontré, dans le sang des sujets atteints de cette maladie, des spirilles parfaitement distincts de ceux qu'on rencontre parfois dans l'eau. Ils s'y montrent tellement constants et tellement caractéristiques qu'Unterberger a pu écrire « qu'il n'y a pas de fièvre récurrente sans spirilles et pas de spirilles sans fièvre récurrente ». Ce spirille spécial est mince, disposé en forme de spirale, a environ la largeur d'un globule sanguin et une longueur deux ou trois fois plus grande. Il se montre au début de l'accès et disparaît dans les intervalles qui séparent les accès. Il se fait là, sans doute, une destruction qui est l'œuvre de l'économie elle-même; car si l'on retire du sang pendant un accès et qu'on le mette ainsi à l'abri de l'action de l'organisme, on y retrouve les microbes en pleine activité, alors qu'ils ont disparu depuis longtemps dans les vaisseaux du malade. Si le malade succombe pendant un accès, les microbes, qui auraient disparu dans le cas de survivance continuent à prospérer après la mort, ce qui fait supposer qu'il pourrait y avoir danger à se piquer pendant une autopsie.

Un second fait acquis, qui est aussi à porter à l'actif de l'avenir de la vaccination, c'est qu'on a pu développer chez des singes, par inoculation du sang des fébricitants, un appareil symptomatique ne se distinguant de la maladie humaine que par des nuances

(1) *Centralblatt*, n° 10. 1873, p. 145.
(2) *Berlinerklin. Woch.*, n° 1, p. 12, janvier 1881.

TYPHUS PÉTÉCHIAL

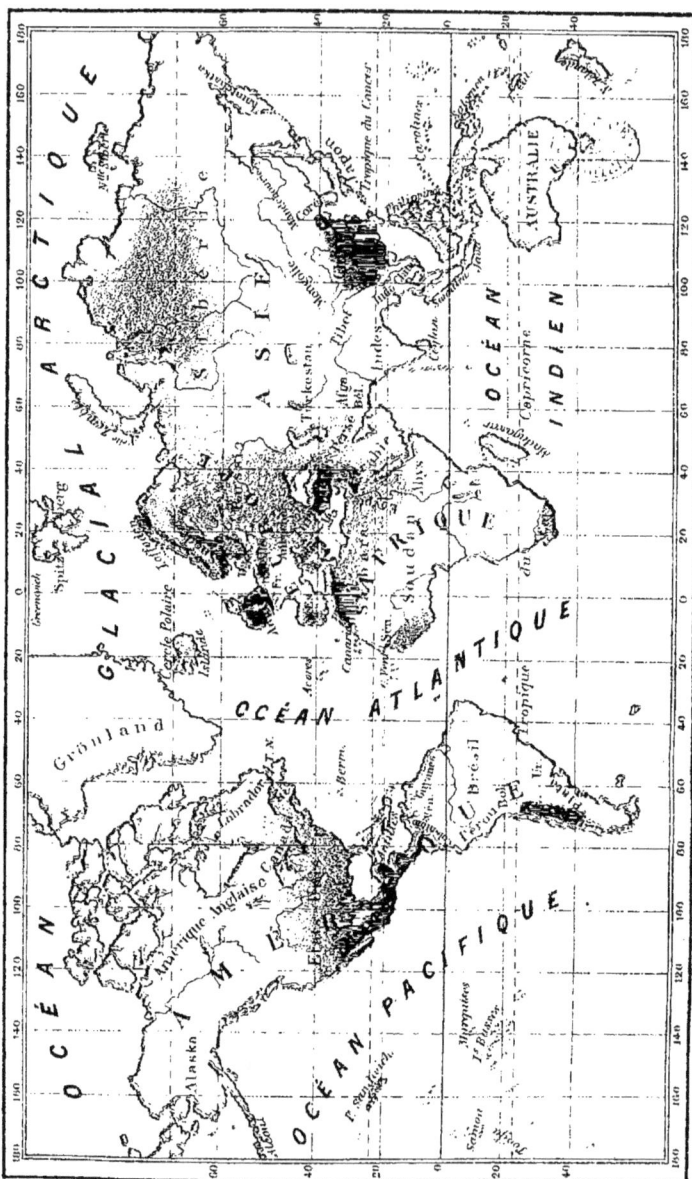

parfaitement négligeables et qu'au moment des accès, le sang de ces animaux renferme des spirilles comme celui de l'homme.

Malheureusement les lacunes sont encore multiples et importantes. On n'a pas pu jusqu'à présent cultiver ces microbes. On n'a pas pu les isoler et provoquer la maladie en les inoculant dégagés de tout autre élément; et tant qu'on n'aura expérimenté qu'avec le sang, on pourra toujours supposer que le contage est peut-être représenté par toute autre partie de ce liquide et non par les spirilles.

Ce résultat obtenu, il faudra encore trouver les moyens d'atténuation et surtout acquérir des preuves d'immunité des sujets vaccinés, chez les singes d'abord, chez l'homme lui-même ensuite.

Typhus pétéchial.

Répartition géographique. — Pour simplifier autant que possible l'économie de cette répartition, nous diviserons les contrées en trois grands groupes comprenant : le premier, celles où le typhus paraît pouvoir prendre spontanément naissance ; le second, celles dans lesquelles il ne s'est jamais développé que par importation ; le troisième, celles qui sont restées indemnes jusqu'à présent.

Il y a lieu d'établir pour le premier groupe deux subdivisions en rapport avec le plus ou moins de fréquence de ces éclosions spontanées.

On peut regarder comme étant des foyers très actifs et presque permanents : l'Irlande, l'Angleterre, la Hollande, le Maroc, l'Anatolie, l'Arménie, la Syrie, la Mésopotamie, la Chine, le Mexique, le Pérou, le Chili et la Bolivie.

Le typhus paraît pouvoir naître sur place, mais d'une manière exceptionnelle en Égypte, à Tripoli, à Tunis, en Algérie et au Sénégal.

Le second groupe comporte aussi deux subdivisions, suivant la fréquence des importations. Les contrées qui ont été fréquemment envahies sont : la Suède, la Finlande, les provinces Baltiques, le centre et le midi de la Russie, la Sibérie, la Turquie d'Europe, la Roumanie, la Gallicie, la Pologne, l'Austro-Hongrie, l'Allemagne orientale, l'Italie, la Sicile, le Portugal, les États-Unis et Québec.

Celles qui l'ont été exceptionnellement sont : la Russie septentrionale, le Danemarck, la Belgique, la France, la Suisse, l'Espagne, l'Islande, la Norwège, les îles Feroë et Yokohama.

Le troisième groupe, celui des contrées qui sont restées indemnes jusqu'à présent, comprend : le Labrador, la baie d'Hudson, le Groënland, les Guyanes, le Brésil ; l'Abyssinie, le Natal, le Transwaal, Madagascar, les îles Canaries, du Cap-Vert, Sainte-Hélène, Maurice, Bourbon ; la Perse, l'Afghanistan, l'Inde, l'Indo-Chine, Ceylan ; la Polynésie, l'Australie, la Nouvelle-Zélande. On pourrait presque y joindre la Grèce, car elle n'a été envahie que dans l'antiquité.

Prophylaxie. — Ce n'est pas ici le lieu de rechercher si le typhus pétéchial constitue une entité morbide parfaitement distincte. L'absence des lésions des plaques de Peyer et des ganglions mésentériques est certainement pour les cliniciens et les anatomopathologistes un motif plus que suffisant pour le dis-

tinguer de la fièvre typhoïde, quoique cette absence
puisse aussi s'expliquer soit par un autre mode d'introduction du poison, c'est-à-dire par la substitution
de la voie pulmonaire à la voie digestive, soit par la
rapidité de la mort qui ne laisserait pas à ces lésions le
temps de s'établir. La symptomatologie elle-même
indique seulement que le théâtre principal de l'empoisonnement se trouve dans l'axe cérébro-spinal.
Pour les manifestations hémorrhagiques nous nous
sentons plus autorisés à nous prononcer d'une manière plus catégorique. Nous croyons même utile de le
faire pour le point de vue spécial de cet ouvrage. On
les voit souvent survenir dans de véritables fièvres
typhoïdes graves. Les pétéchies et les hémorrhagies
internes se montrent de même dans certaines épidémies de rougeole, de scarlatine et de variole et, dans
ces différentes circonstances pathologiques, on retrouve toujours la même gravité et le même état ataxo-
adynamique. En dehors des symptômes caractéristiques de ces diverses affections, c'est toujours la même
physionomie clinique. Il est à remarquer en outre que
c'est dans les contrées où le typhus est endémique,
notamment en Angleterre, que les fièvres éruptives
revêtent le plus souvent le même caractère. Il semble
qu'il y a là, ou un même genre d'altération chimique
du sang pouvant être amené par des fièvres différentes; ou qu'il y a intervention d'un nouveau microbe
venant marier ses effets avec ceux des microbes spé-
cifiques de ces diverses maladies et que ce mariage se
réalise naturellement plus souvent dans les pays où il
paraît être le plus répandu; ou bien encore dans le
même ordre d'idées, que c'est là l'expression d'un

plus haut degré de virulence de divers microbes. Laissant de côté ces hypothèses qui s'imposent, pour ainsi dire, à la logique des partisans du zymotisme, on peut dire que le typhus se développe dans des milieux qui semblent déteindre d'une manière analogue sur les fièvres éruptives. Ce sont les défauts de ces milieux que la prophylaxie doit déterminer et atténuer. L'observation semble indiquer que la combinaison de l'encombrement avec la misère physiologique constitue la condition la plus apparente de l'explosion de cette maladie. C'est pour cela que le typhus envahit les armées en campagne si souvent qu'on a appelé cette maladie : le *typhus des armées;* qu'il était beaucoup plus fréquent autrefois qu'aujourd'hui, parce qu'alors tous les peuples étaient plus misérables ; qu'il se développe plus en hiver qu'en été parce que cette saison amène plus particulièrement l'encombrement et la misère ; qu'il a son principal foyer en Irlande où le paupérisme est si général et si profond, en Asie-Mineure, en Chine et dans le Maroc, tous pays où l'incurie, la malpropreté, l'alimentation défectueuse et l'entassement de la famille sont des faits constants. C'est pour cela aussi qu'en Angleterre, les classes élevées restent indemnes au milieu des épidémies qui déciment le peuple et que les armées atteintes ne sèment le mal sur leur passage que lorsqu'elles traversent des populations détériorées par la famine. Mais il ne faudrait pas admettre d'une manière trop absolue ce mode de genèse ; car la misère est tout aussi grande dans une foule de contrées où le typhus ne naît pas et même où il est difficilement importé. D'un autre côté, la Hollande semble être un des foyers naturels de cette maladie et cependant l'aisance y est à peu près générale. Le zymotisme peut trouver dans ce dernier fait la preuve de la nécessité d'un germe spécial ayant pris pied dans un certain nombre de contrées. Toutefois la prophylaxie ne saurait hésiter. L'encombrement et la disette relative ne feraient-elles que procurer un milieu excessivement favorable à l'activité de ce germe, qu'il faudrait encore les combattre avec énergie et dans les armées et dans les pays endémiés. C'est à l'intendance de perfectionner de plus en plus les moyens de ravitaillement. C'est à l'état-major de s'efforcer de concilier les nécessités de la stratégie avec une répartition plus hygiénique des troupes. C'est à ces deux services de tout faire pour assurer le bien-être aux soldats. De grands progrès ont été faits dans ce sens, il faut le reconnaître, puisque le typhus a à peu près respecté les deux belligérants dans la guerre franco-allemande. Mais il est dans l'essence du véritable progrès de ne point s'arrêter. Tout fait espérer que l'autonomie accordée en France au corps de santé militaire assurera encore davantage des résultats heureux. Il faut surtout attaquer le fléau dans ses foyers permanents en en faisant disparaître les conditions qui paraissent lui être favorables. C'est à l'Angleterre d'améliorer la situation de l'Irlande et celle des classes déshéritées de son propre sol. Son intérêt politique le réclame autant que les devoirs de l'humanité. C'est à l'Europe civilisée tout entière qu'il appartient de peser moralement sur les gouvernants des populations du Maroc et de l'Asie-Mineure. L'assainissement du sol, si nécessaire à tous les points de vue, doit être aussi poursuivi, car il y a là tout au moins une cause d'augmentation de la réceptivité.

Partout où il y a typhus, il faut aussi des mesures d'isolement et de désinfection, car le caractère contagieux de l'affection ne laisse aucun doute. Elles doivent même être plus rigoureuses que pour la fièvre typhoïde, vu la plus grande gravité et la plus grande puissance de contagiosité du typhus. Il y a même lieu pour la France, qui présente une certaine aptitude à l'importation, de prendre quelques mesures quarantenaires à la frontière, complétant avec la traversée les dix jours qui paraissent être le maximum de durée de l'incubation. Pour les cas déclarés, quoiqu'il soit bien établi que les typhiques se nuisent entre eux, l'hospitalisation est nécessaire. Mais il faut leur consacrer un local particulier et même élever des baraquements provisoires en rase campagne. Ceux-ci doivent être disposés avec des conditions de ventilation naturelle aussi large que possible. Le personnel devra être choisi parmi les personnes rendues réfractaires par le fait d'une atteinte antérieure. Pour les armées en campagne, il faut au contraire le transport continu en arrière et la dissémination. Le maintien dans les ambulances et les hôpitaux généraux serait dangereux pour les blessés, les autres malades et les typhiques eux-mêmes. Il faut à tout prix éloigner ceux-ci immédiatement de l'armée et du pays. On ne doit pas craindre de les transporter par étapes journalières, quelles que soient les intempéries de l'atmosphère; l'expérience est là pour démontrer que celles-ci n'engendrent aucune complication et que même c'est là le meilleur moyen, comme pour le choléra, d'éteindre le mal. On

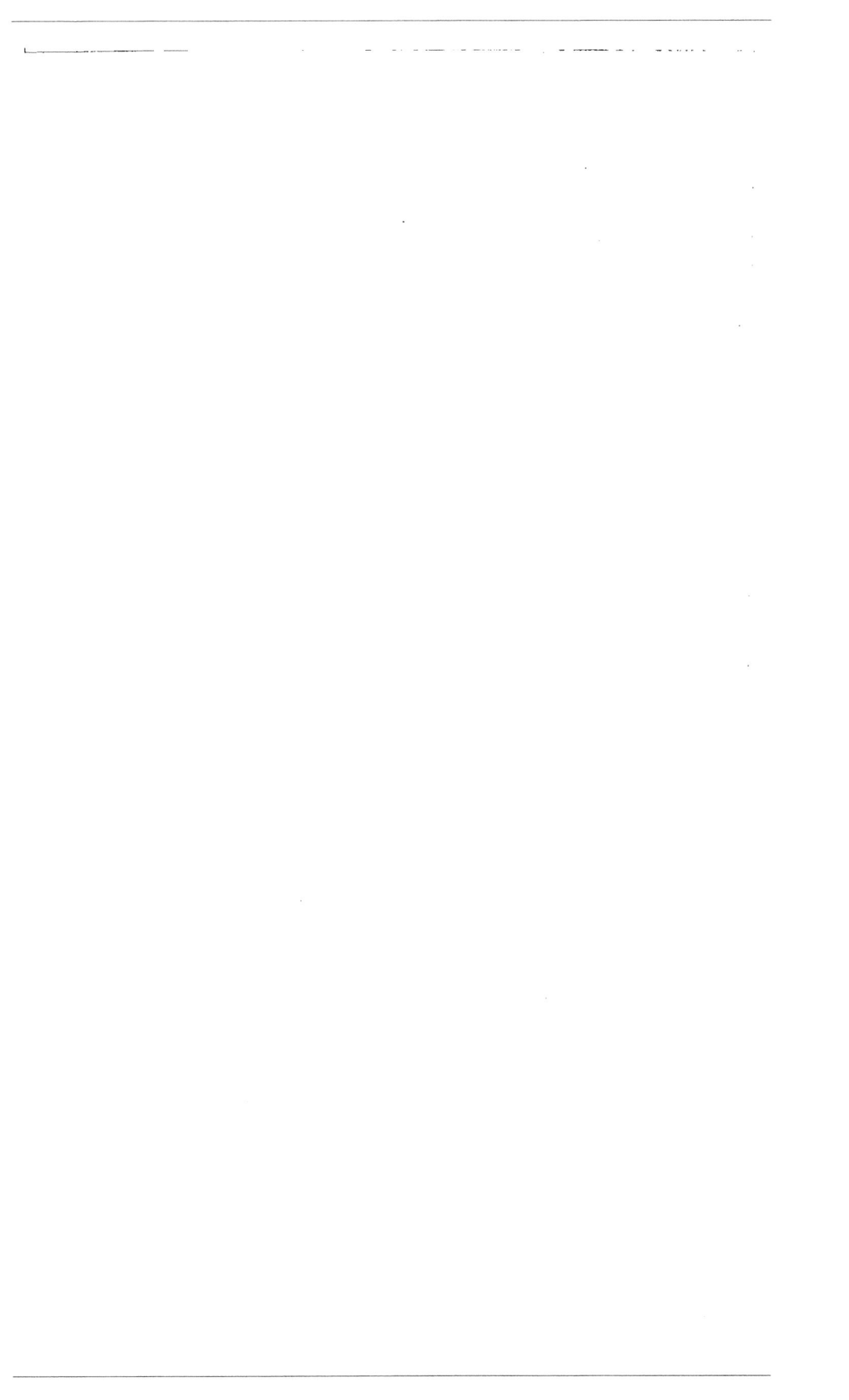

FIÈVRE INTERMITTENTE

n'expose pas non plus les populations civiles, surtout si l'on passe les nuits sous la tente.

Fièvre intermittente.

Répartition géographique. — C'est la maladie dont la géographie médicale est non seulement la mieux établie, mais encore la plus généralement connue. Aussi ne sera-t-il point nécessaire de lui accorder ici de grands développements. Un coup d'œil rapide jeté sur la carte suffirait pour remettre en mémoire des données qui sont devenues monnaie courante. Établissons seulement des catégories basées sur l'intensité de l'endémie.

1° La catégorie des pays qui présentent la malaria au plus haut degré d'intensité sont : en première ligne, le Sénégal, le golfe de Guinée, la côte occidentale de l'Afrique jusqu'au 20° degré latitude sud et Madagascar ; en seconde ligne, l'Inde, la Cochinchine, l'Afghanistan, l'île de Ceylan, la Birmanie, le royaume de Siam, le Japon, les îles de la Sonde, des Célèbes, des Philippines et l'Afrique centrale jusqu'au 20° degré sud et l'Abyssinie ; en troisième ligne, la côte orientale de l'Afrique, l'Égypte, la zône côtière de l'Arabie, le Mexique, les Antilles et les Guyanes ; en quatrième ligne, la Chine, le Brésil et le Pérou.

2° La catégorie des contrées qui présentent une intensité moyenne comprend : en première ligne, la Tripolitaine, la Tunisie, l'Algérie, le Maroc, les îles du Cap-Vert et le désert du Sahara qui occuperait un rang plus élevé s'il était plus peuplé, vu que dans toutes les oasis la fièvre est très fréquente ; en seconde ligne, la

Turquie d'Europe, la Grèce, les îles de l'Archipel, la Sardaigne, Malte et la Sicile; en troisième ligne, la Roumanie, la Hongrie, l'Italie, la Corse, l'Espagne, le Portugal, la Russie méridionale, la Pologne, la Hollande et, dans les États-Unis, la Caroline, la Virginie, le Michigan, l'Illinois, l'Indiana et l'Ohio. La France mérite aujourd'hui d'être placée à part et en quatrième ligne, non seulement parce que la plus grande partie de son territoire est toujours restée presque indemne, mais encore parce que la fièvre a beaucoup diminué dans les quelques points où elle se montrait fréquente pendant les siècles passés ; grâce aux améliorations apportées par l'hygiène, les fièvres qui dévastaient le terrain occupant l'emplacement de l'ancien golfe de Saint-Omer, c'est-à-dire le littoral des départements du Pas-de-Calais et du Nord, appartiennent presque à l'histoire. Il en est de même de ceux qui avoisinent l'embouchure de la Seine, de ceux où croupissaient autrefois les marais du Dol dans l'Ille-et-Vilaine, des marécages du Boccage et de la Vendée, des anciens marais salants échelonnés le long de l'Océan, de l'embouchure de la Loire à celle de l'Adour. D'autre part, le pays des Dombes, la Sologne, la Bresse, la Brenne, auront bientôt perdu leur sinistre réputation, maintenant que les habitants de ces contrées ont compris que la culture du poisson constitue la plus pitoyable des ressources, au point de vue économique, comme au point de vue hygiénique; maintenant surtout que les progrès de l'agriculture permettent d'utiliser les terrains les plus mauvais et que les chemins de fer ont donné un élan considérable à l'industrie et au commerce. La fièvre est loin d'être complètement chassée de ces contrées ; mais elle y a pris des proportions modérées et, si l'on doit encore les colorier dans une carte tout à fait contemporaine, la teinte peut être très noyée. Le progrès est moins sensible sur les côtes de la Méditerranée.

3° Dans une troisième catégorie comprenant les contrées où la malaria se montre à un faible degré, nous inscrirons : le Danemark, la Belgique, le centre de l'Allemagne, de la Suisse et de la France, la Plata, le Chili, les îles Madère, Bourbon, Maurice et Sainte-Hélène.

4° Enfin les pays restés indemnes jusqu'à présent sont : l'Islande, les îles Feroë, les Îles Britanniques, la Norwège, les portions septentrionales de la Suède, de la Finlande et de la Russie ; tout ce qui dans l'Amérique septentrionale est au-dessus du 50° degré de latitude nord ; dans l'Amérique méridionale, l'Uruguay, la République Argentine et la Patagonie ; en Asie, le Thibet, la région de l'Himalaya, le Nord de la Chine et la presque totalité de la Sibérie ; dans l'Océanie, les Nouvelles-Hébrides, la Nouvelle-Bretagne, la Nouvelle-Islande, la Calédonie, l'Australie dont il faut excepter seulement une partie des côtes septentrionales, et la Nouvelle-Zélande.

D'une manière générale on peut dire que dans l'hémisphère boréal la fréquence de la malaria va en diminuant de l'équateur au pôle ; que dans la zone intertropicale elle sévit sur d'immenses surfaces, que dans la zone tempérée les foyers, quoique encore nombreux, sont déjà espacés et moins teintés ; que dans la zone septentrionale, il n'y a plus que quelques foyers très faibles ; que l'hémisphère austral est beaucoup moins

frappé, quoiqu'il reproduise les mêmes zones au point
de vue de la température.

Le sommaire géographique qui précède permet
encore de tirer certaines déductions d'ordre pathogénique. Il nous montre que la répartition de la malaria
dépend beaucoup des conditions physiques du globe,
et que les relations sociales et commerciales n'y sont
absolument pour rien. Il ressort en effet de l'énumération et du classement établis que la maladie affectionne
les contrées qui jouissent d'une température élevée et
dont le terrain est à la fois humide et chargé de matières organiques en putréfaction ; et que la fréquence
et l'intensité de la fièvre sont en raison de la puissance
combinée de ces trois conditions essentielles. Voilà
pourquoi la malaria n'existe point au delà du 50e degré de latitude nord et du 20e de latitude sud. Là
c'est l'élément de chaleur qui fait défaut. L'agent direct de la maladie n'exige cependant pas une somme
considérable de calorique, puisqu'elle conserve encore
une certaine vitalité même dans la zone froide tempérée. Il n'y a que le froid excessif qui paralyse tout à
fait cet agent dans son origine même. Toutefois il
existe une certaine proportionnalité, mais qui est loin
d'être absolue, entre l'intensité et la fréquence de la
maladie et la température atmosphérique. On dirait
une végétation qui se montre luxuriante vers l'équateur, qui languit et devient même rabougrie à mesure
qu'on s'en éloigne.

De même que la température, l'humidité n'est indispensable que dans de faibles proportions. Il n'y a que
la sécheresse absolue qui empêche la fièvre de s'établir.
Dans le désert de Sahara la malaria ne se montre que

dans les oasis et là où des cours d'eau, effondrés dans les profondeurs du sol, suivent un cours souterrain, comme à travers une éponge. Mais tandis que la vitalité de la malaria augmente avec la température, la surabondance d'eau supprime la fièvre. C'est ainsi qu'en mer, à la même latitude que les contrées les plus contaminées, la fièvre ne prend pas naissance. Sur les vaisseaux on ne l'a jamais vue se déclarer que lorsque la cale était mal tenue et qu'il s'y était accumulé une couche épaisse de matières organiques humectées par l'eau de la mer. L'accumulation de l'eau a en effet pour résultat de paralyser la troisième condition. Les matières organiques, séparées de l'atmosphère par une grande masse d'eau, ne reçoivent de celle-ci qu'une quantité d'oxygène tellement faible, que la putréfaction devient languissante et, de plus, leurs émanations sont arrêtées par cet écran liquide. Cette protection par l'eau a peut-être guidé instinctivement ou plutôt empiriquement les antiques populations qui adoptaient des habitations lacustres. Ils couraient certainement moins de danger que sur les bords des nombreux étangs dont le sol était criblé à cette époque.

Des trois éléments nécessaires à la genèse de la malaria, le plus important est certainement la présence de matières organiques en putréfaction et démasquées, c'est-à-dire soumises directement à l'action chimique ou biologique de l'air. C'est là la véritable condition *sine qua non*. Tandis que la chaleur et l'humidité, tout en étant nécessaires, peuvent suffire même quand elles sont peu marquées, les matières organiques en putréfaction ont besoin d'être abondantes, ce sont elles qui élaborent, créent ou au moins détiennent le principe morbide.

Rien ne réalise mieux les conditions convenables que les marais, parce que la vase y est sursaturée de matières organiques en putréfaction, qu'elle y est largement humectée sans être noyée, et qu'elle s'y étale au contact de l'air. En rapprochant la carte de répartition de la malaria des conditions orographiques et hydrologiques des contrées, on s'aperçoit immédiatement que cette maladie affectionne les pays marécageux. C'est au point que pendant longtemps on a cru que les marais avaient seuls le pouvoir de l'engendrer, et qu'on l'a appelée la fièvre paludéenne. Mais il est reconnu aujourd'hui qu'elle peut aussi se montrer, et avec intensité, dans des contrées complètement exemptes de marais. C'est ce qui a lieu notamment pour l'île de Ceylan. C'est qu'en effet le sol solide peut, aussi bien que les marais, présenter, d'une manière moins apparente mais tout aussi réelle, l'humidité, les matières organiques et l'aération nécessaires. Colin a eu le mérite de le démontrer, géographie en mains. Mais il a été trop loin en attribuant à la terre une puissance végétatrice, une sorte de propriété dynamique insaisissable qui, lorsqu'elle ne serait point utilisée, s'userait sous forme d'effluves fébrigènes.

Nous verrons que les recherches sur la pathogénie de la malaria sont aujourd'hui dominées par l'idée que cette affection est engendrée par un végétal microscopique. Avec cette conception, toutes les difficultés que soulève la géographie, toutes les contradictions qu'elle paraît présenter, disparaissent. Le sol peut engendrer la fièvre parce qu'il présente toutes les conditions néces-

saires à la végétation, c'est-à-dire parce qu'il constitue
une éponge où circule l'air; qu'il est assez imprégné
d'eau pour procurer l'humidité nécessaire à toutes les
manifestations biologiques, assez fumé et assez riche
en matières azotées pour subvenir aux besoins de la
croissance des végétaux; enfin parce qu'il est un substratum approprié, un milieu multipliant les contacts et
favorisant les réactions, d'où résulte la vie végétale;
mais ces conditions, il ne les présente pas partout
d'une manière suffisante. De plus, pour manifester
ses aptitudes, il lui faut un ensemencement. C'est peut-
être là ce qui explique pourquoi l'hémisphère austral
est moins atteint de la malaria quoiqu'il semble réaliser le *nec plus ultra* des conditions nécessaires, chaleur,
humidité et dépôts de détritus organiques. Ce qui ferait défaut, ce serait l'ensemencement spécial. La flore
aurait des zones de prédilection pour les végétaux microscopiques comme pour les grands végétaux.

L'idée de Colin trouverait aussi là sa justification. Si
les terres vierges, si les terres abandonnées sont plus
dangereuses que les terres cultivées, c'est que la culture incessante accapare les aliments qui auraient pu
faire prospérer la végétation du microbe malarien. Il
est possible, enfin, que le microbe malarien trouve,
comme beaucoup de plantes, ses meilleures conditions d'existence dans les marais.

En tous cas, la géographie donne beaucoup de
vraisemblance aux réflexions qui précèdent, puisqu'elle nous montre que la malaria existe partout où il
y a des marais ou des eaux stagnantes, pourvu que le
froid ne vienne pas paralyser les aptitudes du sol, et
qu'on peut la faire disparaître en les supprimant, comme

cela a eu lieu en France pour la Sologne, la Brenne, la
Bresse, etc.; qu'elle prospère sur les bords de la Méditerranée, qui sont dépourvus de falaises et où les incursions des vagues livrent au contact de l'air des mares
peu profondes et chargées de cadavres de toutes natures; sur les côtes du Finistère dont les falaises, profondément déchiquetées, produisent des diverticuli à
fond marécageux ; sur toutes les côtes maritimes où
l'industrie du passé a créé elle-même des marais pour
l'extraction du sel, particulièrement, en France, sur les
côtes de l'Océan et une partie de celles de la Méditerranée ; à l'embouchure des fleuves qui accumulent,
comme le Nil, l'Aude, le Rhône, etc., des terres d'alluvion humides et riches en matières azotées; le long
des fleuves et rivières sujets à des inondations qui
laissent après leur retrait des flaques sur les différents
points de leurs bassins ; le long des courants tributaires
d'un fleuve puissant qui, comme la Seine, refoule les
eaux qui veulent se mêler aux siennes ; enfin dans les
contrées qui, à une époque relativement récente, ont
été occupées par la mer, comme les parties septentrionales des départements du Nord et du Pas-de-Calais qui
correspondent à l'ancien golfe de Saint-Omer. Il y a
dans tous ces faits des enseignements très précieux
pour la pathogénie de la malaria. Mais l'utilité principale de la géographie de la fièvre intermittente, son
but réellement pratique est de nous faire connaître les
contrées qui exposent le plus à cette affection, et qu'on
ne doit aborder que lorsqu'on est forcé de le faire et
en s'entourant de toutes les précautions nécessaires
qu'il nous reste à décider.

    Prophylaxie. — Il est admis aujourd'hui, par tout

le monde, que la malaria est un empoisonnement de provenance extérieure, même par ceux qui ne poussent pas l'analyse jusqu'à la détermination de la nature du poison. La chose est tellement incontestable pour tout bon observateur, qu'il est inutile de reproduire ici les raisons qui entraînent forcément cette conviction. Il est tout aussi bien établi que ce poison, qui est fourni à l'homme par les marais ou les terrains cachant sous un aspect solide un caractère marécageux, n'est point transmissible d'homme à l'homme, autrement dit que la malaria n'est point contagieuse. Pourquoi cette exception, au milieu des autres maladies infectieuses qui, tout en étant aussi communicables par le sol, le sont en même temps par le contact et la communauté d'air respirable avec les malades? On ne peut faire à ce sujet que des hypothèses plus ou moins plausibles. Peu importe, du reste. Le fait existe et il est assez bien acquis pour qu'il ne puisse être question de mesure d'isolement dans la prophylaxie de la malaria. C'est uniquement contre le sol que doit être dirigée la lutte, et les moyens d'action doivent comprendre d'une part des mesures défensives qui sont avant tout personnelles, et ont pour but de faire en sorte que les individus exposés donnent le moins de prise possible à l'ennemi ; d'autre part des mesures offensives qui ont pour but de chasser l'ennemi de ses retranchements et de l'anéantir et qui, pour la plupart, ne peuvent être prises que par l'autorité, ou tout au moins par une collectivité.

Mesures défensives ou d'hygiène privée. — Les premières sont basées sur la connaissance du mode d'introduction du poison dans l'économie, du moment de sa plus grande activité, de sa puissance de diffu-

sion et des réceptivités individuelles. Classiquement,
il est admis qu'on ne doit redouter que l'air contaminé par le sol et non l'eau qui provient de ce dernier ; autrement dit, que le poison ne peut pénétrer que
par le poumon et non avec la boisson introduite dans
l'estomac. C'est là surtout l'opinion de Colin, qui fait
observer qu'à chaque instant, en Algérie, les soldats
trompent la surveillance de leurs chefs, vont boire de
l'eau prise dans des marais infects, et ne contractent
jamais par là que de la dyssenterie. Ce n'est pas celle
de Boudin, qui rapporte un fait constaté sur le vaisseau
l'Argus. L'équipage, qui buvait de l'eau recueillie par
lui dans de bonnes conditions, ne présenta aucun cas
de fièvre. Il n'en fut pas de même des soldats passagers
qui durent consommer de l'eau bourbeuse qu'ils em-
barquèrent à la hâte avec eux. Depuis, Chaumont a
publié deux faits plus récents qui abondent dans le
même sens. A Gravensend, les artilleurs étaient fréquemment atteints, tandis que les habitants civils et les
employés du chemin de fer restaient indemnes. Or,
les premiers buvaient de l'eau de citerne récoltée sur
les toits de la caserne, et les seconds s'approvisionnaient
à une source située près de la gare. Les citernes ayant
nécessité de longues réparations, la garnison dut momentanément aller chercher de l'eau jusqu'à la gare,
et pendant ce temps il ne se produisit plus qu'un cas
de fièvre. Après les réparations, celle-ci reprit sa fréquence antérieure. Aux États-Unis, la fièvre régnait
sur une montagne où il n'y avait pas de marais. Mais
les habitants buvaient de l'eau de source fortement
chargée de matières organiques et provenant de neige
offrant une richesse du même genre. Or cette neige se

trouvait sous un vent prédominant ayant passé au-
dessus de marais situés de l'autre côté. La question
n'est donc pas encore jugée, et, dans le doute, il faut
rejeter de la consommation l'eau des puits, qui fait
toujours partie de la nappe souterraine ; il faut que les
municipalités aillent capter les eaux sur des collines
ou des terrains n'offrant pas le vice malarien.

Pendant les expéditions militaires et les voyages, il
arrive parfois qu'on en est réduit à boire de l'eau va-
seuse. On a conseillé dans ce cas de la filtrer préalablement. Mais la filtration ne fait que clarifier l'eau et
n'arrête point des microbes. On a recommandé aussi
d'ajouter du vin ou de l'eau-de-vie à l'eau. Mais on ne
fait ainsi que masquer plus ou moins un goût désagréable ; on ne paralyse nullement des microbes.
Il n'y a qu'une seule ressource réellement efficace,
c'est de faire bouillir l'eau, ou mieux de la distiller, puis
de l'aérer de nouveau par le battage.

On sait que les émanations du sol sont surtout dangereuses le soir et pendant la première partie de la
nuit, ce qu'on explique en disant que pendant le jour
le soleil élève les vapeurs chargées de miasmes jusque
dans les couches supérieures de l'atmosphère et hors
de portée de la respiration des hommes ; que, vers le
soir, au contraire, le froid les ramène dans les couches
inférieures et à hauteur d'homme ; qu'enfin, le danger
cesse à minuit parce qu'alors la condensation est complétée et fait tomber les miasmes sur le sol, pour renaître un instant le matin, tant que le soleil n'a fait
que commencer à pomper de nouveau les vapeurs. De
là découle naturellement l'indication, dans les pays
malariens, de rentrer de bonne heure et de ne point

sortir trop matin, de tenir les fenêtres fermées pendant la période diurne dangereuse, de ne placer des sentinelles dans les endroits menaçants, pendant la nuit, que lorsque la chose est indispensable et de n'imposer cette mission qu'aux hommes déjà acclimatés, de ne point fixer le moment des exercices ni dès le matin ni le soir. L'observation montre aussi qu'il faut se garder de sortir pendant les brouillards qui, forcément, détiennent dans les couches inférieures de l'air les miasmes empruntés au sol. On ne doit prendre en considération les pluies que dans certaines circonstances qui peuvent parfaitement être prévues. Elles atténuent le danger pour les marais et l'augmentent pour le sol simplement marécageux. Elles submergent les détritus fébrigènes dans le premier cas, elles leur confèrent l'humectation indispensable dans le second cas. Toutefois, quand elles se prolongent sans interruption, elles finissent par rendre la contamination impossible en comblant d'eau les lacunes du sol et empêchant ainsi la pénétration de l'air. Aussi est-ce surtout au début de la saison des pluies et immédiatement après, que le danger est plus grand. Toutes ces données doivent être pesées pour le choix du moment d'un voyage d'exploration et pour le plus ou moins d'opportunité des mesures préventives.

L'administration de la guerre doit aussi tenir compte de ce genre de données pour la fixation du moment d'un changement de garnison. Ainsi, par exemple, on ne doit envoyer au Sénégal les nouveaux régiments qu'en hiver et les postes du Haut Sénégal ne doivent être renouvelés qu'en octobre.

Le peu d'aptitude que le poison malarien présente à se propager dans le sens vertical permet de se mettre à l'abri en émigrant sur des collines voisines, et même, sans quitter la localité, en habitant un étage élevé. A Rome la plupart des familles riches se retirent, pendant les mois les plus dangereux, dans des villas situées sur les premiers contreforts des Apennins. Il en est de même dans l'Inde, où les premiers étages de la chaîne de l'Himalaya fournissent un refuge des plus salutaires ; dans le Mexique, où les hauts plateaux protègent plus contre la malaria que contre la fièvre jaune.

Il y a là un enseignement de la plus haute importance pour les opérations de colonisation. Lorsqu'une réunion de hardis pionniers vient prendre possession d'une terre vierge de civilisation et y fonder des comptoirs, ils s'établissent d'emblée sur la côte même, et de préférence à l'embouchure d'un grand fleuve, d'abord parce qu'ils trouveraient moins de sécurité dans l'intérieur du pays, et qu'ils sont là plus sûrement sous la protection des vaisseaux de la métropole ; enfin, et surtout, parce qu'ils trouvent là des débouchés plus faciles pour leurs opérations commerciales. Par contre, ils se fixent ainsi sur des terrains d'alluvion où leur qualité de nouveau-venus les expose à une mortalité excessive. De là bientôt le découragement et l'insuccès définitif de l'entreprise. Ne vaudrait-il pas mieux camper pendant un certain temps sur les collines les plus rapprochées en chargeant les plus aguerris de la construction et de la garde du port et des entrepôts ?

Plus tard la masse des colons pourrait descendre vers ceux-ci et s'y établir définitivement avec moins d'inconvénients, d'autant plus que les travaux exécutés auraient déjà contribué à assainir le sol. Encore serait-il toujours préférable d'édifier le gros des habitations sur l'emplacement du campement primitif. Disons toutefois que l'immunité conférée par l'altitude n'a rien de fixe ni rien d'absolu, et que chaque essai nouveau comporte un certain *aléa*. Ainsi sur les marais pontins la fièvre cesse à 300 mètres d'altitude, tandis qu'au Mexique elle sévit encore à 900 mètres.

La limite de propagation dans le sens horizontal est encore plus difficile à déterminer. Elle dépend à la fois des accidents de terrain et de la direction des vents. Aussi doit-on toujours, quand même les marais ne sont pas très rapprochés, établir un écran protecteur à l'aide d'un rideau d'arbres.

Mesures offensives ou administratives. — Les mesures *offensives*, ainsi que nous l'avons dit, appartiennent avant tout à l'hygiène administrative. Ce sont des mesures d'assainissement qui intéressent la salubrité publique, en général, et profitent aussi bien à l'ensemble des manifestations nosologiques qu'à la malaria. Les unes s'adressent aux marais proprement dits et aux étangs; les autres au sol simplement imprégné de matières marécageuses; d'autres aux fleuves et aux canaux.

Pour les marais et les étangs, on peut être forcé ou avoir le désir de les conserver, soit parce qu'on n'a pas les moyens de les détruire, soit dans un but de pisciculture. Dans l'un et l'autre cas, on doit tout au moins chercher à les empêcher de nuire. On y arrive, soit en les noyant, soit en les endiguant. Pour les noyer, c'est-à-dire pour que la vase reste toujours séparée de l'atmosphère par une couche d'eau suffisamment isolatrice, il faut avoir à sa disposition un cours d'eau que l'on fait se jeter sur un point de la masse stagnante. A l'extrémité opposée on restreint la sortie de l'eau et on la règle de façon à ce qu'il y ait toujours plénitude.

L'*endiguement* est la seule ressource lorsqu'on ne dispose pas d'un cours d'eau suffisant. On resserre le marais ou l'étang de manière à ce que la masse d'eau soit parfaitement suffisante pour couvrir partout le fond vaseux. Le plus souvent, pour compenser l'insuffisance du cours d'eau disponible, on combine les deux procédés.

Le moyen le plus radical, celui qu'on doit recommander toujours, dans l'intérêt de l'avenir, est la suppression de ces masses liquides stagnantes. On y arrive, soit en desséchant les marais, soit en comblant par de la terre les dépressions qui appellent leur formation, autrement dit, soit en enlevant la partie liquide, soit en ajoutant de la terre.

Le dessèchement s'obtient, suivant les circonstances :

1° Tantôt en creusant un canal d'évacuation capable de conduire l'eau du marais dans un cours d'eau naturel ; pour cela, il faut que celui-ci soit à proximité et plus déclive que le lit du marais ;

2° Tantôt à l'aide de machines élévatoires, lorsque le courant qui doit réaliser l'évacuation est plus élevé que le marais. Quand il s'agit de petites masses d'eau qui tendent à se reproduire incessamment, comme en Hollande et dans le Nord de la France, l'extraction peut se faire à l'aide de simples moulins à vent. Mais lorsqu'il s'agit de vider une fois pour toutes une grande masse d'eau, ce qui suppose en général une entreprise publique, on a recours à des appareils mus par la va-

peur. Dans ce cas il importe pour les habitants de la
région, comme pour les ouvriers eux-mêmes, que
l'opération soit menée avec une grande promptitude,
puisqu'elle a pour résultat de porter le danger à son
maximum au moment où la vase n'est plus recouverte
suffisamment d'eau et où elle n'est pas encore enlevée.

3° Tantôt à l'aide d'écluses, système qui n'est applicable que sur le bord de la mer et là où il y a assez de
déclivité pour qu'il s'y produise des flaques, et qui n'a
guère été appliqué jusqu'à présent qu'à Calais. Des
portes-écluses placées au point correspondant de la
digue permettent, à volonté, de les noyer ou de les vider, de les laver pour ainsi dire.

Deux procédés peuvent être employés pour combler
le lit des marais. On peut mettre à profit les alluvions
naturelles, c'est ce qu'on appelle le *colmatage*, ou bien
y projeter des terres empruntées à des terrains voisins,
c'est ce qu'on appelle l'*enterrissement*.

Le colmatage peut être *fluvial* ou *maritime*, c'est-à-
dire que le marais peut être comblé soit avec les terres
que charrient certaines rivières limoneuses, soit avec
celles que la mer rejette sur certaines côtes, dans ses
mouvements de déplacement.

Dans le premier cas, on détourne momentanément
le cours de la rivière limoneuse, pour lui faire traverser le marais en y ralentissant sa marche, afin de faciliter la formation des dépôts. Dans le second cas, la nature est laissée à elle-même.

L'enterrissement pourrait se faire certainement, à
la manière de remblais, par le déversement direct de
tombereaux de terre, ce qui en outre aurait l'avantage
de resserrer peu à peu le champ du marais en noyant

de plus en plus la vase, à mesure que l'opération avan-
cerait.

On ne procède cependant pas ainsi : soit pour éviter
des frais de transport, soit pour copier la nature et
obtenir des dépôts se faisant couche par couche, on
provoque un véritable colmatage artificiel en jetant
dans le petit ruisseau qui alimente la plupart du temps
les marais, des pelletées de terre empruntées à ses
rives. Il est possible qu'on obtienne ainsi un entassement plus régulier et plus solide, mais ces avantages
techniques sont peut-être compensés par les inconvénients qu'il y a à prolonger une opération qui pourrait
être faite plus rapidement.

Si l'on doit tolérer quelques étangs et même quelques marais d'eau douce, il ne devrait pas en être de
même des marais salants. L'observation a démontré
depuis longtemps qu'ils sont les plus dangereux de
tous. Au point de vue de l'économie politique, ils n'ont
pas leur raison d'être, car en France tout au moins,
les mines de sel gemme ont assez d'étendue pour suffire aux besoins de la consommation générale.

D'autre part, l'extraction du sel de mer constitue
une désastreuse ressource industrielle, puisque les populations de nos côtes océaniques et méditerranéennes,
après avoir creusé des bassins, ont fini par renoncer à
les exploiter et par les abandonner, laissant ainsi des
sources d'infection dont elles sont les premières à
souffrir. Il est urgent de faire disparaître complètement ces vestiges de tentatives industrielles malheureuses.

Ce qui a été fait dans ce sens sur nos côtes a donné
déjà de bons résultats. Mais l'œuvre n'est pas encore

complétée. On a eu surtout le tort de mal comprendre les opérations d'assainissement à exécuter. On a cherché à noyer ces marais par des cours d'eau, tout en les laissant soumis aux incursions de la mer. On a fait naître ainsi des marais mixtes où l'eau de mer se mêle à l'eau douce. Or, ce mélange a pour résultat de tuer les animaux fluviatiles qui ne supportent pas un milieu salé et les animaux marins qui ne supportent pas l'eau douce. De là une accumulation de cadavres en putréfaction.

Le cours d'eau ne trouve son application que quand, comme l'Aude, il tient en suspension une assez grande quantité de terre pour combler le marais. En le laissant gagner la mer par filtration, il a encore l'avantage de dessaler le sol. En dehors de ces conditions, il faut dessécher les marais et les mettre à l'abri des incursions de la mer par endiguement.

Quand les marais sont desséchés ou comblés, l'assainissement n'est réellement obtenu qu'à la condition d'épuiser ensuite le sol par la culture. Sans cela on n'a fait que transformer le marais en terrain marécageux.

Plusieurs genres de plantations ont été proposés comme réalisant rapidement le résultat cherché. Ce sont les plantations de tournesol, d'hélianthus, de fèves des marais, de riz sauvage, de paulinia et d'eucalyptus. Cette dernière plante est incontestablement celle qui épuise le plus vite le sol, en raison de son grand et rapide développement et de sa voracité nutritive. Mais elle ne réussit en pleine terre que dans le Midi.

L'assainissement du sol marécageux nécessite la culture avec disposition des champs en dos d'âne, le creu-

sement d'un réseau de canaux dans lesquels les liqueurs du sol se collecteront, dont le contenu sera dé-
versé dans le courant le plus rapproché par des pompes
élévatoires, si le défaut de pente ne permet pas un
écoulement naturel. Si l'eau d'imbibition n'est pas surabondante, on doit recourir au drainage avec des
fascines, ou, mieux, avec des tuyaux.

Non seulement le drainage soutire l'eau, mais il
appelle l'air dans le sol et favorise la nitrification des
matières organiques. Les Romains avaient bien compris les avantages de ces tranchées artificielles de la
terre. Leurs immenses canaux souterrains qu'on retrouve sous toutes leurs villes n'étaient au fond qu'un
drainage ayant, comme toutes leurs œuvres, des proportions grandioses.

Lorsqu'il existe sous le sol marécageux une couche
très imperméable et très rapprochée, il suffit parfois
de perforer celle-ci, de distance en distance, pour débarrasser les couches superficielles du sol des liquides
putrescibles qui les imprègnent. Les trappistes sont
arrivés à assainir ainsi une partie de la campagne de
Rome, en faisant sauter avec la dynamite, de distance
en distance, la couche de stuc qui, dans cette région,
se trouve immédiatement au-dessous de la terre végétale. Des bordures d'arbres à longues racines agissent
jusqu'à un certain point de la même façon. Celles-ci
tracent la route à l'élimination de l'eau dans les profondeurs de la terre.

Il n'y a pas de limite absolue entre le sol malarien
et le sol innocent. C'est là une question de plus ou de
moins d'imprégnation par des détritus organiques.
Aussi, même au point de vue de la fièvre intermit-

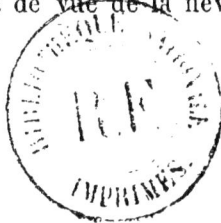

tente, le pavage des rues est une excellente mesure prophylactique. C'est un écran qui empêche à la fois
l'action du sol sur l'homme et celle des détritus de la
vie sur le sol. C'est probablement la raison pour laquelle la fièvre est beaucoup plus rare dans les villes
que dans les villages.

La multiplication de voies de communication bien
entretenues et bien empierrées exerce une influence
heureuse sur les campagnes elles-mêmes en restrei-
gnant l'usage des sentiers semés de mares et aussi en
améliorant l'hygiène générale par le fait même de
l'élan donné aux transactions commerciales. Si la fièvre a presque disparu de la Sologne, de la Bresse, etc.,
ce n'est pas seulement parce qu'on y a renoncé à
l'exploitation exclusive des étangs et parce que les
terrains y sont aujourd'hui cultivés, c'est encore parce
que les travaux des ponts et chaussées y ont substitué
le bien-être à la misère. Toutefois si les chemins de
fer ont plus encore que les routes augmenté partout la
richesse, si même, pour les besoins de leurs parcours,
ils ont supprimé quelques marais, ils ont eu le grave
inconvénient d'en faire naître une multitude de petits
de chaque côté de leurs voies, en créant des bas-fonds,
en coupant la nappe souterraine et en barrant le passage à une foule de petits suintements. Ce n'est pas là
une simple crainte qui a dû déjà naître depuis longtemps dans l'esprit de beaucoup de personnes, comme
dans le mien. Ces conséquences ont été constatées
naguère en Italie (1). La malaria y est devenue plus
fréquente depuis la construction des chemins de fer.

(1) *Annales d'hygiène*. 1883, p. 285.

Sur certaines lignes on perd 36 employés sur 1000.
L'État doit exiger des constructeurs et s'imposer à lui-
même le soin d'assurer le libre écoulement aux accumulations les plus insignifiantes. Cela multiplierait le
nombre des aqueducs traversant les talus et par suite
les dépenses, mais l'intérêt public les commande. Dans
certains cas il suffira, du reste, de combler les dépressions et de planter des végétaux assainissants.

La construction de routes, de chemins de fer, de
maisons, d'égouts, la pose de tuyaux pour l'alimentation d'eau et de gaz, le pavage même des rues, et enfin
les travaux de défrichement, en un mot tout ce qui
nécessite le défoncement du sol peut engendrer la
fièvre intermittente. C'est qu'en effet ces travaux mettent à découvert, sur une grande surface, les couches
profondes du sol dont les émanations étaient aupara-
vant arrêtées par la couche durcie de la superficie, qui
sont saturées de matières organiques non nitrifiées,
par suite de l'insuffisance de l'oxygène, et qui se trouvent ainsi mises largement en présence d'un agent
indispensable à la putréfaction et à la vie des microbes.
Dans l'intérêt des habitants et des ouvriers, il importe
donc que ces travaux soient poussés le plus rapidement possible. Dans les villes, les tranchées doivent
être faites par petites fractions qui seront comblées au
fur et à mesure avant d'aller plus loin. Pendant la nuit
elles seront momentanément recouvertes de planches.
On a demandé aussi que dans l'intérêt général on mît
à profit toutes les occasions de fouilles pour drainer
le sous-sol et l'amender (1). Quant aux ouvriers employés

(1) *Annales d'hygiène*. 1882, p. 102.

à ces travaux, ils sont toujours plus ou moins sacrifiés ; mais il faudrait les trier et n'employer que des hommes robustes, n'ayant jamais eu la fièvre intermittente, l'ayant même déjà affrontée impunément, les soutenir par une alimentation substantielle, les bien vêtir, leur faire porter de la flanelle, les forcer à passer la nuit dans la ville la plus rapprochée ou dans de bons baraquements très éloignés du chantier. On a encore exprimé le vœu qu'au-dessous de la latitude de Bordeaux, ces travaux fussent suspendus pendant les mois de juillet, août et septembre ; qu'au-dessus ils le fussent du 15 juillet au 15 septembre.

Pour les travaux d'assolement et la mise en culture des terrains marécageux, les terrassiers et les premiers cultivateurs sont tellement exposés et en général tellement décimés qu'on recule devant de pareilles entreprises qui cependant, au prix d'un sacrifice d'un moment, débarrassent une contrée d'un fléau qui en quelques années fait beaucoup plus de victimes que n'en coûterait l'opération. On a blâmé l'Italie d'avoir conçu l'idée d'employer à ces travaux les forçats. On est toujours porté à faire du sentimentalisme exagéré lorsqu'il s'agit de prisonniers. Ceux-là mêmes qui traitent d'immorale une pareille pensée, seraient les premiers à trouver naturel qu'un entrepreneur compromît l'existence d'ouvriers honnêtes auxquels la misère et l'ignorance du danger ne laissent même pas la liberté de refuser.

Pour les défrichements un peu considérables, on devrait recourir à l'outillage généralement employé en Amérique. Au lieu d'abattre les arbres et d'en extraire les racines à l'aide de la pioche, ce qui soumet l'ouvrier directement et longtemps à l'action du sol, il faudrait se servir de la machine puissante de Grubler, qui donne une extraction presque instantanée, qui permet de diminuer le nombre des manœuvres et de les laisser à distance. Avant de labourer le sol il faut, à l'aide de machines, creuser des tranchées dans lesquelles viendront suinter et s'accumuler les eaux d'imbibition du terrain. Ces canaux où les détritus se précipiteront seront noyés dans une masse d'eau protectrice, serviront de voies de transport pour des bateaux à l'usage des ouvriers, des déblais et des machines à labourer. Des locomobiles placées sur les canaux des extrémités opposées permettront un labourage à la vapeur laissant les ouvriers en dehors du champ d'infection.

Anéantir le sol malarien sur toute la surface du globe est certainement l'idéal de la prophylaxie de cette maladie. Mais comme les conditions de ce sol sont les conséquences forcées du roulement de la matière dans l'univers et des lois qui régissent le monde, il est évident qu'on n'approchera jamais cet idéal que de très loin et qu'on ne fera jamais qu'affaiblir l'ennemi sans le faire disparaître. Aussi l'homme doit-il, en outre, se maintenir sur la défensive. Les mesures, tant individuelles qu'administratives, que nous avons indiquées comme pouvant diminuer la réceptivité, sont déjà d'une certaine activité. Mais la méthode pastorienne pourrait apporter à l'armement de la défense un contingent très précieux. Voyons donc ce qu'il est permis d'espérer sous ce rapport. Trouver le microbe, s'il y en a, voilà le premier point. Cela nous conduit à passer rapidement en revue et à juger les différentes théories émises sur la nature de la malaria.

La plus ancienne est la théorie *chimique* qui attribue la maladie à l'action des gaz se dégageant des marais par suite de la décomposition des matières organiques qu'ils renferment, hydrogène protocarboné, hydrogène sulfuré, hydrogène phosphoré. Mais ces gaz ne déterminent rien d'analogue lorsqu'on les fait respirer expérimentalement.

On peut aussi laisser de côté une théorie du même ordre, que j'appellerai la théorie des *alcaloïdes* ou *poisons* végétaux et qui voit la cause dans le principe actif de certaines plantes des marais. Boudin attribue les fièvres de la Bresse à la flouve des marais (*Anthroxanthum odoratum*) ; d'autres à un palétuvier (*Rhizophora mangle*). Mais la malaria peut naître au milieu de toute espèce de végétation et même sur le sol nu.

On peut négliger encore la théorie *physique* de Morache, qui fait jouer un rôle générateur capital à la chaleur ; car il est évident que son auteur estime seulement que la chaleur est tout à fait indispensable à la genèse du poison spécial.

La théorie du *dynamisme terrestre* ou de la *puissance végétatrice du sol* de Collin est empreinte d'un vague, presque d'un mysticisme qui sied peu aux allures positives de la science moderne. Du reste, elle non plus, n'exclut point la nécessité d'un microbe. Ce serait même celui-ci qui lui apporterait une certaine justification. La puissance végétatrice de la terre qui demande à s'exercer s'userait dans des productions microscopiques lorsqu'elle ne pourrait pas le faire sur une végétation apparente.

La théorie *miasmatique* qui est restée jusque dans ces derniers temps l'opinion classique et qui attribue la malaria aux émanations solides, quoique invisibles, des cadavres des végétaux, est déjà un premier pas vers la théorie *parasitaire*, qui pose en principe que la maladie est l'œuvre non pas de simples particules inertes et détachées de fragments de végétaux morts, mais d'organismes vivants auxquels ces détritus végétaux ne font que fournir un milieu favorable. Dans ces dernières années, les efforts des pathogénistes n'ont plus eu qu'un but : démontrer que la théorie s'impose et déterminer le microbe.

Ainsi, suivant Miltztumer, le parasitisme explique parfaitement le gonflement de la rate et la périodicité des accès. Il a injecté des organismes inférieurs dans le torrent circulatoire, et il a vu que la rate tend à les retenir en se distendant. La périodicité s'expliquerait par la sortie en masse des spores qui quitteraient de temps en temps leur siège de prédilection.

Salisbury (1) le premier a abordé la détermination du parasite. Il a accusé une algue du genre Palmella qu'on trouverait dans les brouillards des marais, qui s'attacherait à la gorge en y produisant une sensation pénible qu'il a éprouvée lui-même en parcourant une plaine marécageuse, qui se montrerait dans les urines des fébricitants et avec laquelle il a engendré expérimentalement la fièvre intermittente. Ces spores ne se rencontreraient dans l'air que la nuit, ne s'y élèveraient qu'à une certaine hauteur. Il y en aurait aussi dans les crachats des fiévreux. Mais Harkness, de

(1) *Académie des sciences,* séance du 4 novembre 1872.

Boston, a montré que ces spores ne sont nullement
propres aux marais et se rencontrent sur les montagnes neigeuses des Alpes, sur les glaces de l'Océan,
transportés sans doute par les vents.

A l'appui de cette première tentative, Balestra a
signalé des algues spéciales sur les marais Pontins.

Brandlecht (1) est entré plus avant dans le courant
des idées contemporaines en descendant plus bas dans
le monde des infiniment petits. Il attribue la production de la malaria aux bacilles que développe la putréfaction des grandes algues qui pullulent dans les
marais. Il a fait putréfier les plus communes de ces
algues en limitant l'accès de l'air et en s'arrangeant
de manière à ce que la putréfaction fût uniforme.
Puis il a injecté sous la peau de lapins 15 gouttes de
ce liquide putride, et il a constaté que les bacilles à
mouvements lents, qui prennent naissance pendant la
première période de la putréfaction, provoquaient la
fièvre intermittente, tandis qu'il n'en était pas ainsi
avec le bactérium termo-mobile, les spirilles et les
vibrions qui n'apparaissent que pendant la seconde
période.

Depuis, sont entrés en scène plusieurs partisans
d'une spécificité plus accentuée. D'une part, Klebs,
Crudelli et Tommasi (2) ont décrit comme agent spécial sous le nom de *Bacillus malariæ* des spores ovoïdes, allongées, qui se transforment en longs filaments
se segmentant ensuite en spores. Ils les auraient toujours rencontrées, non seulement dans l'atmosphère
de la campagne de Rome, mais encore dans la sueur,

(1) *Annales d'hygiène*. 1879, p. 275.
(2) *Revue d'hygiène*, février 1881, p. 169.

le sang et la rate de fébricitants. En outre, en les injectant sur des chiens, ils auraient déterminé des accès de fièvre, du gonflement de la rate et de la mélanémie.

D'autre part et plus récemment, Laveran et Richard (1) ont donné comme microbe spécial un hématozoaire qu'ils appellent *Oscillaria malaria*. Il se présenterait sous trois formes constituant trois phases différentes du même parasite : 1° sous forme de filaments allongés effilés à leurs extrémités, souvent incurvés en croissant et contenant en un point des granulations noires ou d'un rouge sombre ; 2° sous forme de petites sphères transparentes contenant une couronne de grains de pigment arrondis hérissées de filaments mobiles ; 3° sous forme de sphères immobiles et sans filaments. La mélanémie serait due à l'accumulation de ces sphères pigmentées. La non-contagiosité de la malaria tiendrait à ce que ce microbe resterait toujours enfermé dans le torrent circulatoire.

Tel est donc l'état actuel de la question. Si les tendances modernes sont nettement favorables à l'existence d'un microbe spécial, l'accord est loin d'être fait sur sa détermination. Chacun entre dans la lice avec un nouveau spécimen et chacun affirme qu'il a trouvé le véritable. Des cultures ont été faites par les uns et les autres. Les injections pratiquées avec ces cultures ont même reproduit plus ou moins la maladie. Mais la culture n'isole jamais complètement le type supposé, et le résultat positif peut être aussi bien attribué à quelques intrus d'un autre type. Du reste

(1) *Revue d'hygiène*, juin 1881, p. 326.

rien n'a encore été fait en ce qui concerne l'attén
tion. Ajoutons que si la méthode parvient à être j
tifiée, elle ne sera réellement applicable que dans
contrées où la malaria sévit avec intensité. La prati
des inoculations serait réellement une mesure exagé
partout ailleurs.

VARIOLE

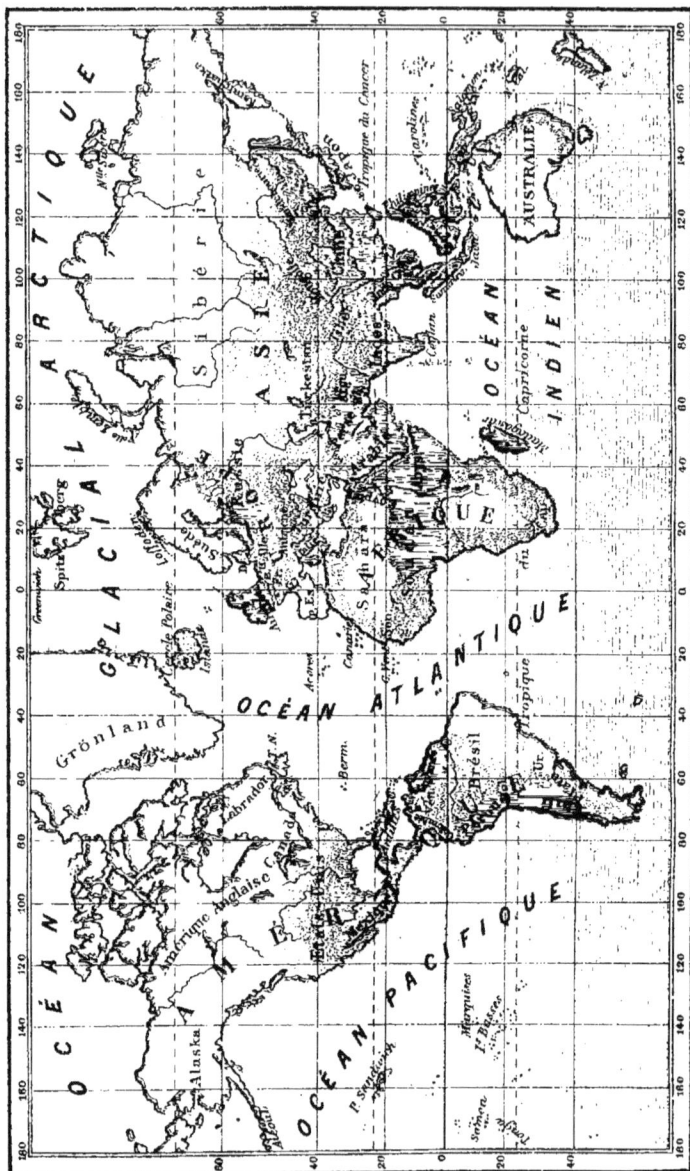

CHAPITRE III

Variole.

Géographie médicale. — La variole n'est nullement cantonnée dans un certain nombre de régions déterminées. Elle a une ubiquité presque complète. Elle a eu seulement jusqu'ici quelques lieux de prédilection, en dehors desquels sa géographie ne comporte que de simples nuances de fréquentation.

Sous le rapport de la fréquence et de la gravité de la variole, nous classerons les localités en cinq catégories :

1° *Localités où la variole sévit avec une fréquence et une gravité considérables.* — C'est en Arabie, dans le Soudan et l'Abyssinie, que la variole présente son maximum d'intensité. On regarde même ces points comme le berceau initial et le foyer permanent de cette affection.

L'Égypte reçoit le contre-coup de ce voisinage. La variole y est continuellement entretenue par l'arrivée des esclaves du Soudan, et par les pèlerins de la Mecque. La Mésopotamie, l'Arménie et la Perse, où la vaccine n'a pas été acceptée et qui servent d'étapes et de points de concentration aux pèlerins asiatiques, se placent sur le même rang. Il en est de même de l'Inde où les Hindous s'opposent à l'emploi du vaccin et où la variolisation a été élevée à la hauteur d'une pratique religieuse. C'est même dans cette contrée que l'utilité du vaccin trouve un de ses plus puissants arguments.

A la suite d'une épidémie qui, en 1849 et 1850, enleva le douzième de la population, les médecins anglais parvinrent à faire accepter la vaccination. La mortalité par la variole devint dès lors relativement faible pendant un certain temps ; mais peu à peu les Hindous revinrent à leurs anciennes pratiques et aujourd'hui l'Inde compte parmi les contrées les plus frappées.

Appartiennent encore à la même catégorie : la Cochinchine, où la pratique de la vaccine est tombée à la suite d'une épidémie dans laquelle des vaccinés furent atteints ; le royaume de Siam, où la vaccine a à peine pénétré ; la Chine, qui est dans les mêmes conditions et où la maladie est surtout fréquente dans les grandes villes comme Pékin, Nankin et Canton ; la Mongolie, le Thibet, le Japon, les îles de la mer des Indes, les îles de la Sonde, les Philippines, les Moluques et les Célèbes.

Quoique la variole paraisse avoir été inconnue en Amérique avant l'arrivée des Européens, plusieurs des contrées du nouveau continent méritent d'être rangées dans la même catégorie, particulièrement le Mexique, les Guyanes, les Antilles, la Bolivie, le Pérou et le Chili. Trois circonstances paraissent y avoir amené ce résultat : l'importation fréquente des nègres ; l'existence d'une population tout à fait vierge au point de vue de la réceptivité, la race des peaux-rouges : enfin la négligence apportée à la vaccination, même dans les villes les plus civilisées.

2° *Localités où la fréquence et la gravité de la variole, sans être extrêmes, sont cependant au-dessus de la moyenne.* — A ce degré répondent l'île de Madagascar, la Hongrie, la Roumanie, la Pologne, la Turquie d'Europe, l'Angleterre où le respect exagéré de la liberté personnelle a poussé les Anglais à mettre fort peu à profit la découverte de leur compatriote Jenner.

3° *Localités où la variole se montre avec une fréquence moyenne.* — Cette catégorie embrasse la plus grande partie de l'Europe continentale : la France, l'Allemagne, la Suisse, la Belgique, la Hollande et les Russies septentrionale et méridionale. Il importe de dire que toutes ces régions étaient fortement frappées avant l'institution de la vaccine et que, malgré l'universalité de cette pratique, elles ont toutes payé un large tribut à la grande épidémie de 1870-1871. La cause en a été la guerre, car ce sont elles qui ont été ou le théâtre de la guerre ou les points de refuge des armées vaincues.

4° *Localités où la fréquence et la gravité sont faibles.* — Ici prennent place : en Europe, l'Italie, l'Espagne, le Portugal, la Grèce, la Norwège, la Suède, le Danemarck, la Russie centrale ; l'Islande, les îles Féroé ; en Asie, l'île de Ceylan, la Birmanie, l'Anatolie ; en Afrique, la Tripolitaine, la Tunisie, l'Algérie, le Maroc, l'île Madère, les Canaries, les îles du Cap-Vert, de Sainte-Hélène, de Saint-Maurice et de la Réunion ; en Amérique, les États-Unis et le Canada ; en Océanie, l'Australie où elle a tué cependant un grand nombre d'indigènes, mais où elle devient rare en raison de l'extinction de la race.

5° *Localités restées indemnes*. — L'immunité complète n'a été démontrée que pour les archipels de la Polynésie et la Nouvelle-Zélande. Les renseignements manquent sur les autres contrées laissées en blanc sur la carte.

Le classement qui précède prouve que la variole est une des nombreuses maladies qui ne justifient point l'association de la géographie médicale avec la climatologie; car sa distribution géographique reste tout à fait indépendante des conditions climatériques. Nous la voyons, en effet, se montrer excessivement fréquente et grave à la fois dans les pays froids et dans les pays chauds, et au milieu des climats les plus variés. L'examen de l'influence des saisons abonde dans le même sens. Le froid et le chaud sont donc à peu près indifférents au développement de la variole, ou plutôt le froid ne peut qu'augmenter les chances de contagion, en rendant plus étroite et plus constante la vie en commun.

Il est évident que ce qui détermine avant tout la distribution géographique de cette affection, ce sont les occasions de transmission, les relations sociales et commerciales avec les contrées en voie de contamination; ce sont les circonstances agglomérant dans un même point des populations parties d'un grand nombre de localités différentes, parce qu'avec cette multiplicité de courants, il y a bien des chances pour que l'un d'eux ait rencontré des causes d'infection.

Le danger augmente encore quand ces relations, ces courants et ces agglomérations portent sur des populations qui présentent vis-à-vis de cette maladie un terrain vierge, qui n'a pas été aguerri par des épidémies antérieures ou rendu moins vulnérable par un équivalent clinique de la variole. En un mot la distribution géographique de cette affection dépend non du climat, mais de deux conditions capitales, l'apport de la semence spéciale et la réceptivité des peuples. Voilà pourquoi la variole frappe surtout d'une part les villes qui ont un commerce très actif et très répandu, les ports de commerce les plus fréquentés, les pays les plus riches en voies de communication, ceux qui servent de lieux de réunion et de passage aux pèlerins, ceux qui deviennent le théâtre d'une guerre ; et d'autre part les lieux habités par des populations qui ne connaissent pas encore ou qui refusent le vaccin. Mais si la climatologie n'a rien à tirer de la géographie médicale, il n'en est plus de même de la prophylaxie, puisque non seulement elle démontre d'une manière incontestable l'utilité de la vaccination, mais elle nous montre encore quels sont les pays qu'on doit éviter ou n'aborder qu'après une revaccination.

Prophylaxie. — La contagiosité de la variole ne saurait plus être mise en doute. Tous les médecins, même ceux qui réservent la question du microbe, s'accordent à attribuer la transmission aux particules organiques rejetées par les poumons et les pustules de la peau. Examinons successivement les diverses circonstances et conditions dans lesquelles ces particules peuvent exercer leur action toxique, en indiquant au fur et à mesure les moyens prophylactiques que chacune d'elles réclame en particulier.

La contagion peut se produire : 1° dans les rapports directs avec les malades ; 2° dans les rapports avec des intermédiaires ; 3° dans les rapports avec les cadavres de varioleux, soit dans les cas d'inhumation, soit dans ceux d'exhumation ; 4° par les locaux ayant abrité des varioleux ; 5° par le linge et les vêtements des varioleux ; 6° par le commerce des chiffons ; 7° par les voitures ayant transporté des varioleux ; 8° par l'eau et les aliments ; 9° par les animaux.

1° La communauté d'atmosphère avec les varioleux constitue la condition de transmission la plus fréquente et la plus anciennement reconnue. Le séjour près du malade n'a pas besoin d'être ni prolongé, ni rapproché. Une visite d'un instant suffit. L'influence atmosphérique menace tous les étages d'une maison par la solidarité due aux escaliers et aux corridors. Elle franchit même les rues pour aller frapper les habitations opposées. J'ai pu récemment constater, une fois de plus et d'une manière incontestable, la possibilité du fait. Un voyageur, déjà atteint d'un commencement d'éruption, arrive à Nancy, où il n'y avait pas eu de cas de variole depuis longtemps. L'hôtelier le fait transporter dans une chambre garnie hors de son établissement. C'était en été, et la fenêtre de cette chambre fut laissée constamment ouverte ; de l'autre côté de la rue, et en face, habitait une dame qui, en raison des chaleurs, laissa aussi sa fenêtre ouverte. Pour des motifs particuliers elle ne sortait point. Elle n'eut absolument aucun rapport, même indirect avec les personnes de la maison du malade. Au bout de quinze jours elle succombait aussi à la variole.

A ce mode de contagion, il faut évidemment opposer l'isolement du malade. Mais l'autorité a besoin évidemment d'être prévenue des cas qui éclatent dans la ville, afin d'appliquer immédiatement les mesures nécessaires et possibles. Aussi, la Société de médecine publique de Paris a-t-elle placé la *Déclaration obligatoire* en tête de ses conclusions. Cette mesure qui, en France, en est encore à la période des vœux, est officiellement appliquée dans plusieurs États. En Angleterre et en Belgique, c'est aux médecins qu'on a imposé, sous peine d'amende, le devoir de la déclaration. Ils se sont plaints, non sans raison, de ce que ces indiscrétions forcées nuisaient à leur clientèle. Aussi serait-il préférable de faire porter l'obligation sur les pères de familles et les propriétaires. La meilleure méthode d'isolement serait certainement l'hospitalisation forcée pour tous les cas déclarés, quelle que soit la position sociale. Mais dans l'état actuel du sentiment public on ne peut espérer obtenir cette généralisation désirable. Tout ce qu'on peut faire, c'est d'employer la persuasion pour que la chose soit acceptée par le plus grand nombre possible. C'est aussi de disposer des pavillons de pensionnaires bien aménagés et bien meublés. L'affectation d'un hôpital spécial aux varioleux est aussi un principe très rationnel, mais qui n'est réalisable que dans les grandes villes. Pour les autres localités, on pourrait du moins, à chaque épidémie nouvelle, improviser un service spécial de varioleux dans n'importe quel établissement municipal disponible. Il est parfaitement établi, notamment par les observations faites pendant la guerre franco-allemande, que cette agglomération de varioleux ne leur nuit point. Le danger serait plutôt pour les habitants du voisinage. On a dit qu'il provenait, non de l'air, mais des relations des habitants avec les personnes de service, que par conséquent il n'y avait pas à éloigner l'hôpital, mais à interner les employés eux-mêmes. Mais le transport atmosphérique est assez facile pour qu'on choisisse des salles donnant sur des cours intérieures et non sur la rue, et un emplacement dans un quartier excentrique et peu populeux, et même en rase campagne. On peut aussi imiter, lorsque les ressources topographiques le permettent, ce qui s'est fait à Londres. Sur les plaintes des voisins de l'hôpital, les varioleux sont actuellement concentrés dans deux vaisseaux ancrés au milieu de la Tamise. Toutes ces conditions suffisent certainement, et Richardson (1) est peut-être allé trop loin en réclamant un hôpital construit pour pouvoir être purifié par le feu, ne présentant qu'un premier étage élevé sur une construction non habitée et complètement fermée, éclairé et ventilé directement par le toit où un foyer détruirait les miasmes avant d'être déversés dans l'atmosphère ; dans lequel, enfin, on ne pourrait pénétrer que par un monte-charge. Par contre, on ne peut qu'approuver la proposition qu'a faite Rathery (2) d'annexer à l'hôpital spécial ou au pavillon particulier une salle de convalescents où ceux-ci seraient retenus jusqu'à ce qu'ils ne soient plus dangereux et une salle d'observation où on placerait momentanément les cas encore douteux.

Pour les varioleux conservés dans leurs familles, l'isolement échappe à la règlementation administrative, du moins en France. Dans d'autres pays, il est des villes où l'affichage est pratiqué, notamment à Utrecht.

(1) *Revue d'hygiène*, août 1881, p. 645.
(2) *Revue d'hygiène*. 1880, p. 607.

Il suffit qu'on voie figurer sur la porte d'une maison le mot : variole, pour qu'on évite d'y entrer, pour qu'on évite même ensuite de passer dans la rue. On dira qu'on lèse ainsi les intérêts de commerçants qu'il ne serait pas même facile d'indemniser sur les deniers publics. C'est très vrai. Mais l'intérêt d'un seul commerçant ne devrait-il pas céder devant ceux d'un grand nombre d'acheteurs qui viennent sans défiance s'exposer à la contagion? La somme des pertes matérielles n'est-elle pas au fond beaucoup plus considérable et qui plus est, n'est-ce pas plusieurs existences qu'on compromet ainsi? Et puis, la mesure ne serait-elle pas un moyen de faire accepter la pension hospitalière? Certes, pour celui qui réfléchit, l'affichage serait œuvre de sagesse. Mais ce serait s'exposer au ridicule que de le proposer en France. En cet état de choses ne pourrait-on au moins exiger que la chambre adoptée pour le malade fût aussi indépendante que possible des parties de la maison où les acheteurs et les visiteurs ont accès? Il est évident, du reste, que pour une maladie aussi grave, le médecin doit encourager l'émigration des personnes qui peuvent s'éloigner. Il doit, au contraire, s'opposer à ce que le malade aille opérer sa convalescence dans une autre localité où il risquerait d'engendrer un nouveau foyer. Il doit ne lui permettre de reprendre ses fonctions que lorsqu'il ne peut plus être une cause de contamination pour les autres. La nécessité de l'autorisation est acquise pour les écoles, certaines administrations et même quelques ateliers. Mais c'est au médecin à combler l'immense lacune qui persiste en usant de son autorité morale. Il y a toutefois inconvénient à fixer une durée règlementaire pour

cet isolement. C'est l'état de la peau qui doit la déterminer pour chaque malade. Il faut qu'il n'y ait plus de
traces de pellicules et on peut hâter le moment par des
frictions, des bains et des onctions. Toutes ces précautions qui paraissent chez nous des exigences sont cependant bien moins onéreuses que ce qui se pratique
aux États-Unis, cette terre promise de la liberté. On a
échelonné des postes médicaux sur les grandes voies
ferrées. Tout voyageur portant des traces récentes de
variole est arrêté et dirigé d'office sur un hospice.

2° Le transfert du contage par des intermédiaires,
surtout par les personnes qui entourent continuellement le malade, est encore plus à craindre avec la
variole qu'avec les autres fièvres éruptives. Leurs vêtements, leur tégument lui-même, s'imprègnent de parcelles presque impalpables des croûtes et des miasmes
pulmonaires qui y conservent longtemps leur activité
contagieuse. En outre, la maladie est tellement grave,
qu'il devient indispensable de prendre sous ce rapport
des précautions qui paraissent souvent exagérées pour
la rougeole. La désinfection des médecins et des infirmiers qui sortent de l'hôpital, à l'aide de l'acide
sulfureux, n'a pas encore trouvé son heure en France
quoiqu'elle ait donné de bons résultats à Zurich,
mais on ne peut se dispenser d'exiger pour les pavillons de varioleux un personnel spécial, auquel il
serait interdit de pénétrer dans les autres services ;
de soumettre ce personnel à des bains et à des lotions
fréquentes et de ne laisser sortir qu'après dépouille-
ment des vêtements portés pendant le service. Dans
l'intérêt des infirmiers eux-mêmes, il y a lieu de prendre en considération la proposition qui a été faite de

choisir de préférence des gens déjà porteurs de traces de petite vérole. Dans les familles les mêmes soins de propreté et le changement de vêtements doivent être recommandés. D'autre part, l'avertissement étant donné par le médecin, c'est à chacun à se mettre en garde contre les rapports avec ces intermédiaires dangereux.

3° La puissance contagieuse ne s'éteint pas avec la vie, et le cadavre d'un varioleux est tout aussi dangereux que le varioleux de la clinique. On a observé un fait qui démontre qu'elle résiste longtemps au travail de putréfaction le plus avancé et qu'à tous les moments les exhumations sont à redouter. Des fossoyeurs ont, en effet, été atteints en procédant à l'exhumation d'un varioleux mort depuis trente-trois ans. Devant de pareils faits, il est à regretter que la crémation ait encore à hésiter devant les intérêts de la médecine légale. Il serait à désirer au moins qu'une marque quelconque indiquât les tombes renfermant des personnes ayant succombé à la variole, pour qu'à une époque même très éloignée on puisse ne procéder aux exhumations qu'avec les précautions nécessaires, c'est-à-dire enlever la terre couche par couche avec plusieurs heures d'intervalles, employer des gens variolés ou revaccinés pour l'occasion, se servir d'antiseptiques et surtout éviter de compromettre la fermeture des cercueils.

Ce qui précède conduit à penser que la cérémonie de l'inhumation n'est pas sans danger, et si l'on peut n'en point courir en suivant à distance une voiture, isolant déjà par elle-même un cercueil parfaitement clos, il y en a toutefois à pénétrer dans la chapelle mortuaire. Il serait bon d'exiger, non seulement un cercueil en plomb, mais aussi de ne pas faire figurer le même drap mortuaire dans une série de maisons où la variole n'a pas été cause de la mort.

La veillée près du défunt est encore plus à craindre et on peut dire que la variole est la maladie indigène qui motiverait le plus la création d'asiles ou de maisons mortuaires.

4° Le séjour dans les locaux qui viennent d'être habités par des varioleux peut engendrer la maladie. Cela est trop bien établi pour qu'il soit utile de chercher à le démontrer par des exemples qui abondent de tous côtés. Il y a lieu seulement d'insister sur la nécessité de procéder à une désinfection aussi complète que possible (voir page 18). Il faut surtout agir sur les planchers, dans les rainures desquels les fragments de croûtes s'incrustent en grande quantité ; malheureusement dans les familles on laisse les convalescents circuler dans tous les appartements et semer ces fragments partout, de telle sorte qu'il faudrait une désinfection générale quand on a déjà tant de difficultés de l'obtenir pour une seule chambre.

5° La transmission par les vêtements et le linge est tout aussi incontestable. En dehors de nombreux faits publiés sous forme d'observations isolées, Gibert a attiré l'attention sur la fréquence de la variole chez les blanchisseuses. J'ajouterai que celles-ci peuvent à leur tour compromettre toute leur clientèle. Une blanchisseuse, ayant contracté la maladie, en lavant le linge de la femme d'un médecin morte de la même affection, conservait le linge déjà blanchi dans une salle voisine de la chambre qu'elle habitait. La porte

de communication fut laissée sans doute fréquemment
ouverte. Trois des personnes chez lesquelles du linge
fut reporté furent atteintes à leur tour. Il est certain
que le véritable moyen de remédier à ce danger est de
faire passer à l'étuve les vêtements avant même de les
battre et le linge avant de le laver. Cette désinfection
devrait être rendue obligatoire, non seulement pour
les hôpitaux, mais encore pour les particuliers. Mais
combien on est loin de pouvoir réaliser cette mesure
en France. Pour avoir le droit d'obliger, il faut fournir les moyens d'exécution. Il faudrait d'abord établir
des étuves bien réparties sur tout le territoire, et
toutes les municipalités, ou presque toutes ignorent
encore la possibilité de cette mesure hygiénique. Il
n'y a même que quelques hôpitaux de Paris qui en
possèdent ou projettent d'en posséder. Dans la plupart
des hôpitaux de province, non seulement on ne désin-
fecte pas, mais après un simple lavage et un simple
battage, le linge et les vêtements passent à d'autres
malades atteints d'autres affections. Là où l'on a annexé un pavillon spécial, le danger est moindre, parce
qu'il est naturel que ce service séparé ait aussi sa lin-
gerie et son vestiaire particuliers ne servant jamais
qu'à des entrants qui n'ont plus rien à craindre. Il
serait tout aussi facile dans les autres hôpitaux de tenir
à part des objets de ce genre affectés exclusivement aux
cas de variole, ce qui n'empêcherait pas, après chaque
emploi, de les soumettre à l'action de l'acide sulfureux
ou à des lavages dans une eau additionnée d'un antiseptique. Pour les particuliers, en l'absence d'étuves
municipales et sans l'arme de la désinfection obligatoire
on ne peut compter que sur l'influence et la vigilance du

médecin. C'est à lui de recommander les fumigations sulfureuses dans une simple armoire (voir page 20), et de faire naître des scrupules de conscience afin d'obtenir que le linge soit trempé dans une eau désinfectante avant d'être envoyé à la blanchisseuse.

6° Le commerce des chiffons a déjà occasionné des épidémies dans plusieurs ports de mer et ultérieurement dans des papeteries. Le docteur Lewis de Wartentown a donné la relation d'une épidémie provoquée dans une papeterie de New-York par des chiffons, épidémie qui a frappé 40 personnes dont 13 ont succombé.

Oiotmann, de Leipzik et le docteur Soulier, de Lyon, ont signalé des épidémies de même origine. Dans plusieurs papeteries (1), on a constaté que le fléau avait d'abord frappé sur les trieuses de chiffons. Au Havre le docteur Gibert a montré que dans les divers arrondissements de cette ville, la mortalité variolique est en raison du nombre des fripiers et des chiffonniers. La question a paru assez grave pour être portée à l'ordre du jour au congrès de Bruxelles. Plusieurs propositions ont été émises et méritent d'être prises en considération. Pour les navires, on a demandé : 1° qu'ils soient tenus. avant le déchargement, de brûler du soufre dans la cale aux chiffons. Malheureusement le procédé est passible de deux objections graves ; l'acide sulfureux brûle les chiffons et en outre on ne pourrait agir sur les parties centrales des balles qu'en les défaisant, d'où une main-d'œuvre coûteuse ; 2° ou bien qu'ils soient mélangés au départ avec de la poudre phéniquée, ce

(1) *Revue d'hygiène*, août 1882, p. 710.

qui coûterait encore 2 fr. 50 par balle; 3° de faire décharger par l'équipage et d'exposer longtemps les chiffons à l'action de l'air dans un lieu éloigné de toute habitation. Ce serait certainement le moyen le plus pratique. Pour les papeteries on a réclamé soit le lavage à la soude caustique et au chlore, avant le triage; soit le passage dans une étuve à 120 degrés. Le premier procédé a l'inconvénient de faire pénétrer les saletés dans les chiffons; le second serait coûteux et on doit hésiter à grever ainsi une industrie qui, en ce moment, est déjà fortement en souffrance.

Pour le commerce de friperie on a proposé de défendre aux hôpitaux de vendre des chiffons ayant appartenu aux malades, et de les brûler et de recommander au public de ne jamais acheter des vêtements provenant des varioleux sans être désinfectés. Cette recommandation risque beaucoup d'être peu écoutée.

7° De toutes les maladies-indigènes, c'est certainement la variole qui mérite le plus l'institution de voitures spéciales pour le transport à l'hôpital. Cela obtenu, on laissera malheureusement encore subsister, de ce chef, beaucoup de chances de contagion. Que de varioles ont dû être contractées dans une voiture de place ou dans un wagon qui viennent d'être occupés par un varioleux convalescent ou en période d'état. L'Amérique a fait certainement preuve de sens pratique en créant sur les voies ferrées des postes d'inspection médicale qui, après avoir interné le varioleux convalescent trouvé dans un wagon, font détacher et désinfecter celui-ci.

Dans le rapport officiel qu'il vient de rédiger, M. Legouest indique du reste des mesures du même ordre : « Si un varioleux demande à être transporté, il sera enfermé dans un wagon spécial avec sa suite. La voiture sera ensuite isolée et désinfectée. Si un voyageur est pris de variole pendant le trajet, on fera descendre du compartiment ses compagnons, mais on les mettra dans le même wagon. Celui-ci sera soumis à la désinfection à l'arrivée. Les chefs de gare devront se prévenir entre eux par télégrammes. Tout cocher, amenant un malade à l'hôpital, devra entrer dans la cour. Si le médecin constate une variole, la voiture sera retenue. Le commissaire de police sera immédiatement averti et la fera désinfecter.

8° Il est à supposer que le principe contagieux de la variole peut aussi être transmis par la boisson et les aliments, comme ceux du choléra et de la fièvre typhoïde. Toutefois ce n'est que par analogie qu'on peut l'admettre, car les recherches des cliniciens n'ont pas encore été dirigées dans ce sens pour qu'on puisse être fixé. Les expériences de Zülzer semblent même n'accorder la transmission qu'aux voies pulmonaire et sous-cutanée. Cet expérimentateur a mêlé aux aliments d'un singe du pus de varioleux et il ne se produisit rien. Il rasa la peau du même singe et la frotta avec ce pus. Le résultat fut encore négatif. Il introduisit des squames varioliques dans de petits sachets de gaze avec lesquels ce singe se mit à jouer longtemps et il se produisit une éruption modifiée avec réaction fébrile. L'inoculation des mêmes squames sous la peau détermina la même éruption sur un autre singe. Mais une seule expérience ne saurait suffire pour conclure. En outre, plusieurs expériences négatives de ce genre n'auraient même pas la valeur d'un seul fait positif obtenu dans l'espèce hu-

maine. Dans le doute il convient d'éviter la consommation de boissons et d'aliments ayant pu s'imprégner de
miasmes varioliques.

9° **La clavelée des moutons** est, par ses symptômes et
son éruption, identique à la variole humaine. Or on
voit souvent cette épizootie être suivie ou accompagnée
d'une épidémie de variole chez les habitants. Bousquet,
dans un rapport lu à l'Académie de médecine (27 mai
1862), dit qu'en 1860, à Rieume près de Toulouse, la
variole frappa en même temps sur les hommes et sur
les chevaux. Dans ces épizooties, les mesures sévères
que l'administration préfectorale est tenue de prendre
pour empêcher l'extension de la maladie parmi les
animaux, profite donc en même temps à l'homme.
Mais il faut que désormais l'hygiène humaine et l'hygiène vétérinaire se prêtent un mutuel concours. Car si
l'animal peut infecter l'homme, celui-ci peut de son
côté infecter l'animal ; et l'un et l'autre peuvent concourir à l'extension du mal général. Il faut défendre
l'entrée des écuries contaminées aux personnes non
préposées à leur garde et ne pas permettre aux varioleux de pénétrer dans les écuries saines.

La question de la vaccination, ayant été résolue
d'une façon favorable bien avant que le monde des
microbes ne soit connu, l'histoire du microbe spécial
de la variole perd beaucoup de son intérêt ici, ou
plutôt, elle n'a plus qu'un intérêt général qui est de
montrer qu'il y a réellement un contage animé dans la
maladie où la méthode des inoculations atténuées et
atténuantes a été suivie d'un plein succès, d'une manière
presque empirique. Sans la découverte d'un microbe
variolique, ce succès serait la ruine de la théorie de Pas-

teur. Or, on trouve constamment dans les pustules varioliques des granulations excessivement nombreuses,
très fines, très brillantes et dont quelques-unes sont
réunies en chapelet. D'autre part, Weigert a trouvé
une relation entre les colonies de bactéries et les lésions
viscérales de la variole.

Le fait est incontestable et Jaccoud, dont l'impartia-
lité ne saurait être niée, n'a cru devoir faire qu'une
seule réserve : c'est que les microbes pourraient bien
n'être que l'effet et non la cause de la maladie. Mais
une pareille réserve ne saurait arrêter ni même refroidir le zèle des chercheurs, car il n'est pas de vérité qui,
au début, n'ait point soulevé des doutes et qui n'ait pu
s'en affranchir que par les progrès de la science.

En tous cas, il est acquis, déjà, que la variole répond
au programme de la doctrine microbienne. Du reste
on est arrivé, dans ces derniers temps, par des cultures bien conduites, à isoler le microbe de la variole et à
provoquer l'éruption par son inoculation. D'autre part
il n'est pas illogique de supposer, avec Varlomont, que
la formation des boutons est la conséquence de l'effort
que fait l'économie pour se débarrasser de l'envahisseur, en le rejetant à la périphérie. La période fébrile
qui précède l'éruption serait due à ce que le reflux vers
le tégument externe des microbes ayant pénétré par la
voie pulmonaire, qui est la voie la plus habituelle en
clinique, demande un certain temps pour s'effectuer.

Mais l'application des inoculations préservatrices à
la variole a eu à subir des attaques d'un autre genre,
d'autant plus vives que cette maladie a été la première
à en fournir l'occasion.

On a dit que la variole était une maladie d'épuration,

que l'éruption débarrassait l'économie de principes
morbides qu'il fallait bien se garder de refouler, sous
peine d'enfermer le loup dans la bergerie.

Le docteur Ancelon de Dieuze a même spécifié le
danger en prétendant que depuis que la découverte de
Jenner a diminué le nombre des varioleux, celui des
typhiques a augmenté ; qu'on n'a fait que substituer
une maladie à l'autre, et que même la fièvre typhoïde
n'était qu'une variole intestinale remplaçant l'élimination cutanée ; mais la clinique et l'anatomie pathologique rendent cette vue de l'esprit tout à fait insoute-
nable.

D'ailleurs l'histoire des maladies montre que dans le
moyen âge la fièvre typhoïde était encore plus fréquente
que maintenant ; qu'elle y figurait seulement sous d'autres appellations.

Avant Ancelon, Verdé-Delisle avait prétendu que la
variole débarrassait l'économie d'une lymphe viciée
qui, plus tard, pouvait se traduire par les vices scrofu-
leux, tuberculeux et même cancéreux dont il admet
l'identité.

Il a accusé la pratique des inoculations préservatrices
d'être la principale cause de la déchéance de l'espèce
humaine. Une pareille prétention ne peut tenir devant les
enseignements de la clinique, de l'histologie pathologique et de la pathologie expérimentale.

Carnot a avancé que les inoculations préservatrices
ne faisaient que déplacer le moment de la plus grande
mortalité par la variole. Appliquées, suivant l'habitude,
pendant l'enfance, elles rendent cette mortalité moindre pendant les dix premières années de l'existence,
mais, à partir de là, la mortalité devient plus forte

qu'elle ne le serait à la même époque, sans inoculations. Carnot s'est évidemment laissé tromper par la non perpétuité de l'immunité acquise.

On a reproché à la méthode des inoculations de pouvoir mettre la vie en danger en provoquant des érysipèles et des accidents de septicémie, mais la pathogénie de ces accidents nous montre qu'ils sont dus à la putréfaction des matières inoculées, et il suffit de prendre des précautions pour éviter le danger.

On a dit aussi qu'il était préférable et qu'il suffisait d'attaquer la variole par des mesures d'hygiène générale, par l'isolement et surtout en diminuant la réceptivité des classes pauvres par l'amélioration de leur sort. Certes ces voies indirectes sont des auxiliaires utiles. Nous venons de les recommander plus haut, mais l'inoculation préservatrice, si elle est réalisable, est certainement le moyen le plus sûr et le plus radical.

A toutes les époques, cependant, il s'est trouvé des médecins prétendant que cette pratique ne préserve nullement de la variole. Cette objection est facile à renverser par l'examen des chiffres officiels. Ceux-ci n'ont porté, il est vrai, que sur les résultats du vaccin proprement dit. Mais ils suffisent pour juger la question générale de l'utilité de tous les liquides préservateurs. Comme il existe encore des incrédules, il me paraît nécessaire de reproduire ici le tableau suivant publié par Hirsch (1) :

(1) *Handbuch der Historisch Geographischen Pathologie*, von Dr Hirsch. Stuttgard, 1881.

| ÉPOQUES | | LOCALITÉS. | AVANT | APRÈS |
avant VACCINE.	après VACCINE.		VACCINE.	VACCINE.
1777-1806	1867-1850	Autriche du sud..............	2.484	340
—	—	Autriche du nord et Salzbourg.	1.421	501
—	—	Steyermark.....	1.052	446
—	—	Illyrie	»	»
—	1838-1850	Trieste	518	244
—	1807-1850	Tyrol......................	911	170
—	—	Bohême...............	2.174	215
—	—	Mahrenx............ •	5.402	255
—	—	Schleswig autrichien........	5.812	198
—	—	Galicie................... ..	1.194	676
—	—	Bukowine.................	3.527	516
1776-1780	1810-1850	Prusse orientale.............	3.321	556
1780	1816-1850	Posen......................	1.911	743
1776-1780	1810-1850	Brandebourg...............	2.181	181
—	1816-1850	Westphalie................	2.643	114
—	—	Provinces rhénanes.........	908	90
1781-1805	1810-1850	Berlin	3 442	176
1780	—	Poméranie	1.7'4	130
1774-1801	1810-1850	Suède	2.050	158
1751-1800	1801-1850	Copenhague................	3.128	286

La possibilité de diminuer la fréquence et la gravité de la variole par la méthode des inoculations préventives étant établie, les accusations dont elle est passible étant ramenées à leur juste valeur, passons à la technique de l'opération et traitons toutes les questions relatives au choix, à la conservation et au mode d'application du liquide préservateur.

Aujourd'hui le choix peut porter sur plusieurs liquides qui ont été appliqués ou proposés, ce sont :

1° Le virus variolique, c'est-à-dire le liquide contenu dans les pustules des varioleux ; 2° le cowpox, ou liquide contenu dans les pustules provoquées par une maladie qu'on regarde comme étant propre à l'espèce bovine et comme étant distincte de la variole humaine ; 3° le horse-pox, ou liquide de pustules développées chez le cheval sous l'influence d'une maladie analogue, sinon identique à la précédente; 4° le vaccin qui n'est autre que du cow-pox que l'économie humaine a transformé et adapté à la nature de son terrain, à travers une longue série d'inoculations se répétant d'homme à homme après un emprunt initial aux animaux; 5° le rétro-vaccin ou virus résultant de la transplantation du vaccin humain sur un animal; 6° le vaccin animal ou cow-pox et horse-pox artificiels; 7° le virus variolique cultivé et atténué. Ce dernier moyen n'est encore qu'à l'étude.

Etudions ces divers virus en eux-mêmes; nous apprécierons ensuite les circonstances dans lesquelles il convient de recourir à l'un ou à l'autre. Le premier en date est le virus varioleux appliqué en l'état de nature. L'idée de la variolisation est née de l'observation des faits. D'une part le public lui-même avait remarqué que la variole ne pouvait pas être contractée deux fois, ou du moins qu'elle ne pouvait se reproduire que très exceptionnellement et sous une forme légère. D'autre part le hasard, aidé de quelques essais, apprirent bientôt que la variole provoquée artificiellement par l'inoculation du virus varioleux offrait en général une grande bénignité et que deux à trois fois seulement sur dix, la maladie pouvait être aussi grave que la variole spontanée. Dans ces conditions, les chances d'acquisition de l'immunité l'emportant de beaucoup sur celles de danger, on comprend que la variolisation soit entrée de bonne heure dans les mœurs de certaines nations. C'est la Chine qui s'est engagée la première, dans cette voie, probablement plus d'un siècle avant d'autres peuples. Des Arabes introduisirent cette pratique en Turquie, particulièrement en Circassie où les pères ne re-

culèrent pas devant des risques pour assurer à leurs
filles l'entrée des harems. De Constantinople elle passa
en Angleterre pour rayonner faiblement dans les autres contrées occidentales. Aujourd'hui encore elle est
régulièrement pratiquée en Asie et même en Russie
par un grand nombre de sectes qui regardent l'acceptation de la vaccine comme une grave infraction à leurs
préceptes religieux ; mais dans l'Europe, proprement
dite, on n'a plus pratiqué la variolisation, depuis la
découverte de Jenner, qu'à titre expérimental. On a
ainsi reconnu à la maladie des variolisés la marche
suivante.

Comme avec le vaccin, il ne se produit d'abord que
des boutons aux points mêmes d'inoculation et un
léger mouvement fébrile. Après le septième jour, on
voit apparaître une éruption générale, mais très discrète. Elle n'est même point constante. En outre, il
n'y a ni fièvre secondaire, ni suppuration, et les boutons ne laissent point de cicatrices indélébiles. C'est
au fond une varioloïde dont la puissance préservatrice
semble démontrée par ce qu'on obtient dans les pays
où l'on ne pratique que la variolisation et par des
expériences pratiquées par Warlomont sur des animaux. Chez tous, les tentatives de nouvelles inoculations restèrent infructueuses.

Cowpox. — Jenner qui, après avoir remarqué que
les métayers chargés de traire les vaches atteintes de
cowpox étaient la plupart du temps à l'abri de la petite vérole, conçut l'idée d'inoculer la première de ces
maladies pour préserver de la seconde, ne regardait
point comme spontané ce développement de pustules
dans l'espèce bovine, mais bien comme résultant

d'une contamination accidentelle par le liquide qui, chez les chevaux, constitue la maladie appelée *grease* ou les *eaux aux jambes*. Mais tout porte à croire aujourd'hui que le cowpox naturel n'est autre chose que la variole de l'espèce bovine, variole qui prend là une forme spéciale et qui conserve les mêmes caractères particuliers quelle que soit son origine, que le résultat contagieux eût été engendré par un animal ou un homme varioleux.

Somme toute, le cowpox n'est que la variole atténuée par la culture naturelle du virus varioleux dans un organisme de l'espèce bovine. C'est cette espèce d'atténuation qui rend moins dangereuse l'inoculation du cowpox que celle du virus varioleux humain.

Horse-pox. — Le horse-pox n'est aussi très probablement que la variole du cheval acquise de même par contagion soit d'origine humaine, soit d'origine animale. Mais sur ce nouveau terrain, la maladie se montre moins atténuée que chez la vache, et elle se rapproche un peu plus de celle de l'homme.

En raison de l'activité plus grande de la maladie, ce liquide cause chez les hommes inoculés une éruption et un état fébrile plus considérables.

Vaccin humain. — Le cowpox ou virus de la variole de la vache, quand il est transporté sur le terrain humain, y conserve sa bénignité originelle. Le fait est remarquable; car, transplanté sur le cheval il y acquiert la puissance habituelle du horse-pox. Quelles que soient les causes de cette différence, elle existe. En outre, une fois naturalisé humain et devenu vaccin, le cowpox conserve cette bénignité au milieu de ses pérégrinations sur une longue série d'individus.

C'est ce qui a conduit à le faire préférer comme liquide préservateur, d'autant plus qu'il était mieux à la portée de tout le monde.

Il arrive assez souvent, toutefois, que le vaccin éveille çà et là dans ses transplantations successives des éruptions générales, mais discrètes. Mais d'après Chauveau, ces varioloïdes provoquées par le vaccin n'impliqueraient nullement une aggravation de ce virus. Elles seraient dues à ce que l'instrument d'inoculation aurait pénétré au delà de la peau, c'est-à-dire au delà de la surface d'élimination habituelle du poison et lui aurait ainsi permis de se répandre immédiatement dans l'intérieur de l'organisme.

Il serait certainement inutile d'indiquer la marche et l'aspect des pustules vaccinales ; signalons seulement, comme fait de démonstration récente, qu'il y a dans ces pustules des granulations qu'on s'accorde aujourd'hui à regarder comme des organismes végétaux parasitaires infectieux. Elles sont petites et tout à fait sphériques et paraissent identiques à celles de la variole. Elles s'associent souvent par quatre, ce qui les a fait appeler *micrococcus quadrigeminus*. Elles ne se transforment jamais en bâtonnets d'après Klebs, tandis que Quist prétend qu'à l'état adulte le microbe prend la forme d'un bacille. Depuis, Ferré (1) a attribué à ce protoorganisme une forme ellipsoïde échancrée avec deux appendices à l'une des extrémités.

Rétro-vaccin. — Des médecins voulant, avant de commencer leur série annuelle de vaccinations, raviver, retremper, pour ainsi dire, du vaccin d'enfant

---

1) *Revue sanitaire de Bordeaux*, 10 février 1884, p. 40.

conservé, ont eu l'idée de semer tout d'abord celui-ci
sur des génisses dont le produit pathologique servait
ensuite de point de départ à toute une chaîne de transplantations humaines. C'est à ce virus déjà humanisé
antérieurement, mais ramené un instant à sa source animale première, qu'on a donné le nom de *rétro-vaccin*.
Les tentatives de ce genre ont contribué à démontrer
l'unicité des vaccins, et que c'est le terrain seul qui
nuance les manifestations d'un virus unique. Le vaccin humain développe chez la vache un cowpox et
chez le cheval un horse-pox et ceux-ci reportés à l'enfant reproduisent le vaccin humain. Il est donc possible que cette culture passagère sur un animal redonne
à ce vaccin ses qualités initiales.

Vaccin animal. — Quelques médecins voulant remédier à la rareté du cowpox et du horse-pox naturels
et avoir plus longtemps à leur disposition un liquide
préservateur d'origine exclusivement animale ont eu
l'idée de provoquer par des inoculations échelonnées
sur une série d'animaux des cowpox et des horse-pox
artificiels. On applique exclusivement aujourd'hui à
ces liquides le nom de vaccin animal, qui cependant
serait mieux appliqué au rétro-vaccin. Au point de vue
de la doctrine de Pasteur, le cowpox et le horse-pox artificiels sont des virus d'origine animale, qui n'ont point
encore été humanisés, mais qui ont été entretenus, et
peut-être atténués par une série de cultures sur le
même terrain animal. Cette pratique est de création
récente et ne remonte pas au delà de 1864.

*Virus variolique atténué par des cultures de labora-
toires.* — Les résultats pratiques obtenus pour le charbon font espérer à Pasteur et à d'autres expérimenta-

teurs qu'il viendra un jour où l'on pourra remplacer
le vaccin et le cowpox par du liquide des pustules des
hommes varioleux rendu moins virulent à l'aide de
cultures méthodiques dans des liquides et à des températures déterminées. Ce virus atténué pourrait être
entretenu indéfiniment dans les laboratoires. On l'aurait ainsi toujours sous la main et en quantité suffisante pour tous les besoins.

Tels sont les différents liquides qui sont regardés
aujourd'hui comme pouvant servir à la prophylaxie
de la variole. Voyons quels sont ceux qui doivent
être préférés, suivant les circonstances qui se présentent.

Le vaccin humain se recommande par l'ancienneté
et la presque universalité de son usage. Avant que
l'idée de la rétro-vaccination ainsi que celle de la vaccination animale ne fussent nées, il était même le
seul moyen possible, vu la rareté des cas de cowpox
naturel qui, en outre, passent le plus souvent inaper-
çus et restent perdus. Il est même encore aujourd'hui
plus à la portée de tous les médecins agissant isolément, surtout de ceux qui habitent les villes. Des institutions publiques peuvent seules réaliser des foyers
permanents de vaccination animale. Il suffit au médecin praticien de bien répartir la série de ses opérations
dans sa clientèle pour qu'il puisse se tirer d'embarras,
à l'aide de transmissions exclusivement humaines. Le
vaccin humain est toutefois passible de certaines accusations qui, aux yeux de plusieurs autorités, néces-
siteraient son remplacement par d'autres liquides préservateurs.

Or, s'il en était réellement ainsi, disons tout de suite

qu'actuellement on ne pourrait réellement le remplacer que par le vaccin animal proprement dit, ou par la rétro-vaccination, car le cowpox et le horse-pox naturels se rencontrent trop rarement, surtout dans le moment opportun, pour qu'on puisse compter sur eux. Du reste le horse-pox naturel est par lui-même trop actif pour qu'il soit prudent d'y recourir sans l'avoir fait passer préalablement par l'espèce bovine qui l'atténue. La variolisation est beaucoup plus dangereuse encore et, en outre, laisse à la merci des occasions. Quant au virus varioleux entretenu et atténué dans les laboratoires, on n'a encore au sujet de sa possibilité que des espérances. Bref, la concurrence reste donc limitée entre le vaccin humain et le vaccin cultivé sur des génisses. Voyons donc quelles sont les raisons qui pourraient motiver la substitution du second au premier de ces liquides préservateurs.

On a dit : le vaccin a dû perdre de ses qualités primitives à travers ces transplantations innombrables par lesquelles il s'est perpétué jusqu'à ce jour sans sortir du terrain humain ; il a dû dégénérer et il est temps de recourir à la source première découverte par Jenner. Cette question a été jugée par l'affirmative en 1845 par l'Académie de médecine de Paris, en 1867 par l'Académie de Bruxelles, et plus anciennement encore en 1817 par la Commission sanitaire du grand-duché de Bade. Du reste plusieurs praticiens, entre autres Brisset (1), en restant même dans les limites de leur exercice personnel, ont remarqué que les pustules vaccinales étaient moins développées qu'au-

_____

(1) Brisset, *Réflexions sur la vaccine et la variole.*

trefois et que la réaction générale devenait de plus en plus insignifiante. Un argument plus positif, parce qu'il repose, non plus sur des impressions personnelles, mais sur des chiffres, a été surtout mis en avant : c'est qu'on rencontre plus de varioleux vaccinés et surtout plus de varioloïdes qu'autrefois ; autrement dit, que le vaccin semble préserver beaucoup moins qu'autrefois. La fréquence actuelle de la varioloïde chez les vaccinés a même fait dire que le vaccin ne rend nullement réfractaire dans le sens absolu du mot, et qu'elle ne fait que rendre la variole plus discrète et plus bénigne. Il est vrai que si le résultat est moins radical qu'autrefois, cela tient souvent à ce qu'on se sert de virus emprunté à des pustules qui, pour une raison ou pour une autre, se sont mal développées et à ce qu'on n'a pas épuisé le terrain par des revaccinations. Toutefois la possibilité d'une certaine dégénérescence, en dehors même de ces imperfections de l'opération, ne saurait être niée. Car elle paraît être dans les lois de la nature, d'après ce qui se passe dans les cultures végétales et animales. Mais cette simple dépréciation ne nécessiterait nullement de renoncer à l'usage du vaccin. Il suffirait de recourir de temps en temps à des rétro-vaccinations ou à la vaccine animale.

En se servant du vaccin humain, on peut courir les risques de transmettre la syphilis à un grand nombre d'enfants si le vaccinifère est déjà infecté lui-même, tandis qu'on est toujours à l'abri avec le vaccin animal, puisque cette maladie n'appartient qu'à l'espèce humaine et peut-être aux quadrumanes. Ce mode de transmission de la syphilis a malheureusement été

observée déjà un grand nombre de fois. Warlomont (1)
prétend toutefois que le fait ne peut se produire que
s'il existe des manifestations syphilitiques cutanées
mélangées aux pustules vaccinales, et que l'inoculation
du sang ou de la lymphe des enfants qui ne sont qu'en
puissance de syphilis est inoffensive. Il fait remarquer
en faveur de son idée que si la syphilis pouvait être
transmise par le sang et le vaccin, il y aurait un bien
plus grand nombre d'enfants infectés. Il estime donc
qu'avec de l'attention et de l'instruction, le médecin
peut toujours reconnaître si un vaccinifère a des accidents cutanés capables de rendre le vaccin infectant,
et, par suite, qu'il peut toujours éviter le danger. Mais
l'innocuité du sang des syphilitiques n'est pas encore
assez bien établie pour pouvoir accepter sans réserve
cette opinion. Je crois qu'il ne faut d'abord jamais
prendre du vaccin chez un enfant qui n'a pas encore
dépassé au moins trois mois et chez lequel par conséquent la syphilis congénitale n'a pas encore pu sortir
de son état latent; et que, plus tard, il ne faut accepter
un vaccinifère qu'après avoir pris des renseignements
sur ses parents. Il est vrai que ces renseignements ris-
quent de n'être point exacts. Aussi est-ce surtout la
crainte de la syphilis qui pourrait réellement exiger
la substitution de la vaccine animale au vaccin humain.

On a aussi mis en avant la possibilité de la transmission d'autres maladies que la syphilis, et même de
l'altération de la constitution innée de l'enfant. On a
accusé particulièrement le vaccin d'avoir transmis la

(1) *Traité de la vaccine et de la vaccination humaine et animale*,
par le Dr Warlomont de Bruxelles. Paris, 1883.

tuberculose, des dartres, la scrofule, le rachitisme.
Mais ces accusations n'ont jamais pu être appuyées
par un seul fait démonstratif. Elles ont toujours été
vaguement formulées, soit par des médecins qui, dans
la chaleur de la discussion ou d'une polémique écrite,
attachaient trop d'importance à de simples impressions cliniques qu'ils avaient pu éprouver dans le
cours de leur carrière, soit par des parents qui ai-
maient à se persuader que le vaccin avait pu produire
ce qui relevait en définitive de leurs propres défectuosités.

La découverte du bacille de Koch rend peut-être
moins improbable la transmissibilité de la tuberculose, quoique Meyer ait vacciné un grand nombre de
phthisiques sans trouver de bacilles dans leur lymphe (1). Mais le vaccin animal serait, sous ce rapport,
peut-être plus à redouter que le vaccin humain ; car
les génisses sont fréquemment pommelières ; et si le
lait des vaches atteintes de cette affection peut réellement la transmettre, à plus forte raison la chose est-
elle possible avec une lymphe virulente qui, étant introduite par inoculation, n'est même pas soumise au
travail digestif. Cependant ces craintes, qui ne sont
encore que théoriques, ne sauraient faire condamner
complètement une méthode de prophylaxie aussi précieuse, d'autant plus qu'à ce compte, tous les liquides
préservateurs, le cowpox naturel lui-même, seraient
tout aussi à craindre. Il faut seulement par prudence
ne pas prendre de vaccin sur les animaux et les enfants
reconnus tuberculeux, ou simplement douteux.

(1) *Vierteljahrschrift für gesicht. Med. und Oeffertliches sanitartwesen*,
octobre 1882, p. 313.

Il est une affection à laquelle le vaccin animal semblerait plus particulièrement exposer, c'est le charbon, qui est beaucoup plus fréquent chez les animaux que dans l'espèce humaine. Mais outre que les génisses se montrent plus rarement atteintes que les moutons et les chevaux, les symptômes sont si caractéristiques qu'il est facile de se mettre en garde. En outre, les accidents mortels suivent de si près la contagion qu'ils tueraient l'animal avant le moment de la récolte.

Une dernière raison plaidant aussi en faveur de cette substitution se trouve dans une difficulté pratique que soulève l'application de la revaccination obligatoire. La consommation du virus préservateur va devenir excessive. On ne pourra pas s'alimenter chez les revaccinés qui ne donneraient la plupart du temps qu'un produit douteux. Les nouveau-nés vaccinés ne suffisent déjà pas, pour les vaccinations initiales à cause des préjugés et du mauvais vouloir des parents. Que sera-ce quand il faudra à un moment donné revacciner des populations entières, d'autant plus que dans les institutions publiques, l'opération devra porter en même temps sur tout le personnel pour troubler le moins longtemps possible la discipline intérieure de ces établissements?

Somme toute, les seuls avantages positifs de la vaccine animale sont de mettre à l'abri de la syphilis et de pouvoir fournir une source d'alimentation beaucoup plus abondante. Toutefois, comme la transmission de la tuberculose, si elle est possible, est également à craindre avec la vaccine humaine, il s'en suit qu'on ne peut que gagner à recourir à la vaccine animale, d'autant plus qu'elle préserve au moins au même degré que le vaccin humain. En effet sur plus de dix mille enfants vaccinés de cette manière à Bruxelles, annuellement, de 1865 à 1870, il n'y a pas eu un seul cas de variole signalé, même pendant la terrible épidémie de 1870-71. Malheureusement, elle n'est guère possible dans le domaine de l'initiative purement privée. Sans compter la difficulté de se procurer le virus étalon, il est peu de médecins pouvant disposer des animaux nécessaires pour entretenir le foyer générateur. On ne peut pas davantage compter sur l'industrie privée. Les tubes qu'expédient certaines maisons de Paris ne donnent souvent aucun résultat. La chose n'est réellement réalisable que par la création d'instituts publics à l'instar de celui de Bruxelles, qui seraient chargés d'approvisionner tous les médecins de la contrée, en y apportant tous les soins minutieux qui sont indispensables. En France, l'idée n'est même pas encore à l'étude. Du reste, quand bien même l'institution serait réalisée et très multipliée, il viendrait toujours un moment où les médecins trouveraient plus commode d'achever leur série avec le vaccin pris de bras à bras ; de telle sorte que le rôle du vaccin humain ne sera jamais terminé et qu'il sera peut-être toujours prédominant. Il n'y aura même jamais lieu de rejeter complètement tous les virus préservateurs. On sera même forcé longtemps encore de subir la variolisation, car il est des sectes, des nations entières, surtout en Asie, qui, par préjugés de mœurs et de religion, la conserveront plutôt que de consentir à l'inoculation du vaccin humain ou animal. Pour eux, donc, la variolisation vaut encore

mieux que l'abstention. La culture du virus varioleux
dans les laboratoires pourra seule les décider à y renoncer. Elle marquera certainement un progrès réel.
Pourra-t-elle devenir partout le moyen préféré? Il
est permis d'en douter, car elle exigera une délica-
tesse de soins à laquelle la pratique courante se prête
peu. Disons toutefois que Quist (1) vient d'obtenir des
pustules vaccinales à l'aide de cultures de vaccin humain exécutées à l'aide d'un mélange de blanc d'œuf, de
gomme arabique et du carbonate de potasse, ce qui per-
mettrait d'étendre indéfiniment et d'éterniser une première provision de vaccin, quelque minime qu'elle soit.

Les indications afférentes aux divers liquides préservateurs étant fixées, il nous reste à tracer succincte-
ment la technique pour la vaccination humaine et la
vaccination animale.

Pour la récolte du vaccin humain, il faut autant que
possible choisir un enfant âgé de plus de trois mois,
fort et vigoureux, qui ne soit atteint ni de maladie de
la peau, ni de diarrhée, ni d'aucune affection aiguë.
Il n'est pas nécessaire que les pustules soient très volu-
mineuses, car une pustule, même très petite, peut
donner de l'excellent vaccin. Le meilleur moment pour
le recueillir est le commencement du huitième jour.
Avant, il y en a trop peu; après, il y en a trop. Les
microbes sont alors tellement dilués que la lancette
peut risquer de n'en point prendre. En outre, les globules de pus commencent à s'y montrer. Pour l'extraire
il faut bien maintenir le bras pour que les mouvements
de l'enfant ne forcent pas l'instrument à piquer jus-

_____

(1) De la culture artificielle du vaccin (*Gazette hebdomadaire*, 8 févr.
1884, p. 91).

qu'au sang, dont le mélange doit être évité et suffit
même pour faire renoncer à la pustule où il se produit.
Le cloisonnement des pustules s'opposant à ce que tout
le contenu s'écoule par une seule ouverture, il est nécessaire de les piquer dans tout leur pourtour. Le vaccin conservé doit être toujours un pis-aller, car les microbes se détruisent facilement, sans que rien ne
l'annonce dans l'aspect de la masse. En outre, il produit souvent des accidents de septicémie. Pour le
ramollir, on ne doit pas se servir de l'haleine qui, par
le tabac ou l'alcool, peut tuer les coccus. Il faut simplement le délayer avec la lancette trempée dans l'eau
froide. Du reste, il serait mieux de le conserver liquide
en y ajoutant, au moment de la récolte, une goutte de
glycérine. Les tubes sont préférables aux plaques. Encore le vaccin y devient facilement stérile, parce que
les microbes s'attachent aux parois et il ne sort plus que
du liquide inerte.

Pour le transplanter, il faut tendre la peau. Mais il
faut surtout se rappeler qu'il ne se développe que dans
la peau elle-même, que par conséquent la piqûre doit
être superficielle et ne pas pénétrer jusque dans le tissu
cellulaire. Il est même utile de soulever la peau avec
la lancette. C'est à tort que beaucoup de vaccinateurs,
pour mieux dépouiller la lancette, pressent la peau avec
le doigt, ce qui fait ressortir le vaccin. Pour satisfaire
aux exigences du monde, on applique le vaccin aux
jambes, chez les filles. Mais le contact de l'urine amène
des accidents inflammatoires. Tout ce qu'on peut faire
c'est de placer les piqûres sur les bras, suivant une
ligne horizontale, ce qui permet de cacher les cicatrices
par le bord de la manche.

Dans la pratique de la vaccine, il est deux considérations que le sentiment public impose au médecin. La
reprise du vaccin chez les enfants n'enlève-t-elle pas à
ceux-ci une partie de l'immunité qu'on leur avait d'a-
bord conférée? Cette crainte est un des principaux motifs qui empêchent les mères de représenter leurs
enfants. Mais elle n'est point justifiée par aucune observation clinique. Théoriquement on est assez porté
à penser que l'effet ne saurait être atténué par l'enlèvement de quelques microbes auxquels l'évolution des
pustules offrirait bientôt une issue naturelle. En second
lieu, n'est-il pas dangereux de vacciner pendant le
cours d'une épidémie? Ne vient-on pas ainsi en aide
à la contagion? Ici encore la crainte est exagérée.
Car l'observation paraît avoir établi qu'on ne s'expose
à provoquer que de simples varioloïdes. La contamination de l'atmosphère ne fait qu'ajouter un peu aux
effets virulents du vaccin. Le résultat se rapproche
davantage de celui de la variolisation.

Pour entretenir un foyer de vaccin animal, on s'a-
dresse, avec raison, à l'espèce bovine, puisque le horse-
pox artificiel produit des effets trop considérables et
qu'on serait obligé de le faire passer sur une génisse
avant de l'inoculer à l'homme. Ce serait du terrain et
du temps perdus. Le lieu d'élection pour l'implanta-
tion est le ventre. Il est bon de garnir celui-ci d'un
tablier, pour que l'animal ne détruise pas et ne salisse
point les pustules en se vautrant sur la litière, et, en
outre, de remplacer celle-ci par un plancher à claire-
voie qui éviterait le contact des excréments. Il faut, en
outre, museler les animaux pour les empêcher d'enlever
le vaccin en léchant leurs pustules. Le tégument doit

être rasé avant l'inoculation. On pratique de 100 à 150 incisions ne dépassant pas l'épiderme et ayant une longueur d'un centimètre. Le virus est ensuite introduit dans les incisions. Pendant toute cette série d'opérations, l'animal a naturellement besoin d'être maintenu par des entraves. Des appareils spéciaux ont même été inventés dans ce but. Celui que Warlomont a imaginé pour l'Institut de Bruxelles remplit parfaitement toutes les indications. Le virus ne conserve, sur place, sa plus grande valeur que pendant 24 heures. C'est naturellement à ce moment qu'il faut le récolter. Il n'est pas régulier, comme jour, mais il est indiqué par l'apparition d'une aréole argentée sur les bords des incisions. Chez les animaux, le liquide ne vient point perler spontanément comme chez l'homme. Aussi faut-il le forcer à sortir par la pression. Celle-ci s'exerce à l'aide d'une pince courbe. Il sort alors une assez forte quantité de liquide qui s'engage facilement dans un tube capillaire. Mais, ainsi recueilli, il se prend rapidement en un caillot fibrineux qu'il est à peu près impossible de faire sortir. Aussi, si on tient à le conserver en tubes il faut préalablement le recueillir dans une capsule, le mélanger avec quelques gouttes de glycérine, agiter le tout, retirer les parties fibrineuses qui se sont formées, et faire pénétrer dans des tubes la partie restée liquide. Dans ces conditions, il peut se conserver longtemps. Mais parfois, malgré la parfaite occlusion des tubes, il se putréfie. Ce résultat se produit plus fréquemment encore avec le vaccin animal conservé entre des plaques. Aussi doit-on renoncer complètement à ce moyen. On tend même aujourd'hui à remplacer les tubes par d'autres procédés tels que : les pointes d'ivoire, la poudre de vaccin et la pulpe glycérinée de vaccin.

Les pointes d'ivoire sont des lancettes longues de 5 centimètres, larges de 6 millimètres, très minces, terminées en pointe à l'une de leurs extrémités, que l'on fait sécher au soleil après les avoir trempées dans les pustules et qu'on entoure de papier d'étain. Ce genre de dessiccation rend la matière moins putrescible et susceptible d'être conservée longtemps. On ne peut l'appliquer sur les enfants qu'après l'avoir ramollie par l'immersion des pointes dans l'eau distillée et qu'en faisant préalablement des scarifications dans lesquelles on la dépose, ce qui rend l'opération plus douloureuse et la fait redouter des parents.

La poudre vaccinale, fort en honneur en Italie, s'obtient en desséchant le virus sous la cloche de la machine pneumatique, entourée de glace. On la conserve dans des tubes bouchés seulement par du coton, pour que les microbes reçoivent encore l'air nécessaire à leur vie latente. Pour les rendre à la vie active, au moment de l'inoculer, il faut faire macérer la poudre pendant 24 heures dans l'eau glycérinée.

La pulpe glycérinée se prépare en enlevant les pustules et même la peau avoisinante, étendant celle-ci retournée sur une planche, en raclant la face interne, mélangeant la pulpe, ainsi obtenue, avec un gramme de glycérine pure par pustule, et renfermant le tout dans un flacon bouché à l'émeri et contenant une couche de glycérine servant de bouchon isolateur au-dessus de la masse. La conservation peut se prolonger ainsi de six semaines à deux mois.

La vaccination, qu'elle soit faite avec du vaccin humain ou du vaccin animal, exerce une action préservatrice; ce n'est plus à démontrer. Mais l'immunité qu'elle confère n'est pas indéfinie. Elle s'use. C'est là un fait commun à toutes les maladies inoculables et une des imperfections de la méthode des inoculations préservatrices que Pasteur a eu le mérite de généraliser. Le vaccin est même privilégié sous ce rapport, car l'immunité du charbon paraît être d'une bien plus courte durée. De l'observation de ce fait est née, déjà depuis longtemps, l'idée des revaccinations pratiquées à diverses périodes de l'existence. Warlomont va même plus loin. Selon lui, chaque opération ne préserve réellement, même pendant quelques années, que d'autant qu'il y a eu ce qu'il appelle *vaccinisation*. Autrement dit, le sujet ne peut être considéré comme préservé que lorsque de nouvelles inoculations restent infructueuses. Il propose donc de revacciner à de courts intervalles les vaccinés jusqu'à ce qu'il ne se produise plus rien, c'est-à-dire de faire suivre la première vaccination d'une vaccination de contrôle. C'est là une mesure rationnelle, mais qui serait difficilement acceptée par les parents. Il n'en est plus de même des revaccinations faites avec des intervalles de plusieurs années. Elles sont même réclamées par beaucoup de familles. Elles sont rendues obligatoires depuis longtemps dans quelques pays. En France, la proposition Liouville vient déjà de recevoir une application partielle. La revaccination vient d'être pratiquée d'office dans tous les établissements d'instruction publique relevant de l'État. On peut dire que la cause des revaccinations est gagnée et que bientôt l'obligation sera générale. Il reste toutefois un point qu'il sera difficile de fixer : c'est le temps qui peut être mis entre les revaccinations de chaque individu. Les uns admettent dix ans, d'autres plus, d'autres moins. Mais ces déterminations sont tout à fait arbitraires, le temps permis pouvant varier avec chaque individu et avec les conditions de la première vaccination. C'est ce qui a fait dire à Warlomont qu'on ne devait poser qu'un seul principe, à savoir : que tout le monde doit être revacciné au début de chaque épidémie. J'ajouterai un principe tout aussi nécessaire, c'est que chacun doit être revacciné à son entrée dans une institution où la vie en commun pourrait le rendre dangereux pour la collectivité. Mais en outre chacun devrait, à titre privé, se soumettre au moins une fois à une revaccination de contrôle. Cela paraîtrait, d'après le travail de Landrieux, surtout nécessaire chez ceux dont les cicatrices sont peu marquées ou non multiples. Ainsi, suivant une statistique ayant porté sur un très grand nombre de sujets : sur 100 varioleux porteurs de fortes cicatrices, il n'en meurt que 15, tandis que sur 100 varioleux ne portant que des cicatrices superficielles, il en meurt 24 ; sur 100 varioleux présentant 3 cicatrices ou moins, il en meurt 12, tandis que sur 100 varioleux présentant plus de 3 cicatrices, il n'en meurt que 4.

Les revaccinations devant se faire en masse dans les établissements d'instruction et dans les casernes, des membres de la Société de Médecine de Grenoble ont prétendu que la variole n'étant que la vaccine portée à sa plus haute puissance, la réunion dans un même local d'un grand nombre d'individus en évolution de vaccination pouvait, par concentration des miasmes, augmenter la vitalité du virus, et engendrer par suite de véritables varioles. La crainte est certainement chimé-

ROUGEOLE

rique, puisque l'expérience a montré que la réunion
des varioleux dans une même salle n'aggravait pas leur
situation, et surtout puisque cet effet n'a pas encore été
signalé dans les cas où cette opération a été faite en
masse.

Rougeole.

Répartition géographique. — On peut dire qu'aujourd'hui la rougeole s'est montrée presque partout.
Néanmoins elle ne l'a pas fait partout avec la même
fréquence et avec la même gravité, de sorte qu'il est
possible d'établir un certain nombre de catégories
parmi les diverses contrées du globe.

Une première catégorie qui tend, il est vrai, à diminuer de jour en jour, peut être formée par les pays
dans lesquels la rougeole n'a pas encore pénétré. Elle
comprend le Groënland, le Labrador, toutes les terres
qui entourent la baie d'Hudson, la Mélanaisie et l'A-
rabie, quoique la maladie paraisse nous avoir été apportée par les Arabes vers le septième siècle.

Nous réunirons dans un second groupe les contrées
dans lesquelles cette maladie ne s'est montrée qu'exceptionnellement. Ce sont : les îles Feroë qui n'ont encore
compté que deux épidémies et cela en soixante-cinq
ans, l'Islande, l'Inde, la Birmanie, le royaume de
Siam, la Chine, l'Indo-Chine, le Japon, l'île de
Ceylan, le Mexique, les Antilles, les Guyanes, le Pérou, le Chili, la Bolivie et les côtes d'Afrique. Les
renseignements manquent pour le centre de ce continent.

Une troisième catégorie comprend les pays où elle

est fréquente, mais bénigne, savoir : la Mésopotamie, l'Arménie, la Syrie, l'Italie, l'Espagne, le Portugal, la Grèce, le Turkestan et la Sibérie, particulièrement dans le gouvernement d'Irkoutsk.

Une quatrième, formée par les pays où la fréquence s'accompagne déjà d'une certaine gravité, comprend ; le Danemarck, la Hollande, la Belgique, l'Angleterre, la France, la Suisse, l'Allemagne, la Suède, la Norwège, les Russies méridionale et occidentale, la Turquie, la Roumanie, la Hongrie, les États-Unis et l'Australie.

Enfin dans un cinquième groupe affecté aux pays où la maladie présente un haut degré de gravité, peuvent prendre place : Saint-Pétersbourg, la Finlande, toutes les provinces Baltiques, la Plata, et le Brésil.

Dans la plupart des pays, on peut dire que la rougeole est relativement plus fréquente et plus grave dans les capitales. A Paris, en particulier, la gravité de cette affection croît d'année en année. Ainsi, d'après Brouardel (1), sur 100,000 habitants on a compté, de 1869 à 1874, 30,3 décès par rougeole, de 1875 à 1879, 37,5 et de 1880 à 1881, 43,3.

Prophylaxie. — La contagiosité de la rougeole n'est plus à démontrer. Elle n'est même contestée par personne. Toutefois Panum me paraît être resté en deçà de la vérité en n'accordant à cette maladie que la contagion dite immédiate ; sans être aussi absolu, l'auteur de l'article *Rougeole* du Dictionnaire des sciences médicales déclare que le contage rubéoleux est difficilement transportable par l'air et que, pour être en-

(1) *Annales d'hygiène*, décembre 1882.

vahi par lui, il faut avoir cohabité avec le malade, ou tout au moins avoir pénétré, un instant, dans sa chambre. Je le crois encore un peu au-dessous de la note vraie. J'ai vu le contage traverser des cours et des rues, sans qu'il y ait possibilité d'invoquer l'intervention de fréquentation des mêmes lieux, de relations quelconques, soit directes soit par intermédiaire, mais je reconnais que la transmission est surtout assurée par la cohabitation. Il y a là au fond une simple question de plus ou de moins, c'est-à-dire qu'on s'expose plus à la contagion en couchant avec le malade qu'en se contentant de demeurer dans sa chambre, plus en habitant la chambre qu'en se bornant à une simple visite ; beaucoup plus encore dans ce dernier cas qu'en occupant un lieu même très rapproché de cette chambre. Enfin il est reconnu aujourd'hui, même par ceux qui n'admettent pas la propagation par l'atmosphère, que le contage peut s'attacher aux vêtements des personnes qui séjournent près des malades et que celles-ci peuvent ainsi transporter la maladie au loin, sans en être frappées elles-mêmes.

Dans de telles conditions, il est évident que la prophylaxie de la rougeole, pour être rationnelle et efficace, exige les mesures d'isolement et de désinfection communes à toutes les affections contagieuses. Mais elle soulève en particulier certaines questions qu'il importe de résoudre, vu que le médecin est amené journellement à se prononcer sur elles, tant dans la clinique urbaine que dans la clinique hospitalière.

1° *Quand une rougeole survient dans une famille, doit-on éloigner de la maison les personnes qu'on désire mettre à l'abri de la contagion ?* — Il va sans dire qu'il s'agit surtout des enfants qui n'ont pas encore traversé impunément plusieurs épidémies et qui sont par suite doués d'une grande réceptivité. En principe, le médecin ne peut désapprouver cette mesure qui est parfaitement logique et à laquelle les classes aisées se prêtent d'autant plus facilement qu'elles la croient radicale. Il doit même la conseiller énergiquement dans les pays où la rougeole se montre ordinairement très grave, comme à Pétersbourg, en Finlande, en Turquie, en Roumanie. Il doit même la recommander dans tous les autres pays lorsqu'exceptionnellement une épidémie s'annonce avec un certain degré de gravité. Mais lorsque la maladie se présente avec des allures bénignes, comme cela a presque toujours lieu dans nos contrées, on est en droit de se demander si les ennuis que causent ces séparations ne sont pas plus pénibles que les conséquences de la maladie elle-même. Une pareille proposition est, j'en conviens, peu correcte au point de vue de la moralité médicale. Mais dans la pratique on est toujours obligé de compter un peu avec les convenances sociales, on peut même dire souvent avec les impossibilités sociales. Il est peu généreux de recommander une précaution aux personnes qui n'ont ni les ressources, ni les relations nécessaires. Même dans les classes aisées, l'éloignement ne doit être conseillé qu'avec une certaine hésitation ; car bien souvent les enfants qu'on éloigne sont déjà en incubation, ayant contracté l'affection, soit à la même source que le malade, soit près de celui-ci. C'est ainsi qu'on place souvent une mère dans la triste situation de sentir un de ses enfants malade loin d'elle sans qu'elle puisse l'entourer de ses soins, ni même le voir. Elle oublie

difficilement les souffrances morales qu'on lui a fait
involontairement endurer. Je crois donc que, dans nos
pays, il faut renoncer à cette mesure onéreuse, ou tout
au moins gênante, et se contenter de diminuer les
chances de contagion en isolant autant que possible
les autres enfants dans l'appartement même ; et encore
doit-on s'incliner sans des regrets trop excessifs lorsque le logement ne s'y prête pas.

2° *Quand une mère nourrice donne ses soins à un*
autre de ses enfants atteint de rougeole, doit-elle prendre
certaines précautions en vue de son nourrisson ? — Il est
évident que l'éloignement est ici impossible et qu'on
ne peut songer qu'à diminuer les chances de contagion, en tenant le nouveau-né aussi dans une chambre
éloignée et en ne l'allaitant qu'après avoir enlevé une
grande robe de chambre qu'on porterait hermétique-
ment fermée près du rubéoleux. On est en droit, du
reste, de rassurer un peu la mère sur la nécessité où
elle se trouve, d'exposer son nourrisson, car il est
rare qu'on contracte la rougeole avant l'âge d'un an.
Le changement de vêtement est aussi un devoir vis-
à-vis de toutes les autres personnes, car s'il ne faut pas
trop craindre la rougeole, il ne faut pas non plus la rechercher inutilement.

3° *Le médecin qui ne fait que passer dans la chambre*
du malade peut-il, de même que les personnes qui don-
nent des soins continus, transporter la rougeole, dans
les autres familles qu'il va visiter ? — La chose est possible et a même été constatée. Aussi pour sa conscience,
le médecin doit-il s'attacher à ne voir les rubéoleux
qu'à la fin de sa tournée, ou organiser son itinéraire de
façon à faire une longue course avant de se présenter

là où il existe des sujets à grande réceptivité, c'est-
à-dire là surtout où il y a des enfants.

*4° Quelles sont les mesures d'isolement à prendre dans
les hôpitaux?* — Dans les hôpitaux, la sévérité rede-
vient nécessaire, même pendant les épidémies légères.
Là ce n'est plus seulement à une unité, à un frère ou à
une sœur, qu'on fait courir des risques, mais à une
collectivité qui possède le plus haut degré de réceptivité, et dont l'état maladif rend toujours la rougeole
excessivement grave. A Saint-Pétersbourg, et dans
quelques autres villes on a élevé des hôpitaux spéciaux
pour cette affection. C'est exagéré, d'autant plus que
l'air ne peut transporter le contage que dans un assez
court rayon. La multiplicité des hôpitaux a le grave
inconvénient de multiplier aussi les cadres de personnel administratif et entraîne par suite pour la caisse
de l'Assistance publique des dépenses qui pourraient
répondre à des besoins plus urgents. Tout ce qu'on
peut demander pour les rubéoleux, c'est de ne jamais
les disséminer dans les salles banales, de les isoler
dans une salle particulière et aussi indépendante que
possible, et, mieux encore, de leur consacrer un petit
pavillon annexé à l'hôpital. Mais il ne faut pas oublier
que les rubéoleux se nuisent mutuellement par le fait
de leur agglomération. Cette concentration du miasme
dans un même milieu donne de la gravité à l'affection.
Aussi faut-il un pavillon comprenant plusieurs chambres séparées, ou laisser dans une seule salle un lit
inoccupé sur deux, comme l'a indiqué Bouron.

Quant à l'internement obligatoire de tous les contaminés dans un hôpital spécial, afin de ne pas laisser
des foyers disséminés dans la ville, on a pu le de-

mander avec une certaine raison pour le choléra, la fièvre jaune et même la variole. Mais pour la rougeole, la chose paraîtrait tellement exorbitante, tellement ridicule qu'il ne serait même pas prudent de la proposer. On ne pourrait que nuire à la considération de l'hygiène dans le public. Une pareille rigueur ne me paraîtrait justifiée que si l'on avait l'espoir de réaliser peu à peu l'extinction définitive de la maladie. Mais elle est trop répandue actuellement pour qu'on puisse se bercer d'une pareille illusion. La rougeole ne pourra disparaître de la surface du globe que par son épuisement naturel.

Il n'en est plus de même pour la réglementation du transport des rubéoleux par les voitures. C'est toujours une atténuation des chances de propagation.

Quelles sont les mesures qui doivent être prises relativement aux écoles et aux casernes? — L'école est incontestablement le lieu et le moyen de propagation par excellence. C'est là que prennent naissance la plus grande partie des cas de rougeole, parce que c'est là que se rencontre forcément toute la population infantile ; parce que la cohabitation y est suffisamment prolongée et s'y complique d'encombrement; parce qu'enfin la maladie n'y rencontre que des natures vierges, avides, pour ainsi dire, du contage. Un seul sujet en incubation ou en convalescence suffit pour infecter tous les autres. Aussi en temps d'épidémie les inspections des médecins scolaires devraient être journalières et minutieuses. L'instituteur devrait même renvoyer, de sa propre initiative, tous les enfants atteints de toux et de coryza.

Contre les effets contagieux des convalescents, on est

suffisamment armé en France, puisque le rubéoleux ne peut rentrer en classe qu'au bout de six semaines et muni d'un certificat médical. Le temps imposé est même exagéré, grâce à ce qu'on n'a pas voulu, sous ce rapport, établir de distinction entre la scarlatine et la rougeole. Lorsque les cas se sont multipliés dans une école, la fermeture de l'établissement est avec raison mise en pratique. La désinfection sans être indispensable donnerait certainement plus de sécurité pour le moment de la réouverture. Si l'on en croit Becler (1), la rougeole cesserait d'être contagieuse après le huitième jour de l'éruption, et la désinfection ne serait jamais nécessaire, vu que le contage se détruit dans un temps très court, après avoir quitté l'organisme qui l'a produit.

Le renvoi des malades et au besoin le licenciement général sont encore plus nécessaires, lorsqu'il s'agit d'un internat, car l'observation a démontré que dans ces conditions d'agglomération, la maladie prenait un caractère plus grave qu'à l'extérieur. Il en est de même pour les casernes. En France, c'est dans l'armée que la rougeole donne relativement le plus de décès. En 1860, il mourut au Val-de-Grâce 40 soldats sur 125 atteints de rougeole. En Italie, où la maladie est encore plus bénigne parmi la population civile qu'en France, l'armée compte toujours un grand nombre de victimes.

La rougeole est-elle inoculable et doit-on éviter de se blesser avec un instrument maculé par le sang, le mucus nasal ou les larmes d'un rubéoleux? — Des expériences exécutées pour la première fois en 1758 et qui

(1) Thèse de Paris, 1883.

ont été répétées depuis ont montré que, dans l'espèce
humaine, des inoculations de ce genre peuvent être
suivies de résultats positifs, même pendant la période
d'incubation. Le médecin est donc tenu de prendre
des précautions pour lui-même, lorsqu'il pratique des
autopsies. Il ne doit pas, surtout, prendre comme vac-
cinifères des enfants suspects sous ce rapport, ni
même parmi les enfants encore bien portants d'un
asile déjà compromis.

*Les pellicules dues à la desquamation pendant la
convalescence sont-elles particulièrement à redouter, et
doit-on prendre à ce sujet pour la rougeole les précautions spéciales que nous reconnaîtrons nécessaires pour
la scarlatine et la variole?* — Toutes les inoculations
tentées jusqu'à ce jour avec ce genre de véhicule sont
restées stériles. Ces mesures n'ont donc pas ici leur
raison d'être. D'ailleurs, la desquamation est l'exception dans cette maladie.

Il nous reste à rechercher ce qu'on peut espérer
comme vaccination prophylactique. Le public applique
lui-même un principe qui, par le but qu'il vise, a, à ses
yeux, la valeur d'une vaccination. Il est convaincu
qu'on n'a la rougeole qu'une fois, et de plus que c'est
là une maladie d'évolution par laquelle les jeunes
gens doivent passer tôt ou tard. Partant de là, beaucoup de chefs de famille estiment qu'il est préférable
de payer son tribut pendant une épidémie bénigne,
et recherchent même la contagion pour leurs enfants.
C'est la reproduction de ce qui s'est fait autrefois pour
la variole.

Avant la découverte du cowpox, et même depuis,
on a inoculé le virus variolique, espérant engendrer

ainsi une éruption moins grave que celle qui pouvait
être contractée dans les conditions naturelles ou ordinaires. C'est la substitution d'une maladie naturellement atténuée au virus d'inoculation artificiellement
atténué dans les cultures de laboratoire.

Ce système repose sur deux données fausses. La rougeole n'est nullement une maladie nécessaire, et il
arrive souvent qu'elle se reproduit deux et plusieurs
fois chez le même sujet. Tout ce qu'on peut dire, c'est
que plus on l'a eue moins on est exposé à l'avoir. On
ne peut donc espérer, par toute espèce d'atténuation,
qu'une immunité très relative et très douteuse. Aussi
il y a dans cet état de choses de quoi refroidir le zèle
de ceux qui se livrent à la recherche du vaccin de la
rougeole.

Du reste, la question sous ce rapport est aussi peu
avancée que possible. On n'a point trouvé jusqu'à
présent de microbe spécial, ni dans le sang, ni dans les
larmes, ni dans le mucus nasal ou bronchique. Hallier
et Salisbury entraînés, l'un par le désir de ne laisser
aucune lacune dans son système parasitaire, l'autre
par les résultats qu'il avait obtenus pour la malaria, se
sont trop pressés d'affirmer son existence et de la décrire. Il est vrai que Coze et Feltz ont représenté
des bactéries dans le sang des rubéoleux. Mais il faut
si peu de temps pour qu'ils apparaissent dans un liquide organique devenu cadavérique, que la démonstration reste encore à faire.

J'ai examiné un grand nombre de fois le sang et les
larmes sans rien apercevoir. J'ai pratiqué des cultures
de ces liquides dans les conditions les plus variées et je
n'ai jamais pu obtenir que ce que j'ai obtenu aussi

avec des liquides de provenances scarlatineuse et typhique, c'est-à-dire qu'au bout de deux ou trois jours,
il s'est formé des champs de petits corpuscules ovoïdes
très brillants. Quelques-uns de ceux-ci se sont déta-
chés, et une fois en liberté, ils se sont montrés animés
de mouvements vibratoires, puis plus tard ont apparu
des bactéries. Mais corpuscules et bactéries sont restés
complètement identiques dans ces diverses circonstances. Les inoculations de ces cultures sur plusieurs
espèces d'animaux sont restées sans résultats. On pouvait s'y attendre, du reste, puisque la rougeole paraît
être une maladie exclusivement humaine.

Scarlatine.

Répartition géographique. — Le domaine de la scarlatine est beaucoup moins étendu que ceux des deux
autres fièvres éruptives. La zone tempérée, et particulièrement celle de l'Europe, constitue son théâtre principal. Comme pour la rougeole nous établirons des
catégories basées sur le plus ou moins de fréquence et
de gravité.

Les pays où elle se montre à la fois fréquente et
grave sont : l'Angleterre, le Danemark, la Finlande,
les provinces Baltiques, la Russie, la Sibérie occidentale, les États-Unis, la République Argentine, la Plata,
l'Australie et la Nouvelle-Zélande.

Les pays où elle se montre fréquente mais bénigne
sont : la France, la Hollande, la Belgique, la Suède,
l'Allemagne, le Mexique, le Brésil et les Antilles.

Les pays où elle est rare et bénigne sont : la Norwège, l'Italie, l'Espagne, le Portugal, la Grèce, la

Roumanie, l'Austro-Hongrie, la Turquie; le Pérou, le
Chili, la Bolivie, le Canada; l'Algérie, le Maroc,
l'Égypte, l'Abyssinie et les côtes occidentales de l'A-
frique; le Japon, la Chine, la Perse, l'Afghanistan,
l'Asie Mineure et l'Arabie.

Les pays qui sont restés indemnes jusqu'à présent
sont : les îles Feroe, les contrées entourant la baie
d'Hudson, le Kamtchatka et la Polynésie. On pourrait
presque y ajouter l'Islande, car la scarlatine y est excessivement rare.

Pour permettre d'apprécier la distance qui sépare la
France de l'Angleterre, disons en terminant, qu'en
moyenne il meurt de la scarlatine à Londres, par
an, 6000 sujets, tandis qu'à Paris le chiffre des décès n'atteint pas 100. Il est des localités en Angleterre où la scarlatine fournit la moitié des décès généraux.

Prophylaxie. — Les détails dans lesquels nous sommes entrés au sujet de la rougeole nous permettront
d'être plus brefs sur la scarlatine. Cette dernière affection réclame aussi des mesures d'isolement, car son
caractère contagieux n'est pas non plus contesté par
personne. Quelques auteurs la regardent toutefois
comme étant moins contagieuse que la rougeole, parce
qu'elle est moins répandue et qu'en France le chiffre
des rubéoleux l'emporte sur celui des scarlatineux.
Mais l'assertion me paraît trop absolue parce qu'il y a
là peut-être avant tout une question de milieu et une
question de race. La race anglo-saxonne paraît plus
apte à contracter la scarlatine que la race latine, et le
contage scarlatineux qui supporte mal la température
des pays chauds, ainsi que celles des contrées boréales,

SCARLATINE

paraît trouver dans l'Angleterre le milieu le plus favorable à son activité.

Du reste, la scarlatine se propagerait-elle réellement
avec plus de difficultés que la rougeole qu'elle n'en
commanderait pas moins les mêmes précautions, en
raison des accidents graves dont elle est souvent accompagnée ou suivie. Elle nécessite surtout des précautions plus prolongées; car si sa semence entre en
germination moins facilement que celle de la rougeole,
elle offre plus de résistance vitale. L'action contagieuse
de la scarlatine est plus tenace et survit plus longtemps
à l'éruption elle-même. Un convalescent scarlatineux
peut encore communiquer la maladie au bout de six
semaines et plus. Cette longue durée tient surtout
à ce que le principe virulent trouve à la fois un milieu
conservateur et un excellent moyen de transport dans
les pellicules épidermiques. Le virus rubéoleux, lui,
ne s'attache pas à ces pellicules qui restent inoffen-
sives. D'ailleurs, la desquamation est l'exception et
toujours insignifiante dans la rougeole. Dans la scarlatine, au contraire, elle est constante et prolongée,
toujours prête à semer la maladie dans les conditions
les plus variées. C'est même là ce qui nécessite à mes
yeux pour la scarlatine une prophylaxie plus sévère
que pour la rougeole.

L'atmosphère azotée formée par les lamelles épidermiques protège et alimente le contage auquel elle
servait de substratum. Elles le nourrissent chimiquement et le protègent mécaniquement au milieu de
toutes les vicissitudes que le hasard leur fait éprouver
à elles-mêmes. Elles transforment en véhicules de
contagion tous les objets et tous les sujets auxquels

elles s'attachent, et comme elles se putréfient et se détruisent lentement, il en résulte que ceux-ci possèdent longtemps aussi ces qualités contagieuses d'emprunt. Elles se déposent sur les murs, le sol et le plafond des chambres, s'accumulent sur les moindres saillies et dans les rainures du plancher, véritables réceptacles de poussières. Là elles sont toujours prêtes à voltiger à la moindre agitation de l'atmosphère intérieure ou à la moindre tentative de nettoyage et à s'engager dans les voies respiratoires des habitants. Elles retombent ensuite sur leurs points d'appui pour recommencer les mêmes incursions dangereuses par le retour des mêmes occasions. Elles se fixent avec la plus grande facilité sur les vêtements en s'enchatonnant dans leurs mailles et leur confèrent un pouvoir contagieux très marqué. C'est ce qui explique pourquoi, ainsi que j'ai pu le constater souvent dans ma clientèle, la scarlatine se transmet par des intermédiaires beaucoup plus fréquemment que la rougeole ; pourquoi on peut contracter la scarlatine en portant un vêtement ayant appartenu à un scarlatineux ; pourquoi un vêtement imprégné de ces squames, sous l'influence d'une cohabitation même passagère, peut menacer, parfois à une longue échéance, celui qui le revêt. Le fait du Dr Hildenbrand est devenu sous ce rapport un exemple classique. On comprend aussi que la maladie puisse être transmise par une simple lettre ; on a pris sur le fait ce mode de contagion. Enfin les aliments sur lesquels les squames se sont déposées peuvent transmettre encore la scarlatine. Airy (1) a vu vingt-

(1) *Sanitary Record*, février 1880.

huit personnes qui s'approvisionnaient près d'un laitier scarlatineux, en être atteintes.

Il est évident d'après cela qu'on doit déjà appliquer à la scarlatine toutes les questions que nous avons posées et toutes les solutions que nous avons formulées à propos de la rougeole, mais en accentuant plutôt ces dernières ; c'est-à-dire qu'il faut éloigner ceux qu'on veut sauvegarder, mais en se rappelant qu'on s'expose ainsi à infecter des localités qui, sans cela, seraient restées indemnes ; qu'on ne doit laisser autour du malade que les personnes nécessaires aux soins à donner, et que celles-ci ne doivent aborder les autres personnes qu'après s'être débarrassées d'un surtout abritant les vêtements habituels ; que cette précaution est particulièrement indispensable pour la mère-nourrice ; que le médecin devrait terminer ses visites par les scarlatineux et que même il serait plus consciencieux de sa part de se vêtir spécialement pour les exécuter ; que l'hospitalisation doit se faire dans un pavillon parfaitement isolé et le transport par des voitures particulières, qu'on doit mettre aussi moins d'hésitation à licencier les écoles, etc.

Pour l'armée, il est à désirer qu'on suive l'exemple donné par le docteur Geschwing (1), qui vient d'appliquer à sa garnison les mœurs prophylactiques de l'Angleterre. Il a ordonné la séquestration à l'hôpital de toutes les scarlatines déclarées ; la création d'une salle d'observation isolée à la caserne et celle d'une salle de convalescence isolée aussi ; enfin la désinfection par l'acide sulfureux.

(1) *Archives de médecine et de pharmacie militaires*, t. IV, p. 57.

Mais ce qui n'est qu'un perfectionnement dans la prophylaxie de la rougeole devient une nécessité pour celle de la scarlatine; car si elle est relativement peu grave en France, il ne faut pas oublier que partout elle peut exceptionnellement revêtir un caractère malin ; que, partout, même quand elle a été légère, elle peut entraîner des accidents consécutifs sérieux ; enfin qu'en raison même de la plus grande fixité de son contage, il est moins illusoire de travailler à son extinction.

La ténacité que le principe contagieux doit aux pellicules exige que le temps d'isolement soit aussi prolongé que possible, surtout pour la rentrée dans les écoles. Il est même peu pratique de lui assigner une durée réglementaire à moins de la reculer plus qu'on ne l'a fait. Car si parfois elle pourrait être, sans inconvénient, moindre que 6 semaines, souvent elle se trouve être alors insuffisante. Le meilleur criterium est la cessation complète et certaine de la desquamation. Il y a donc intérêt à hâter celle-ci et il est parfaitement rationnel de le faire, comme on l'a indiqué, à l'aide de bains et de frictions répétées et prolongées.

Mais c'est surtout par la nécessité de la désinfection que la scarlatine se distingue de la rougeole, comme prophylaxie. Elle doit porter sur le local, les meubles, les objets et les vêtements. L'emploi des étuves est tout à fait indiqué. Le médecin doit même conseiller aux convalescents de ne point écrire de lettres et à ceux qui sont exposés à en recevoir de cette origine, de les secouer au-dessus du feu, avant de les lire.

Des essais d'inoculations préservatrices ont été tentés avant même qu'on ait songé à l'existence des microbes. On s'est adressé au liquide des vésicules miliaires

(Mandl); au revêtement des ulcérations de la gorge
(Darwin); aux squames épidermiques (Leroy d'Étiolles); au sang recueilli au niveau des plaques scarlati-
neuses (Miguet, d'Amboise). Ce dernier a prétendu
avoir toujours provoqué la formation d'une petite zone
rouge autour de la piqûre et que les inoculés ont paru
avoir acquis l'immunité, vu qu'ils s'exposèrent ensuite
impunément à la contagion. Mais toutes les piqûres,
surtout celles faites avec des matières organiques quelconques, produisent une auréole rouge, et l'immunité
constatée pouvait être aussi bien innée qu'acquise.
Most a même donné le conseil dangereux d'inoculer le
sang des porcs atteints du *mal rouge*, parce que cette
affection ressemble à la scarlatine, non seulement par
l'érythème, mais encore par l'engorgement des ganglions du cou. On sait aujourd'hui qu'il s'agit d'une
maladie infectieuse, de tout autre nature, et qu'il se
produit le plus souvent des accidents mortels de septicémie chez ceux qui se blessent avec des instruments
maculés par les tissus de ces animaux.

Aujourd'hui les espérances et les tentatives doivent
être dirigées vers la découverte et la culture d'un microbe. Mais rien n'est venu les encourager encore. Il
n'y a guère qu'Hallier qui ait osé présenter un type
formel, mais ses assertions ont rendu la confiance
difficile par l'insuffisance de leur élaboration.

Depuis, cependant, Eklund et Osterlong (1) ont cru
devoir attribuer cette affection à un organisme de la
classe des schyzomycètes, le *plax scindens*, parasite
mono-cellulaire, ovale, de un micromillimètre de long

(1) Note sur les miasmes de la scarlatine (*Annales de dermatologie*,
juillet 1882).

sur un demi de large et animé de mouvements en vrilles. Mais ils n'ont exécuté aucune expérience.

J'ai cherché vainement aussi à provoquer une affection analogue à la scarlatine chez des lapins, des chiens et des cobayes en inoculant, tantôt avec la lancette, tantôt à l'aide de la seringue de Pravaz, soit du sang de scarlatineux, soit des cultures de ce sang prises aux différents moments de l'opération, soit du mucus naturel ou cultivé de la gorge, soit des cultures des cellules épidermiques et des cylindres trouvés dans l'urine. L'introduction a eu lieu tantôt sous la peau, tantôt sous l'épiderme après soulèvement par un vésicatoire ammoniacal, tantôt sous la muqueuse de la gorge. Des cellules épidermiques et des cylindres ont été introduits en nature sous la peau. Les animaux avaient été rasés préalablement pour pouvoir juger des modifications de la couleur de la peau. Il ne s'est jamais produit ni éruption, ni angine. Tout ce que j'ai pu obtenir, c'est une élévation d'un degré et deux dixièmes au-dessus de la température normale pendant sept jours. On serait peut-être plus heureux en expérimentant sur des singes.

Quant à l'examen microscopique des cultures, il a fait voir d'abord des champs de corpuscules ovoïdes brillants, qui m'ont paru identiques à ceux des cultures rubéoleuses. Il en a été de même pour les bactéries consécutives. Mais dans quelques cultures de lamelles épidermiques, il s'est produit en outre des filaments excessivement délicats, assez longs, ramifiés et enchevêtrés entre eux.

On peut donc dire que rien n'est même ébauché encore. Cependant il faut reconnaître que tout dans les

allures de la maladie semble indiquer qu'elle est l'œuvre d'un proto-organisme. Elle a une période d'incubation d'environ 5 jours qui semble nécessaire à l'évolution latente des germes. Elle trouve son milieu le
plus favorable dans la zone froide tempérée, comme si
le germe dans ses pérégrinations en dehors de l'espèce
humaine ne pouvait supporter ni la chaleur, ni le froid
extrême. Elle se marie souvent avec la rougeole, comme
s'il se produisait des hybrides par l'union des deux
germes. Si le microbe existe, il doit avoir une certaine
parenté avec celui de la diphthérie, car cette dernière
maladie vient parfois compliquer la scarlatine, règne
souvent en même temps qu'elle, et a les mêmes prédilections géographiques.

Disons, en quittant cette question, qu'il est à craindre que la connaissance d'un microbe spécial n'ait
jamais qu'un intérêt théorique, car la scarlatine, comme
la rougeole, s'observe assez fréquemment plusieurs fois
chez le même sujet.

A côté de la vaccination par virus ou microbes on a
conçu l'idée d'une préservation par l'ingestion de diverses substances qui seraient comme un contre-poison
du poison morbide, ce serait comme une vaccination
médicamenteuse ou thérapeutique. Cette méthode
semble même être en veine d'être prise au sérieux,
grâce aux nombreuses communications que Burcq fait
à l'Académie relativement à l'action du cuivre
contre le développement du choléra et de la fièvre typhoïde. La scarlatine a précédé de beaucoup ces affections dans cet ordre d'idées. Dans plusieurs localités,
notamment en Allemagne, il est d'usage vulgaire d'administrer la belladone en temps d'épidémie de scarla-

tine, parce que cette substance produit, comme le vice scarlatineux, un érythème cutané et l'irritation de la gorge. Toutefois, cette pratique a été engendrée plutôt en vue des doctrines homœopathiques qu'en vue de l'immunité conférée par une première atteinte.

Une longue liste d'autres substances, qu'il serait oiseux d'énumérer ici, ont été proposées en vue de paralyser directement le poison morbide. Parmi elles, il s'en trouve plusieurs, comme le sulfate de quinine, le soufre, le sulfo-phénate de soude, qui se rattachent à la méthode antiseptique et à la médecine des germes. Mais dans cette doctrine on oublie que pour tuer les germes dans le sang il faut des doses qui compromettraient la sanguification et la vie elle-même.

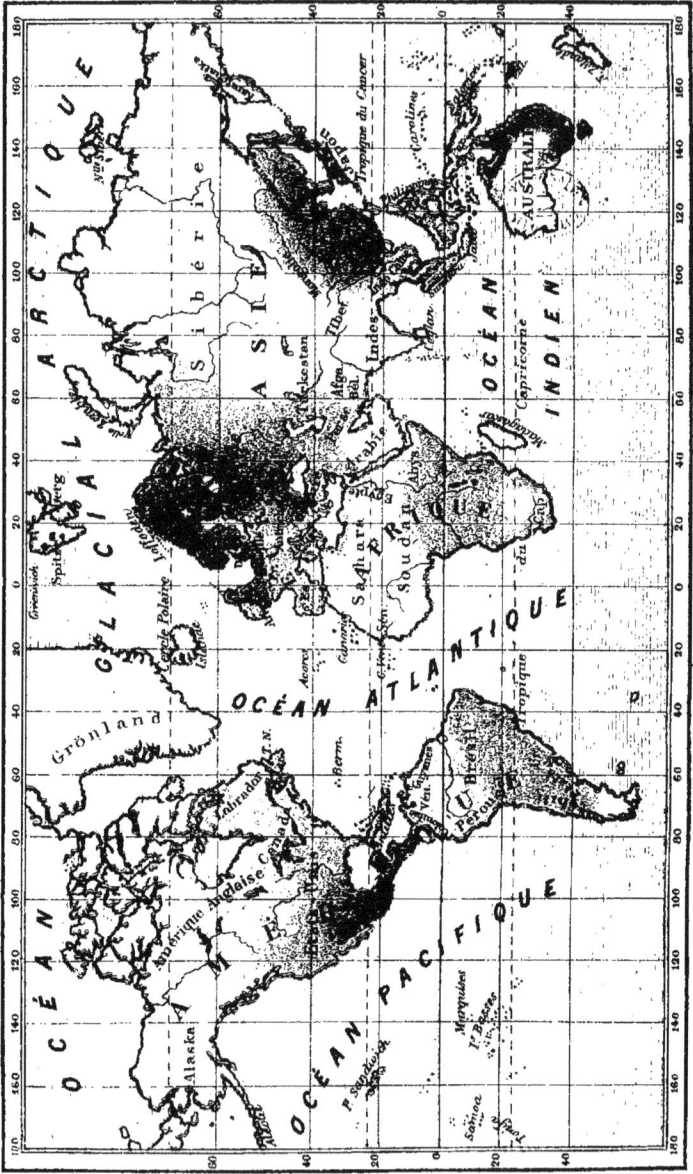

DIPHTHÉRIE

CHAPITRE IV

Diphthérie.

Répartition géographique. — On n'a pas encore
trouvé de manuscrit qui permette de faire remonter
l'existence de la diphthérie au delà du premier siècle
de notre ère. La plupart des auteurs indiquent la Syrie
comme ayant été son berceau primitif. Cependant la
maladie que les Grecs ont décrite sous le nom de *mal
égyptiac* et qu'ils disent avoir reçue d'Égypte, paraît
bien avoir été notre diphthérie actuelle.

Il est à remarquer que la plupart des maladies épidémiques nous sont venues de l'Orient, c'est-à-dire des
parties du globe où les populations se sont montrées de
bonne heure condensées et marchant les premières
dans la voie de la civilisation. C'est qu'en effet la civilisation orientale a toujours porté, avant tout, sur le
bien-être, le luxe et la satisfaction des passions de
quelques classes privilégiées, sans se préoccuper en
rien de la santé publique. Les hideuses infractions aux
lois de l'hygiène qu'on rencontre dans toutes les villes
asiatiques en sont encore aujourd'hui la preuve. C'est
qu'aussi la civilisation amène, ce qui n'existe pas chez
les peuplades primitives, les agglomérations de mas-

ses épuisées par le vice et la misère. Elle multiplie en outre les relations internationales qui favorisent les échanges pathologiques, aussi bien que les échanges commerciaux.

Pour les maladies qui se produisent à la fois sous la forme épidémique et sous la forme endémique, la géographie doit comprendre d'une part un itinéraire donnant les grands traits de sa marche envahissante, d'autre part une désignation cartologique des localités où elle a établi des postes d'occupation plus ou moins permanents.

En ne tenant compte que des documents écrits, la première apparition de la diphthérie en Europe aurait eu lieu en 1557, et aurait eu pour théâtre la Hollande. En 1565, on la voit apparaître à Bâle, d'où elle gagne Paris en 1576. En 1665, nous la retrouvons en Espagne d'où elle paraît s'être propagée dans les îles Baléares, la Sardaigne, l'île de Malte, la Sicile et le sud de l'Italie. En 1736, nouvelle irruption en France. Trois ans plus tard elle envahit l'Angleterre. En 1755 elle apparaît en Suède; franchit l'Atlantique et se montre en 1771, aux États-Unis.

Il lui faut 45 ans pour s'étendre à l'Amérique méridionale. Le Chili n'est, en effet, touché qu'en 1816 et le Brésil en 1860 seulement. Elle paraît avoir été importée, en 1850, par les Anglais en Tasmanie. Enfin elle a apparu pour la première fois en Perse en 1869. Les envahissements tendent encore de nos jours à se compléter en Europe. Ainsi la maladie n'a été signalée dans le Danemark qu'en 1846, et qu'en 1856 en Islande. En général on peut dire qu'actuellement le courant est dirigé vers le Nord. C'est du moins dans ce sens

que le chiffre des victimes augmente. Les itinéraires
de la diphthérie n'ont nullement les allures rapides et
foudroyantes du choléra.

Tandis que celui-ci ne fait que passer dans une localité et que le feu qu'il y allume s'éteint de lui-même au
bout de 6 semaines à 2 mois, la diphthérie au contraire
a une marche beaucoup plus lourde. Elle égrène ses
victimes presque les unes après les autres et reste de
longues périodes de mois et d'années dans ses gîtes
d'étape :

Si maintenant nous cherchons à classer les localités suivant l'intensité actuelle de la maladie nous rangerons :

1° Parmi les contrées les plus frappées l'Angleterre,
la Hollande, le Danemark, la Suède, la Norwège, les
provinces Baltiques, la Russie occidentale, la Belgique,
la Turquie, la Chine, le Japon, la Nouvelle-Calédonie,
l'Australie et le Mexique.

2° Parmi celles où la diphthérie présente une intensité moyenne : l'Islande, la Russie orientale, la France,
la Suisse, l'Italie, l'Espagne, la Hongrie, les États-Unis,
les Antilles, le Brésil, la Bolivie, la Plata, le Chili, le
Canada, l'Asie Mineure, la Syrie, la Perse, les Philippines, et l'Afrique centrale.

3° Parmi celles où l'affection est rare, l'Inde, le nord
et le sud de l'Afrique.

Prophylaxie. — La diphthérie est une des maladies
pour lesquelles la *vaccination* donne le moins de promesses. Son origine zymotique n'est même pas encore
démontrée. Ce n'est pas qu'on n'ait pas rencontré
dans les fausses membranes des êtres microscopiques.
Loin de là, il en est de ceci comme de beaucoup de

sujets médicaux. L'embarras vient de l'excès des ri-
chesses. Hallier, Letzerig, Nassiloff, Oertel, Glauer (1),
ont décrit diverses productions cryptogamiques qu'ils
trouvaient dans les fausses membranes, de même dans
les ganglions lymphatiques voisins. Le dernier de ces
auteurs prétend même avoir observé un fait prouvant
que la diphthérie peut être le résultat de l'envahissement et de l'empoisonnement de l'économie par des
champignons microscopiques de provenance extérieure.
Il a vu une famille contracter cette affection par le fait
de l'habitation dans une chambre humide dont les
parois étaient couvertes de champignons de toutes natures. Il ajoute, sans indiquer s'il a réellement constaté la chose *de visu*, que si du lait a pu engendrer cette
maladie, c'est qu'il provenait de vaches dans les canaux galactophores desquelles des spores de champignons s'étaient engagés.

Plus récemment, Talamon (2) a annoncé qu'il avait
trouvé dans les fausses membranes un champignon
tout à fait spécial dont la culture faisait éclater les
diverses phases. On obtiendrait ainsi des mycelium
apparaissant sous forme de longs tubes très réfringents,
cloisonnés de distance en distance, pouvant avoir de
4 à 5 millimètres de diamètre, offrant des bifurcations
en forme de lyre et parfois de béquilles, fournissant
un fruit rectangulaire rempli de petits grains ronds.
Après la rupture spontanée de l'enveloppe rectangulaire, ces grains se grossiraient en petites sphères
amorphes qui plus tard s'allongeraient et se transfor-
meraient en nouveaux mycelium. On n'obtiendrait

(1) *Revue d'hygiène*. 1882, p. 266.
(2) Hayem, *Revue des sciences médicales*, octobre 1881.

ces résultats par la culture des fausses membranes que lorsque celles-ci seraient tout à fait fraîches. Les matières fécales des animaux diphthéritiques auraient, seules, le pouvoir de conserver longtemps aux germes du champignon leur vitalité. Enfin le liquide des cultures aurait constamment reproduit des fausses membranes par inoculation. Mais il est à noter que dans ce liquide se trouvaient des fausses membranes entières et qu'on n'est pas en droit d'attribuer au champignon les résultats obtenus. En outre, Talamon s'est peut-être trop pressé d'admettre l'identité entre la diphthérie de l'homme et celle des animaux.

Malgré ce que peuvent avoir de séduisant les assertions de Talamon, on peut dire qu'aujourd'hui on a à peu près renoncé à chercher l'agent générateur de la diphthérie parmi les productions cryptogamiques d'un ordre déjà assez élevé, quoique de proportions microscopiques, qu'on voit se développer sur la peau et ses annexes et y engendrer des maladies comme le favus, le muguet, l'herpès tonsurans, etc. On y a renoncé surtout depuis que Senator [1] a déclaré que les parasites de cette catégorie peuvent manquer dans la véritable diphthérie, se rencontrer sur les muqueuses en l'absence de celle-ci, et en tout cas varier comme espèces. Du reste, avec ce genre de parasites, la question de la vaccination disparaîtrait immédiatement ; car il est admis, tout au moins tacitement, qu'elle ne peut être soulevée qu'à propos des êtres, plus inférieurs encore, désignés aujourd'hui sous le nom de microbes ou de proto-organismes.

[1] *Archiv f. Path. anat. und Phys.*, t. LVI, n° 12, 1er nov.

C'est dans cette voie plus à l'ordre du jour qu'É-
berth (1) a dirigé ses recherches personnelles. Selon
lui il y aurait constamment des bactéries en grand
nombre dans les fausses membranes, dans les ganglions lymphatiques et même dans les vaisseaux sanguins de la muqueuse. Elles obstrueraient ces derniers
et ce serait même elles qui produiraient les ulcérations
en privant complètement de sang certains départements. Elles auraient aussi le singulier effet d'entraver
la prolifération des leucocytes et, par suite, la formation
du pus. Du jour où le parasite disparaît, la suppuration
s'établit. Thomas (2), qui a reproduit ces recherches
pour sa thèse inaugurale, confirme leur existence ;
mais il reconnaît que ces bactéries n'ont point de caractères morphologiques spéciaux.

Wood et Formad (3) ont décrit des micrococcus con-
tenus dans les cellules épithéliales et les globules blancs
du sang, et ne se distinguant des micrococcus ordinaires
que par leur grande fécondité, lorsqu'on les cultive.
Cornil (4) leur accorde au contraire une certaine caractéristique anatomique. Ils consisteraient en de petits corps sphériques ayant moins d'un millième de
millimètre et en des bâtonnets, simples, très étroits,
animés de mouvements d'inflexion et de rotation.

Ce désaccord diminue déjà l'espoir qu'on peut con-
cevoir au sujet des ressources vaccinales futures. En
outre, on n'a pas encore isolé ces bactéries par les
cultures et provoqué des productions diphthéritiques

---

(1) *Zur Kemtruss des haeterihssen Mykosen.* Leipzig, 1872.
(2) Thomas, *Thèse de Paris*, 1881.
(3) *T. Boston med and surgic. Journ.*, 3 novembre 1880.
(4) *Archives de physiol. normale et pathol.* 1881.

par l'inoculation de ces cultures. On n'a encore signalé que des inoculations positives obtenues avec l'ensemble des membranes. Trois lacunes expérimentales
restent donc encore à combler, avant qu'on puisse
songer à s'engager dans la voie de l'application :

1° Déterminer les réactifs spécialisant le microbe, à
défaut de la forme ;

2° Réaliser des cultures ;

3° Obtenir la transmission par ces cultures ;

4° Réaliser le mode d'atténuation.

D'ailleurs il est un fait d'observation clinique qui
compromet encore l'avenir de la vaccination, c'est
qu'une première atteinte ne confère nullement l'immunité.

Mais si ce côté de la prophylaxie doit encore être
complètement réservé, il est d'autres points sur lesquels on peut se prononcer immédiatement et dicter
déjà des prescriptions positives.

Les mesures d'*isolement* peuvent être déjà déclarées
indispensables, car la contagion n'est plus mise en
doute par personne. Elle est moins fatale qu'avec la
rougeole, la scarlatine et surtout la variole. C'est probablement ce qui a conduit Bretonneau à ne pas admettre la transmission par l'intermédiaire de l'air (1)
et à ne regarder comme établie que celle par inoculation ou projection sur les téguments amincis ou
excoriés.

Le danger de ces deux derniers modes de transmission est malheureusement démontré par un trop grand
nombre de victimes, appartenant surtout au corps mé-

(1) Lettre de M. Bretonneau *Archives de médecine*, 1855, t. I, 5ᵉ série).

dical, pour qu'il ne soit pas oiseux de s'arrêter sur un
fait qui, aujourd'hui, a acquis la valeur d'un axiome.
Il doit suffire à ce propos d'insister sur la nécessité de
se mettre en garde contre ces inoculations accidentelles, sous le double point de vue des opérés et des
opérateurs, il faut une propreté excessive pour les
instruments. Les médecins, les internes, doivent éviter
avec soin les blessures pendant les opérations, les pan-
sements et les dissections ; être prêts à détourner le visage au moment où une expulsion spasmodique se
produit chez l'enfant, en ne sacrifiant, toutefois, rien
de l'attention qu'exige l'acte professionnel ; se soumettre à des lavages réitérés et prolongés. Il appartient aux administrations hospitalières de favoriser les
moyens de lavage et les ablutions pour les élèves et
tous les gens de service. Ces derniers doivent évidemment prendre les mêmes précautions que les médecins
dans leur part de manipulation des malades. Les uns
et les autres devront être écartés s'ils sont porteurs de
blessures ou d'excoriations.

Mais ce qu'il importe de bien établir, c'est qu'on ne
doit pas redouter seulement le contact direct des fausses membranes, mais encore de respirer l'atmosphère
ambiante des diphthériques, car les publications pério-
diques ont déjà eu à enregistrer un grand nombre
d'observations dans lesquelles la transmission a été le
résultat d'une simple visite sans que le contact, le lait
ou l'eau de la boisson aient eu le moindre droit d'être
mis en cause.

Toutefois le poison diphthéritique est bien moins
volatil et moins diffusible que celui des fièvres éruptives. Il paraît peu apte à franchir le seuil de la maison

et même celui de la chambre d'occupation. En outre, il met bien plus de lenteur à pénétrer les organismes. Il faut que l'exposition au danger soit répétée ou prolongée pour que le mal se développe. Enfin les chances ne sont pas égales pour tous les sujets. C'est entre la troisième et la douzième années qu'il y a le plus de réceptivité. Au-dessous de vingt ans les chances de contagion sont de 50 p. 100. Au-dessus elles ne sont plus que de 14 p. 100. Les petites filles résistent moins à la contagion que les petits garçons. D'une manière générale, on a pu dire que 38,8 p. 100 des personnes exposées se trouvaient frappées.

Ces conditions rendent possibles certaines concessions réclamées souvent par les diverses circonstances et besoins sociaux. Car si, administrativement, il convient de se montrer absolu dans l'application des mesures, dans la pratique privée, on doit accepter certaines exceptions, si l'on ne veut pas qu'un excès de sévérité finisse par compromettre l'acceptation par le public des mesures réellement indispensables.

Le séjour constant, ou même simplement prolongé, près des diphthériques, doit être exclusivement restreint aux personnes indispensables à l'administration des soins. Mais les personnes adultes peuvent certainement, sous leur propre responsabilité, être autorisées à pénétrer un instant près du malade, si elles le désirent vivement. Car pour elles, avec la moindre réceptivité que leur confèrent l'âge et le temps nécessaire à l'infection, elles ne s'exposent le plus souvent qu'à une intoxication considérablement atténuée, se traduisant par une angine seulement pultacée, ou même par une angine sans la moindre exsudation. Toutefois, on ne

doit pas leur laisser ignorer qu'elles courent quelques
risques et qu'elles ne doivent céder à leur désir que
pour des raisons majeures.

Mais il faut toujours éloigner avec la plus grande
rigueur les enfants et plus particulièrement les petites
filles. Pour eux aussi on est toutefois obligé de céder
devant certaines difficultés. En principe, on acquiert
une grande sécurité en transportant les enfants restés
sains dans une localité éloignée. Mais il est un écueil
qu'il faut s'efforcer d'éviter; c'est d'envoyer loin de
sa famille un enfant qui est en période d'incubation.
Il y a là à la fois un inconvénient et un danger : un inconvénient, car il est pénible pour une mère de sentir
un de ses enfants malade loin d'elle, lorsqu'elle est
obligée de rester auprès du premier frappé ; un danger, car on peut importer ainsi une épidémie dans
une localité qui, sans cela, aurait peut-être été épar-
gnée. Or, il est bien difficile, sous ce rapport, de
prendre un parti en toute sécurité ; car la durée de
l'incubation est très variable et peut être fort longue.
On l'a vue n'être que de quatre jours, et d'autres fois
se prolonger jusqu'à un mois. Aussi en conseillant un
déplacement, le médecin doit faire connaître toutes les
éventualités possibles.

D'autre part, le médecin ne doit jamais perdre de
vue que l'éloignement n'est pas toujours possible pour
toutes les situations sociales et qu'il est parfois dérisoire
et même cruel de poser comme un ultimatum, un
conseil qu'on sait ne pas pouvoir être réalisé et qui,
de plus, peut n'être pas tout à fait indispensable. Donc
on ne doit conseiller un déplacement qu'aux familles
que l'on sait en situation de le faire et lorsque le

chiffre des cas est déjà très notable, ou lorsque l'habitation occupée touche à des maisons contaminées. Si, pour des raisons de famille ou de convenances, la chose n'est pas possible, on peut se contenter d'un déplacement dans la localité même. Si même cet éloignement relatif est impossible, il faut se rappeler que, plus encore que pour la rougeole et la scarlatine, il suffit parfois de retenir les enfants sains dans un autre corps de logis, ou même dans une chambre plus ou moins éloignée de celle du malade. Enfin pour les classes pauvres qui n'ont à leur disposition qu'une seule chambre, il est évident qu'en dehors de l'hôpital on ne peut plus que faire des vœux pour la création d'asiles dans l'avenir.

Il est peut-être exagéré de défendre de passer dans une rue où il se trouve quelques diphthériques, vu le peu d'expansibilité du contage. Néanmoins il y a lieu de respecter les appréhensions des mères à cet égard, comme de les rassurer lorsque, inconsciemment, elles se sont exposées à un danger aussi peu probable. Mais lorsque les cas sont nombreux, le médecin doit recommander lui-même l'abstention, car sous le feu convergent de cas agglomérés, le rayon du danger augmente d'étendue.

Du reste, il est un certain nombre d'observateurs qui estiment que le vent peut transporter très loin le contage diphthéritique. Airy (1) a rapporté trente-deux cas semblant le démontrer. King (2) attribue au transport par les vents la fréquence de la diphthérie dans les localités élevées.

L'isolement dans les hôpitaux est aujourd'hui re-

(1) *Brit. med. Journ.* 1882, p. 463.
(2) *Sanitary Record*, janv. 1881.

connu indispensable. La transmission y est encore plus
à craindre que dans les familles. Non seulement les
lits sont nombreux et rapprochés dans une même salle ;
mais le contage trouve probablement dans cette atmosphère miasmatique un milieu plus favorable à son développement, et dans ces organismes épuisés, un terrain plus fertile. Le danger est centuplé quand il s'agit
d'hôpitaux d'enfants. Dans les pays où la diphthérie
est en progrès, comme en Russie et en Angleterre, on
a déjà élevé des hôpitaux tout à fait spéciaux, distincts
et excentriques. En attendant qu'on adopte ailleurs ce
genre d'institution, qui du reste ne sera jamais applicable qu'aux très grandes villes, il convient d'élever
dans les cours ou les jardins des hôpitaux généraux un
pavillon spécial. Dans les petites villes on pourrait se
contenter d'installer les diphthéritiques dans une
chambre éloignée et indépendante des autres malades.

Comme le séjour dans l'atmosphère des diphthéritiques est inévitable pour un certain nombre de personnes, il est naturel de chercher à pallier le danger
autant que possible. On a même été jusqu'à proposer
de faire porter aux médecins et aux gardes le respira-
teur à ouate du Dr Hanot (1). Mais outre que cette
précaution est au fond un peu exagérée pour les pre-
miers· qui ne séjournent pas longtemps et aussi pour
les seconds qui la plupart du temps sont devenus réfractaires aux miasmes, on sera toujours, en France
du moins, tenté de ridiculiser un pareil moyen. Celui-
ci pourrait être certainement très utile au moment
d'une trachéotomie. Mais même pour cette circons-

___

(1) Decroizilles (*Annales d'hygiène*. 1882, p. 203.

tance, peu de médecins consentiraient à se prêter à un procédé qui pourrait les faire accuser de pusillanimité.

Tout ce qu'on peut donc recommander, c'est l'emploi des moyens d'aération et de désinfection. Les premiers moyens soulèvent une difficulté. Beaucoup de médecins, et l'opinion publique surtout, redoutent l'action du froid sur les diphthéritiques et attribuent même à cet agent la production de la maladie. Nous aurons à juger tout à l'heure la question sous ce dernier rapport. Mais même en lui donnant une solution négative, il reste toujours à se demander s'il ne peut pas du moins nuire aux individus déjà atteints. Il est certain que l'affection paraît devenir plus fréquente et plus grave dans les pays froids, et il est possible qu'en provoquant des bronchites, soit par contact direct sur la muqueuse, soit par action réflexe sur la peau, il travaille ainsi à l'extension du mal dans les voies pulmonaires. Il est vrai qu'on applique avec succès la glace sur les fausses membranes. Mais si un froid glacial peut paralyser des germes, un froid ordinaire n'a plus cet heureux effet, tout en irritant la muqueuse. Il y a donc lieu de ventiler sans refroidir, ce qui peut toujours se réaliser, en entretenant un feu de cheminée, tout en ouvrant les fenêtres d'une chambre voisine ou même celles de la chambre du malade, toujours en évitant de placer celui-ci dans un courant d'air. Quant aux désinfectants, on ne peut que gagner à faire des pulvérisations assainissantes.

Je n'ai trouvé nulle part des documents qui m'aient permis de décider si une personne qui a séjourné. près d'un diphthéritique peut en contaminer une au-

tre sans avoir été elle-même contaminée ; autrement dit
si le contage peut s'attacher à ses vêtements et rayonner
ensuite sur les personnes rapprochées. En raison de la
lenteur avec laquelle se fait l'imprégnation, il est peu
probable que le fait puisse se produire à la suite d'une
simple visite, mais dans le doute il vaut mieux que
toute personne ayant charge d'enfants s'abstienne de
pénétrer dans une maison frappée. Quant à celles qui
séjournent près du malade à un titre quelconque, elles
doivent certainement se tenir éloignées d'autres enfants. Une mère ne doit pas, en tout cas, aller de l'une
à l'autre sans changer complètement de vêtement. Il
est du reste une chose heureuse, c'est que dans les
classes élevées et moyennes, les mots croup et angine
couenneuse éveillent une telle terreur qu'on n'a même
pas besoin de recommander des précautions. Tout le
monde est enclin à dépasser les bornes du nécessaire,
et ce qui est certainement exagéré pour la fièvre typhoïde ne l'est peut-être pas pour la diphthérie.

Quoique ce soit au lit du malade que l'on court le
plus de danger, ce n'est pas là qu'il se fait le plus de
victimes parce que ce danger est prévu et connu.
C'est surtout dans les relations qui peuvent s'établir
avec un enfant dont la maladie débute et n'est pas
encore signalée, ou avec un convalescent qu'on ne
croit plus dangereux, que l'affection se transmet. Cela
arrive dans les relations sociales ordinaires et dans les
lieux de réunion les plus fréquentés. Mais c'est naturellement à l'école que la chose est fréquente. Là, la
densité et l'âge de la population, la durée du séjour
commun, tout concourt à assurer le résultat contagieux. Aussi est-ce à l'école que doit s'exercer la plus

grande surveillance. Lorsqu'un enfant est absent pour cause de maladie, il est du devoir de l'instituteur de s'informer de la nature de celle-ci. S'il apprend qu'il s'agit d'une diphthérie, il doit chaque jour passer en revue la gorge de ses élèves et renvoyer immédiatement tout enfant suspect. Il va sans dire que le médecin de la circonscription a le devoir d'exercer l'instituteur à cet examen, dès que l'occasion s'en présente. Du reste il devra être prévenu soit par le maire, soit par le maître d'école, dès qu'un cas apparaît dans le village. Si les cas se multiplient, le licenciement devient indispensable. Le temps pendant lequel les enfants frappés doivent être tenus éloignés de l'école et même maintenus en quarantaine vis-à-vis de la population, est difficile à fixer. On applique généralement la règle adoptée pour la scarlatine, qui prescrit six semaines. C'est insuffisant, car on cite beaucoup de cas où la transmission s'est encore produite, au bout de ce temps ; on l'a même vue s'effectuer après dix semaines. Le minimum tolérable doit donc être au moins de deux mois. Un autre lieu de réunion qui joue un rôle certain dans la propagation de la diphthérie parmi les populations rurales, c'est l'église. Trop de faits le démontrent pour qu'on ne prenne pas à cet égard certaines précautions, d'autant plus faciles à appliquer que dans les villages on sait généralement tout ce qui s'y passe. .

La transmission ne se fait pas seulement par les malades eux-mêmes, mais encore par les locaux qu'ils ont habités. Comme cela a lieu pour la plupart des maladies contagieuses, l'agent virulent s'attache aux murs et aux objets et peut même y conserver long-

temps sa puissance d'infection. On a vu des épidémies
éteintes reparaître par le fait de la réoccupation de
bâtiments abandonnés depuis deux mois. On n'a pas
encore publié de faits où la contagion ait été l'œuvre
d'un simple objet à usage; mais du moment où l'ensemble du local a le pouvoir contagieux, il doit en
être de même, et à plus forte raison, pour la literie, le
linge, les vêtements et les tapis. Il est peu probable
toutefois que le mal puisse être transmis par des meubles vernis ou des lettres, comme cela s'est vu pour la
scarlatine et la fièvre jaune. Mais il est du moins prudent de bien brosser et frotter les meubles, et il est
indispensable de soumettre vêtements, literie, tapis,
planches et murs aux procédés de désinfection habituels.

On n'a pas encore non plus cité de fait bien avéré
de transmission par les voitures publiques. Mais
comme le danger a été démontré pour la variole et la
scarlatine, il sera prudent d'inscrire aussi la diphthérie
parmi les affections réclamant l'application du principe des voitures spéciales.

Les cadavres des diphthéritiques conservent beaucoup mieux et beaucoup plus longtemps le contage
que les matériaux de construction et d'ameublement.
Il s'est passé en Russie un fait qui prouve à quel point
cette conservation de l'activité première peut se prolonger. Un père, ayant perdu un enfant du croup, fit
procéder à son exhumation quatre ans après sa mort.
Il assista à l'opération avec cinq autres de ses enfants.
Ceux-ci furent tous atteints (1). Ucke attribue les pro-

_____

(1) *Revue d'hygiène.* 1879, p. 782.

grès de la diphthérie en Russie à ce que, en vertu des mœurs locales, les visiteurs affluent autour du cadavre découvert (1). Il est donc indispensable de prendre toutes les précautions nécessaires dans les cas d'exhumation, de recourir à l'ouverture préalable de la fosse et à l'emploi des désinfectants, et de ne laisser approcher que les personnes indispensables à l'opération. Dans tous les cas on devra défendre l'accès aux enfants et aux jeunes gens.

Le danger est peut-être moins grand immédiatement après la mort, lorsque la fermentation putride n'est pas encore venue multiplier la puissance du poison et lorsque le cadavre est nouvellement enfermé dans un cercueil bien clos. Néanmoins il est prudent pour les mères de ne pas emmener leurs enfants aux enterrements de diphthéritiques, de n'y assister elles-mêmes qu'en se tenant le plus loin possible du cercueil. Quant à la veillée près du cercueil, elle est certainement toujours dangereuse, et sous ce rapport, les asiles pour les enfants restés sains, ou les maisons mortuaires pour le défunt trouveraient ici une application utile.

A l'amphithéâtre, le cadavre diphthéritique est beaucoup plus dangereux encore, dans ce milieu putride où les organes sont mis à nu et où l'infection atmosphérique vient se compliquer de la possibilité d'une inoculation. Il serait à désirer que les cadavres de diphthéritiques ne fussent jamais employés aux études pratiques d'anatomie pure qui exigent des dissections minutieuses pendant un grand nombre de

1. *Viertzh. f. gericht Med. u. aeff. Sanit.* 1881, p. 158 et 362.

jours. Ils devraient être livrés uniquement à l'autopsie extemporanée, les pièces pathologiques étant, après un examen rapide, immédiatement plongées dans le liquide durcissant. On peut dire, du reste, que les errements suivis actuellement pour les travaux d'anatomie pathologique constituent réellement un progrès pour l'hygiène. Au lieu de ces recherches faites à l'œil nu et sur des pièces à l'état de nature, la tête penchée durant plusieurs heures et pendant plusieurs jours, ce sont aujourd'hui des études microscopiques qui nécessitent que les pièces soient préalablement immergées dans les bains qui détruisent le poison.

Les animaux domestiques et particulièrement les animaux de basse-cour ont souvent une affection que les vétérinaires nomment aussi diphthérie. Il importe de savoir si l'identité existe avec la diphthérie humaine et si, dans les épizooties de ce genre, il peut s'établir une contagion de l'animal à l'homme. Nicati (1) se prononce pour l'affirmative. Il a pu inoculer la diphthérie des poules à d'autres animaux. Il l'a vue coïncider avec une recrudescence de la diphthérie parmi les habitants. Dammann (2) abonde dans le même sens. Il a vu dans une ferme de Poméranie tous les veaux être atteints d'une affection ressemblant à la diphthérie. L'intendant de la ferme et une femme qui soignaient ces animaux furent envahis par l'angine spécifique. Il est vrai que Mégnin (3), se basant sur la structure des fausses membranes dans les deux

(1) *Revue d'hygiène.* 1879, p. 239.
(2) *Die Diphtherie der Kalber eine neue auf den Menschen über trag. bar. Zoonose par Dammann-Deutsche Zeits. f. Thiermed. u Vergleicht. Path.* III, p. 1-28. *Central Blatt f. chir.*, n° 11. 1877.
(3) *Revue d'hygiène.* 1879, p. 587.

cas, n'admet même pas une simple analogie. Selon lui, on trouve toujours sous les fausses membranes de la poule un proto-organisme qu'on ne rencontre jamais sous celles de l'homme et que Balbiani considère comme une grégarine à différents degrés de développement. En outre, il cite une famille qui s'est nourrie pendant plusieurs mois de poules diphthéritiques provenant d'une école vétérinaire et dont les membres n'ont présenté aucun accident. Malgré cette assertion émanant, je le reconnais, d'un savant des plus distingués, je crois que, pour le moment, il serait imprudent de s'abandonner à une sécurité complète. Car la présence des grégarines ne prouve rien, vu que les êtres inférieurs se rencontrent dans bien des circonstances et que le magma exsudatif peut aussi, chez l'homme, recevoir de l'extérieur les parasites les plus variés qui ne caractérisent en rien la maladie. Il est probable aussi que la coction et le mode d'introduction ont été pour beaucoup dans l'innocuité de la grande consommation qui a été faite par la famille que cite Mégnin. En outre les viscères, où se trouvent le plus souvent les fausses membranes, sont rejetées et ne servent pas à l'alimentation. D'ailleurs les préparations culinaires pourraient exposer à des blessures avant que la coction n'ait détruit un poison qui, certainement, se transmet d'animal à animal.

Heureusement que les éleveurs ont un intérêt pécuniaire considérable à arrêter un mal qui, en quelques jours, peut dépeupler les basses-cours de tout un village et à faire de suite la part du feu, sans la moindre hésitation. Mais, malgré le doute qui plane encore sur la question de l'identité, il y aurait lieu d'avertir les paysans qu'il serait bon de prendre des précautions pour leur propre famille. Il faudrait même plus, c'est-à-dire que l'isolement et l'abattage fussent exécutés d'office, et que la vente des poules malades fût interdite.

Power (1) a vu tous les habitants d'une ferme devenir diphthériques après avoir consommé du lait à consistance visqueuse et à teinte sanguinolente (lait rouge des Français). Or la vache était atteinte d'une inflammation infectieuse de la glande mammaire. Rien ne prouve là la relation de cause à effet ; mais le fait mérite d'attirer l'attention, et pour toutes sortes de raisons du reste, la consommation d'un pareil lait doit être condamnée.

Il est un autre point qui demande à être examiné, c'est celui de savoir si le lait normal peut servir de véhicule pour le contage diphthéritique, comme cela est démontré pour la scarlatine et la fièvre typhoïde. Rien de positif n'a encore été signalé à cet égard. En attendant, il convient, en vue de toutes les affections contagieuses, de recommander aux laitiers de ne plus placer leurs pots de lait dans le voisinage des chambres habitées. Mais on n'obtiendra évidemment ce résultat qu'en organisant des inspections et en défendant la vente aux laitiers qui ne se prêteraient point à cette amélioration. En tout cas, pendant les épidémies il est bon de ne s'approvisionner que près des laiteries municipales ou organisées administrativement avec surveillance sérieuse.

Depuis que la fièvre typhoïde a porté, d'une façon

(1) *Revue d'hygiène.* 1879, p. 161.

si ardente, l'attention des hygiénistes sur les water-closets et les égouts, on a aussi incriminé ces installations au sujet de la diphthérie. Brouardel (1) attribue en partie aux égouts l'augmentation. De 1869 à 1874, sur 100,000 décès, il y a eu 53,6 décès par croup ; de 1875 à 1879, 88,8; de 1880 à 1881, 101,3. Le chiffre des décès diphthéritiques a donc doublé en 10 ans, et il a augmenté au fur et à mesure que le tout à l'égout est devenu plus général. Talamon (2) dit aussi que l'infection peut être apportée dans une maison quelconque par les gaz des égouts en dehors de la condition d'humidité. Cependant en Podolie, où il n'y a pas d'égouts, il y a quatre fois plus de diphthéries qu'en Angleterre. Pour le moment, ce n'est encore qu'une nouvelle pièce à ajouter au dossier du procès qui se fait contre le tout à l'égout.

Au Congrès de Genève, on a dit aussi que le nombre des diphthéritiques augmente avec le nombre des water-closets. Or, en Écosse, depuis quinze ans les décès par diphthérie ont été plus fréquents dans les districts ruraux que dans les urbains. En Prusse, c'est aussi à la campagne que se montre le maximum. D'ailleurs, on n'a pas de raison de supposer que le contage se trouve dans les déjections.

Il nous reste, pour avoir complété ce qui concerne la prophylaxie de la diphthérie, à tenir compte encore du milieu et du régime. En Angleterre, un grand nombre de pathologistes estiment que la diphthérie apparaît surtout dans les maisons où règnent l'encombrement et la malpropreté, conditions, disent-ils, qui amènent forcé-

(1) *Annales d'hygiène*. 1882, n° de décembre.
(2) *Bulletin de la Société anatomique*, février 1879.

ment l'accumulation des matières animales. Il est certain que si, avec la spécificité que paraît présenter cette maladie, on ne saurait attribuer au milieu une influence directe sur la production, on doit reconnaître, cependant, qu'il en exerce sur son expansion et sa gravité. L'encombrement rapproche les distances pour la contagion, et il crée une atmosphère putrescible favorable à l'évolution du miasme spécifique. La malpropreté agit dans le même sens. L'humidité, de son côté, contribue aussi à favoriser l'élaboration chimique ou biologique nécessaire. Pour toutes ces raisons, la diphthérie fait, comme toutes les maladies miasmatiques, plus de ravages dans les quartiers populeux et malsains. C'est aussi en raison de l'humidité habituelle des logements, qu'elle frappe surtout les campagnes. Il y a peut-être aussi à ne pas rejeter l'influence déjà invoquée des moisissures des parois. Les spores de ces moisissures transportées par l'air vont, en tout cas, compliquer la composition des fausses membranes et ajouter peut-être à l'intoxication. Je me permettrai même de signaler deux cas d'angine, diagnostiqués par moi : *Angine couenneuse*, et dans lesquels, à côté des bactéries d'Eberth, j'ai nettement rencontré des spores identiques à celles des moisissures murales. Elles y étaient si nombreuses que je n'ai pu m'empêcher de douter du diagnostic posé et de leur attribuer et l'irritation locale et les phénomènes toxiques présentés par l'état général.

Quant à l'alimentation, en dehors du rôle de véhicule qui reste possible, elle ne peut avoir d'influence directe sur l'éclosion du mal. Mais l'observation clinique montre qu'il ne faut pas soumettre les malades à la diète.

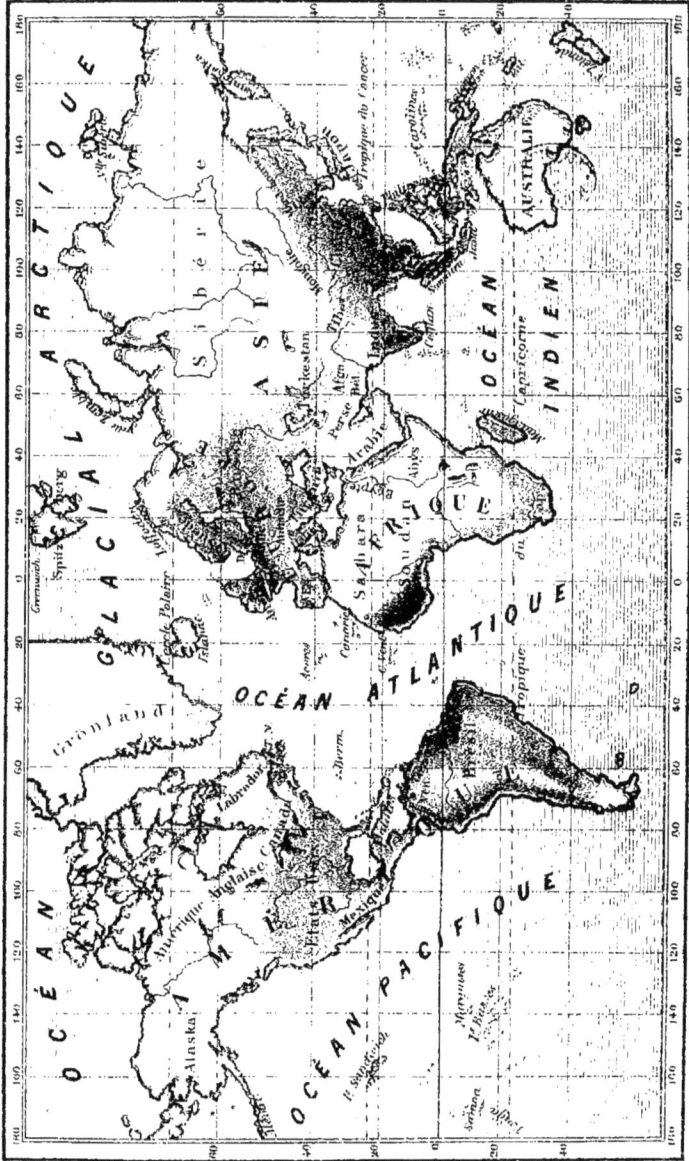

TUBERCULOSE

Ils ont besoin d'être soutenus par la nourriture, surtout les petits enfants. Il faut même s'ingénier à exciter
leur appétit par des recherches d'aliments. Une amélioration à introduire dans les hôpitaux d'enfants, est
aussi de procurer aux internes une nourriture meilleure et plus abondante afin d'augmenter leur force de
résistance.

Tuberculose.

Répartition géographique. — Il est un certain
nombre de contrées qui ont le privilège de ne point
présenter de phthisie, et ce sont justement les plus froides
du globe, ce qui va tout à fait à l'encontre de l'opinion
du public et même de la plupart des médecins sur
l'étiologie de cette affection. La découverte du microbe
de Koch trouvera là un appui dont on n'a pas encore
tenu compte. Il semble que le froid paralyse le microbe du tubercule, comme il le fait pour celui de la
malaria.

1° La catégorie des pays indemnes comprend :
l'Islande, qui paraît même avoir le pouvoir de guérir
ceux de ses habitants qui sont allés contracter la phthisie en pays étranger ; les îles Feroë ; la partie de la
Russie orientale qui est habitée par les Kirghis ; les
côtes glaciales de la Norwège, de la Suède, de la Finlande et de la Sibérie où se meuvent les Lapons nomades
et les Samoyèdes ; et les immenses contrées polaires qui
ne sont parcourues que par des Esquimaux clair-semés.
On trouve en outre sur presque tous les points du globe
des bandes à peu près indemnes qui sont toujours re-
présentées par de hautes montagnes ; et comme la

température baisse à mesure que l'altitude augmente, ce fait géographique n'est que le corollaire de l'influence de la latitude.

2° Dans la catégorie des pays où la phthisie est relativement rare, nous devons faire entrer :

Pour l'Asie : l'Arabie, la Syrie, la Palestine, la Perse même dans ses contrées les plus déclives, la Sibérie, le Thibet, le Nord de la Chine, le Japon et l'île de Ceylan.

Pour l'Afrique : avant tout l'île de Madère, le Maroc, l'Algérie, l'Égypte, l'Abyssinie, l'Afrique centrale, le Congo et le Cap qui déjà, cependant, se rapproche beaucoup plus de la moyenne.

Pour l'Amérique : le haut Canada, le Mexique et toutes les régions des Cordillères des Andes.

Pour l'Europe : les parties septentrionales et même centrales de la Scandinavie, la Suisse, qui est cependant assez frappée dans ses parties planes et industrielles, mais qui, par son ensemble, donne un chiffre assez faible, en raison même de sa richesse en montagnes ; la Corse, la Sardaigne, le midi et le nord de la Russie.

3° Les pays qui paient un tribut moyen en Europe sont : la partie méridionale de la Scandinavie, la Finlande, le centre de la Russie, la Pologne, l'Allemagne, l'Austro-Hongrie, la Roumanie, la Turquie, la Grèce, l'Italie, l'Espagne, la Hollande, la Belgique et la France. Cette simple énumération se trouve, comme toujours, complétée par la carte où des nuances différentes indiquent le classement à faire parmi les contrées d'une même catégorie. Faisons seulement observer qu'en France la phthisie est plus fréquente dans le

Nord que dans le Midi, plus à l'Ouest qu'à l'Est, et que
c'est sur les bords de la Méditerranée qu'elle y présente
son minimum ; qu'en Pologne, en Belgique et en Turquie elle est bien près d'atteindre les proportions attribuées à la quatrième catégorie.

Pour l'Amérique : les États-Unis, l'isthme de Panama, la Colombie et les côtes du Labrador.

Pour l'Afrique : les Canaries et Madagascar.

Pour l'Asie : l'Anatolie et la contrée située à l'est de
la mer Caspienne. Enfin, en Océanie, la Tasmanie.

4° Les pays où la phthisie fait le plus de ravages sont :
en Europe, les Iles Britanniques où elle sévit plus en
Angleterre qu'en Islande, plus dans le nord de l'Irlande
que dans le sud ; en Afrique, le Sénégal ; en Asie,
l'Inde, la Chine, l'Indo-Chine et les colonies hollan-
daises ; en Amérique, le Brésil, la Plata, le Chili et la
Bolivie.

Il ressort de ce qui précède que si l'on peut poser la
loi de l'influence heureuse du froid, c'est à la condition
de ne l'appliquer qu'aux froids excessifs. Car lorsque
le froid n'est plus que modéré, cette loi rencontre de
nombreuses exceptions et se trouve même parfois complètement renversée, comme en France.

La loi des montagnes paraît beaucoup plus positive.
Il est vrai que les altitudes produisent plutôt la rareté
que la nullité. Mais dans ces conditions la loi rencontre
peu d'exceptions. Une seule, même, est bien établie,
c'est celle relative aux montagnes de l'Algérie.

Ce qu'il faut voir avant tout, du reste, dans cette
géographie, ce sont les indications qu'elle fournit pour
le choix d'un pays. Quelle que soit l'interprétation que
l'on applique à cette répartition, les conséquences pro-

phylactiques restent les mêmes. Si les contrées fortement frappées le doivent à leur climat, il faut les fuir
pour ne pas s'exposer à l'influence fâcheuse de ce dernier. Si c'est là un effet d'accumulation par contagion,
il faut encore fuir, puisque plus il y a d'individus atteints plus on est exposé à la contagion. Enfin s'il s'agit
d'un microbe, plus la semence est répandue, plus on
court des risques d'être ensemencé.

Nous venons de classer les pays, suivant la fréquence
de la phthisie née sur place. Il importe de tenir
compte aussi de l'influence de la position géographique
sur la marche de la maladie. Ainsi au Sénégal la
phthisie, qui n'y est pas très fréquente, y présente toujours une marche très rapide. Les garnisons françaises
donnent aussi une mortalité plus forte en Algérie qu'en
France. En Cochinchine, la forme galopante est le
cas le plus ordinaire. Il en est de même dans l'Inde.
Elle prend aussi une marche très rapide dans l'île de
Hongkong. On doit donc éviter d'envoyer dans ces
pays les individus atteints ou menacés de tuberculose.

Il n'est pas non plus sans intérêt de noter les rapports qui s'établissent, au point de vue de la phthisie,
entre les contrées et les races. La position géographique n'influe pas également sur toutes les races,
et la même race ne retrouve pas sa part relative
sur tous les points. Ainsi, les blancs sont plus frappés que les nègres aux États-Unis, et c'est l'inverse
qui a lieu dans l'Amérique du Sud. Dans les deux Amé-
riques, les Indiens sont beaucoup moins frappés que les
blancs et les nègres. Les Chinois y présentent la même
aptitude que dans leur propre pays. En Chine les Européens sont plus souvent atteints que les Chinois. En

Cochinchine les indigènes le sont autant que les Européens. Maintenant que les gouvernements européens
donnent plus d'extension à leur politique coloniale
et qu'ils créent presque tous des troupes exotiques
qu'ils emploient dans des expéditions lointaines, sur
les points les plus variés, ils feront bien de tenir compte
de ces influences.

Un dernier enseignement nous est fourni par la
géographie sur l'influence des villes. Partout les
grandes villes donnent plus de phthisiques, relativement à leur population, que les bourgs et les villages, ce
qu'on attribue au défaut d'aération, aux excès de travail et à l'inconduite ; mais ce qui pourrait bien être dû
à ce que l'agglomération favorise la contagion. Il n'y
a qu'une seule exception à cette règle. Aux États-Unis,
la campagne compte une plus grande proportion de
phthisiques que les grandes villes. Il y a enfin parfois
entre des villes très rapprochées des différences qui ne
semblent pas motivées. Ainsi il y a beaucoup plus de
tuberculeux à Rome et à Milan qu'à Turin. Or, cette
dernière cité offre les mêmes conditions hygiéniques
que Milan. C'est là un fait qui pourrait plaider en faveur
de la contagion, et même de l'ensemencement.

Prophylaxie. — Dans l'esprit de la plupart des médecins et suivant une doctrine qui, naguère, ne sou-
levait pas, chez personne, le moindre doute ; qui, aujourd'hui encore, a des droits à être considérée comme
l'opinion classique, la tuberculose pourrait bien naître
de toutes pièces chez un individu sous l'influence de
certains genres d'existence, mais elle serait le plus
souvent une œuvre de longue main, s'effectuant à
travers les générations et se transmettant presque fata-

lement par voie d'hérédité. Ce serait en un mot, avant
tout, une maladie de famille dans l'étiologie de laquelle par conséquent l'hérédité jouerait le principal
rôle. Quant à la possibilité de la transmission par contagion d'homme à homme, il n'y a pas longtemps encore qu'un membre du corps médical aurait été accusé
d'hérésie et se serait même exposé au ridicule en s'en
déclarant partisan. Aujourd'hui, il s'établit un courant en sens inverse, et la question de la contagiosité a
tout au moins acquis des droits à la discussion. Du
jour où elle aura été résolue par l'affirmative, il en
résultera toute une révolution et dans l'étiologie et
dans la prophylaxie de la phthisie. Le rôle de l'hérédité perdra beaucoup de son importance, car la généralisation de la maladie dans une famille pourra
aussi bien être attribuée à la vie en commun qui favorise la contagion qu'à une marque d'origine. Il en
sera de même de la plupart des autres circonstances
de l'étiologie qui, accusées de créer de mauvaises conditions hygiéniques pour la nutrition et la respiration,
produisent peut-être leurs effets fâcheux en multipliant les contacts. Ce serait toutefois une erreur de
croire que la prophylaxie pourrait faire, dans ce cas,
bon marché de certaines précautions reposant sur la
doctrine pathogénique classique. Que les circonstances
qui les motivent et dont l'influence a été démontrée
par l'observation agissent par tel ou tel mécanisme,
peu importe? il faut toujours se mettre en garde vis-à-
vis d'elles. Mais ce qui s'imposera, c'est qu'il faudra
prêter plus d'attention aux relations sociales qu'aux
conditions météorologiques, et au milieu lui-même,
aux habitants qu'aux habitations. En outre, la conta-

giosité créerait des devoirs nouveaux à la prophylaxie,
puisqu'il faudrait songer à des mesures d'isolement qu'on
se croyait en droit de négliger complètement, puisque
ce ne sera plus seulement au point de vue des enfants,
mais encore au point de vue de l'autre conjoint que le
mariage d'un phthisique pourra devenir dangereux.

La question a donc une trop haute importance pratique pour que l'hygiéniste ne soit pas tenu de se la
poser, d'enregistrer tous les documents qui permettent
d'établir sa situation actuelle et même de chercher, si
faire se peut, à la résoudre définitivement. La contagiosité compte à son actif des présomptions et des faits
positifs. Le sentiment du peuple est déjà une présomption d'une certaine valeur, car il a déjà dans bien des
circonstances devancé la science dans la recherche
de la vérité. Or, à ce sujet, la conviction des masses
n'a pas varié depuis la plus haute antiquité, et cela
chez toutes les nations, même la nation chinoise qui
cependant est restée si longtemps sans la moindre relation avec les autres. Il ne meurt pas un seul phthisique sans que la famille ne demande à un médecin
s'il n'est pas dangereux de se servir de ses vêtements
et de son linge. Il ne se fait pas un mariage sans qu'on
s'enquière des antécédents tuberculeux, non seulement
au point de vue de la santé des enfants, mais encore
pour celle des personnes qui vont contracter une
union. Du reste, le corps médical a partagé autrefois
cette conviction, même sans démonstration scientifique. Corradi (1) nous apprend qu'en Italie, pendant
la moitié du siècle dernier, l'État dut prendre des me-

(1) *Revue d'hygiène*. 1882, p. 737.

sures pour arrêter la contagion. On trouve dans les annales de la science quelques faits cliniques qui paraissent pouvoir être attribués à la contagion. Ainsi, le Dr Bennet (1) cite le cas d'une dame, jusque-là très bien portante, qui aurait contracté la phthisie en soignant son mari et en partageant continuellement sa cabine pendant un voyage d'Australie en Angleterre. Williams a constaté trois cas de contagion sur le personnel desservant un hôpital. Robertson a pu réunir un certain nombre de faits de transmission dans le mariage. M. Brochon (2) a réuni dans sa thèse inaugurale un assez grand nombre d'observations plaidant en faveur de la contagion. Il est probable que chaque praticien pourrait puiser dans sa clientèle quelques faits de même valeur. Mais la clinique comme l'impression du public ne peuvent fournir que des présomptions, car l'étiologie de chaque malade se trouve entourée de circonstances si nombreuses et si différentes que ce n'est que très exceptionnellement et uniquement par voie d'exclusion qu'on peut penser à la contagion. Et encore est-on obligé d'apporter ici une grande réserve. D'ailleurs, le doute reste d'autant plus permis, que Williams (3) n'a trouvé que trois cas prêtant à cette interprétation sur trois cent soixante-dix-sept personnes préposées au service de l'hôpital; que dans la statistique de Robertson, sur cent ménages où l'un des conjoints était phthisique, quatre-vingts fois l'autre conjoint est resté indemne.

1) *Revue d'hygiène*, mars 1883.
(2) Mode de contagion de la phthisie pulmonaire dans le mariage. *Thèse de Paris*, 1882.
(3) *Revue d'hygiène*, mars 1883.

L'expérimentation pouvait, seule, faire sortir les médecins du dix-neuvième siècle de leur scepticisme systématique. Les premières tentatives expérimentales sont dues à Villemain (1) et ont eu pour but de démontrer que la tuberculose peut être transmise par inoculation. En introduisant un morceau de tissu tuberculeux du volume d'une tête d'épingle dans une incision faite sans écoulement de sang à l'oreille d'un animal, il obtint presque toujours, d'abord la formation d'un noyau caséeux au point d'inoculation, puis au bout d'un certain temps la production de petites masses d'apparence tuberculeuse dans les poumons, le foie et la rate. Il obtint les mêmes résultats en injectant sous la peau, avec la seringue de Pravaz, des crachats de phthisiques préalablement délayés dans de l'eau. Ces expériences furent d'abord répétées avec succès et généralement approuvées. Mais plus tard, Parrot, Feltz et Cruveilhier, tout en reconnaissant l'existence des lésions consécutives à ces inoculations, en contestèrent la nature tuberculeuse et les assimilèrent aux abcès métastatiques de l'infection purulente. Les nombreuses expériences de contrôle qui furent entreprises depuis de tous les côtés sont venues démontrer qu'en effet il ne se produisait parfois que des lésions et des dégénérescences inflammatoires qu'on pouvait obtenir aussi bien par l'injection de n'importe quel tissu, surtout lorsqu'on inoculait une trop grande quantité de matière tuberculeuse; mais qu'on déterminait souvent une véritable tuberculose, surtout quand on avait soin d'agir avec de petites quan-

(1) De la virulence et de la spécificité de la tuberculose (*Acad. de méd.* 1868).

tités. Chauveau, en particulier, a toujours eu des résultats très positifs en délayant la matière tuberculeuse dans l'eau distillée, laissant les leucocytes se
déposer et n'injectant que l'eau tenant en suspension
de simples granulations. Pour l'inoculation des crachats, Marcet se servit avec avantage de fils trempés
dans des crachats de phthisiques au deuxième et au
troisième degré. La tuberculose a pu être obtenue
aussi avec le sang des tuberculeux et même avec l'urine
d'un individu atteint d'une affection tuberculeuse des
organes génitaux. La découverte du bacille de Koch
est venue depuis procurer à ce genre d'expériences un
criterium qui n'a fait que confirmer la possibilité de
l'inoculation. L'inoculabilité du tubercule est donc
plus qu'une présomption; c'est un fait positif. Mais
au point de vue de la prophylaxie ses conséquences
restent très limitées. La seule indication pratique qui
en ressorte, c'est que les anatomistes et les chirurgiens
peuvent s'inoculer la tuberculose dans les autopsies,
les dissections et les opérations, en se piquant accidentellement ou en étant porteurs d'excoriations. Il en
peut être de même pour les bouchers et les cuisiniers
dans la manipulation des viscères. Des précautions
doivent donc être prises par les uns et les autres, et
les derniers ont besoin, en outre, d'être avertis du
danger.

Mais l'inoculabilité ne constitue qu'un mode de
transmission qui dans la société ne se réalise qu'accidentellement et très rarement. Ce qu'il importe de savoir pour l'hygiéniste, c'est si la tuberculisation peut
se transmettre dans les conditions ordinaires de l'existence et de la vie sociale, si elle peut pénétrer dans

l'économie par la voie pulmonaire et par l'intermédiaire de l'air qui a déjà circulé dans les voies respiratoires d'un phthisique ou qui s'est chargé de la poussière de ses crachats. C'est là la véritable contagion, celle
même à laquelle on réserve ce nom dans le langage
habituel, celle qui serait réellement à redouter, car le
nombre de ses victimes pourrait être incommensu-
rable. L'inoculabilité ne l'implique nullement, car la
syphilis, le charbon qui sont inoculables ne paraissent
pas pouvoir être transmis par l'air. Pour la tuberculose, des expériences récentes semblent démontrer
qu'elle peut en effet s'introduire dans l'économie avec
l'air inspiré, c'est-à-dire qu'elle peut aussi être transmise par la simple cohabitation. Tappeiner (1), Ber-
theau (2), Weichselbraum, Lajoux (3) ont rendu un
grand nombre d'animaux poitrinaires en pulvérisant
dans une atmosphère limitée de l'eau dans laquelle ils
avaient délayé soit de la matière tuberculeuse, soit des
crachats de phthisiques. Lajoux a obtenu le même résultat encore en faisant voltiger dans cet air des crachats préalablement desséchés et les lésions produites
ont offert des bacilles à l'analyse microscopique. Enfin,
ce qui est plus significatif encore, Giboux a déterminé la tuberculose en lançant dans les caisses de ses
animaux de l'air expiré par des tuberculeux.

Si on rapproche ces faits expérimentaux des présomptions fournies par la clinique et l'expérience ins-
tinctive des masses, on se sent entraîné, sinon à admettre, du moins à ne point nier la contagiosité de la

(1) *Revue des sciences médicales* de Hayem, octobre 1882.
(2) *Revue des sciences médicales* de Hayem, avril 1882.
(3) Thèses de Nancy. 1883.

tuberculose et, dès lors, le médecin ne doit jamais perdre de vue cette possibilité dans la tactique prophylactique qu'il doit déployer dans les diverses circonstances de la vie sociale que nous passerons en revue tout à l'heure.

Avant de le faire, il convient encore de préciser la situation d'une autre question, corollaire, pour ainsi dire, de la précédente, c'est celle du microbe de la tuberculose. Car celle-ci n'intéresse pas seulement l'avenir de la vaccination préservatrice ; elle fournit encore un élément dont il faut tenir compte dans l'appréciation de toutes les autres mesures proposées. S'il existe un microbe spécial, c'est lui qu'on doit viser avant tout dans toutes les circonstances où l'hygiène pense devoir intervenir. Il viendra, en outre, confirmer la contagiosité et en faire connaître le mécanisme. La double idée de la contagion et du microbe doit retentir sur la direction de toutes les mesures à prendre.

Les premières recherches sur le *microbe* supposé de la tuberculose n'ont pas été heureuses et ont donné lieu à des assertions peu concordantes. Klebs (1877), Remstadler et Schüller ont présenté sous le nom de *Monas tuberculosum* un microbe se montrant sous forme de bâtonnets très petits et de granulations fines et mobiles, les premiers correspondant à l'état adulte, les secondes constituant les germes. Ce microbe, isolé par la culture et injecté, aurait déterminé la tuberculose. Deutschmann de son côté a injecté sans le moindre succès ce *monas tuberculosum*. Toussaint dans ses cultures n'a obtenu que des granulations géminées, réunies par groupes de 3 à 10, ne répondant en rien à la description de celles de Klebs. Leur injection n'a point du reste reproduit la tuberculose. En 1881, Aufrecht déclara que le détritus qui forme le centre de tous les tubercules est exclusivement composé de micrococcus et de bacilles très réfringents dont la longueur est environ le double de la largeur. Enfin, en 1883, Koch, de Berlin, a eu le mérite d'attirer l'attention du monde savant entier et d'engendrer un très grand nombre de convictions par la découverte d'un bacille réellement constant et se distinguant moins par sa forme que par ses aptitudes chimiques. Il a même ouvert, sous ce dernier rapport, une voie nouvelle à l'étude du monde des microbes. Leur uniformité, du moins apparente, dans des maladies si différentes entre elles, était ce qui frappait le plus de stérilité ce terrain nouveau de la pathogénie. Désormais on peut espérer trouver, par l'emploi des divers réactifs colorants, des caractères distinctifs à ces êtres qui paraissent se confondre morphologiquement. On peut ajouter, à l'honneur de la découverte de Koch, qu'elle n'apparaît point avec le vague et l'inconstance de ses aînées. Quand on suit la technique indiquée, on obtient toujours le résultat annoncé.

Le bacille de Koch est un bâtonnet très grêle, dont la longueur égale la moitié du diamètre d'un globule du sang. Il siège de préférence dans les cellules géantes. Au début de son évolution le tubercule en renferme beaucoup ; mais leur nombre diminue avec l'âge de ce processus. Ce qui le caractérise chimiquement, c'est qu'il se colore en brun par la vésuvine, ou brun de phénilène, après avoir été teint en bleu par le bleu de méthylène alcalinisé. Il est vrai qu'il partage ce caraclère avec le microbe de la lèpre; mais ce dernier se différencie par son aptitude à se colorer par le brun de Bismarck, ce que ne fait pas le bacille de la tuberculose.

Il a pu être parfaitement isolé par la culture dans du sérum, du sang coagulé, et son inoculation a déterminé le processus tuberculeux. Il semble donc que c'est bien lui l'agent intime et direct de la maladie.

Toutefois, il n'y a qu'un moyen de concilier les acquisitions de la science d'hier avec les nouveaux horizons de la science d'aujourd'hui : c'est de ne voir dans le tissu hétérogène qui caractérise le tubercule que le résultat d'un mode de terminaison de l'inflammation du tissu conjonctif, à mettre sur le même rang que les terminaisons par résolution, par suppuration ou par sclérose. Ce processus terminal pourrait être provoqué par des causes d'irritation variées, tantôt par des poussières incrustées dans le tissu pulmonaire, tantôt par des gaz irritants, tantôt des inflammations *a frigore*, tantôt enfin par l'action spéciale du bacille de Koch. Ce ne serait que dans ce cas que l'affection·pourrait être contagieuse, en même temps qu'elle aurait une grande tendance à se généraliser.

D'autre part le tissu conjonctif pourrait acquérir à travers le temps et les générations une certaine aptitude à devenir le siège de cette déviation nutritive. Ainsi s'expliquerait la transmission héréditaire qui s'observe dans certaines familles.

Tout porte à espérer que le problème de l'atténuation sera résolu d'ici peu, et l'affection n'étant point limitée à l'espèce humaine, il sera facile de s'assurer de l'effet préservateur. Celui-ci une fois démontré, il n'y aura pas à hésiter. Les victimes de la tuberculose sont beaucoup plus nombreuses que celles de la variole. La mort est encore plus inévitable qu'avec cette dernière maladie. Devant un ennemi qui cause tant de désastres, qui travaille avec une rapidité si effrayante à l'extinction de l'espèce humaine, on ne saurait traiter de criminelle ou d'immorale une pratique qui, au prix de quelques chances à courir, pourra sauver tant d'existences et chassera peu à peu du globe un des plus grands fléaux de l'humanité. La tuberculisation préservatrice s'imposera immédiatement à la sollicitude des gouvernements et à la conscience du père de famille.

En attendant l'avènement de cette mesure radicale de prophylaxie, il ne faut rien négliger des mesures indirectes dictées par les observations antérieures, car pour le moment elles constituent encore nos seules armes. Mais, il faut le reconnaître, plusieurs perdent de leur importance première devant les probabilités d'une origine microbienne et de la contagiosité. Il en est même qui, par suite de ce nouveau point de vue, n'ont, pour ainsi dire, plus leur raison d'être. Pour la plupart, les circonstances qui réclament leur application comporteront un autre mode d'interprétation. Enfin ces nouvelles conditions rendront capitales certaines précautions auxquelles on ne songeait même pas jusqu'ici. C'est en les soumettant au contrôle de ces nouvelles données, que nous allons examiner les circonstances où l'hygiène a à intervenir contre la tuberculose et les moyens d'action qu'elle doit employer. Pour mettre de l'ordre dans cet examen, nous diviserons les conditions intéressant la prophylaxie de la tuberculose en conditions physiques, conditions physiologiques et conditions sociales.

Les conditions *physiques* ont acquis, dès les temps les plus reculés, et ont conservé encore une grande importance dans l'esprit du public et même du corps médical. Le froid a toujours été considéré non seulement comme activant la marche de la phthisie, mais même comme pouvant la faire naître, surtout chez ceux qui y sont prédisposés à un titre quelconque. La chaleur est, au contraire, regardée comme pouvant prévenir son éclosion et retarder sa marche. Suivant une interprétation toute primitive, le froid, qui incontestablement engendre des rhumes, doit conduire facilement à une maladie qui n'est qu'un rhume dégénéré, qu'un rhume négligé, suivant l'expression du public.

Quand l'idée d'un vice constitutionnel domina dans les doctrines médicales, le froid ne fut plus considéré que comme fournissant à ce vice l'occasion de se manifester, en provoquant une irritation de la muqueuse pulmonaire. La clinique éclairée par l'histologie pathologique fit ensuite admettre qu'en dehors de ce vice constitutionnel, l'inflammation *a frigore* du poumon pouvait aboutir à des produits caséeux ayant la physionomie et la terminaison fatale de la phthisie.

La découverte du bacille n'est nullement incompatible avec l'idée de l'influence d'une perturbation inflammatoire par suite du froid. Car un parasite qui, lorsqu'il est inoculé, s'entoure toujours d'une atmosphère inflammatoire, doit, lorsqu'il a pénétré dans le poumon, s'y développer avec d'autant plus d'intensité qu'il y trouve ce travail déjà préétabli à un haut degré. Il rencontre immédiatement son milieu de culture le plus favorable.

Mais toutes les théories doivent s'incliner devant le

fait géographique. Or, nous avons vu que les contrées réellement indemnes de tuberculisation sont tout justement celles où il fait très froid ; que celles où la température est très élevée, sans présenter le maximum de fréquence, communiquent à la maladie une marche rapide ; que ce maximum appartient plutôt aux contrées tempérées et que ce n'est que quand on compare entre elles les différentes zones de ces contrées qu'on voit la loi de l'influence malfaisante du froid se justifier. En restant dans les limites de la bande tempérée, on constate en effet que la maladie est plus fréquente dans le nord qu'au centre et au midi. Certes, ces faits s'accordent très bien avec l'idée d'un microbe qui, comme la plupart des êtres du même genre, est paralysé par un froid excessif, qui acquiert les proportions d'une végétation luxuriante et rapide sous les tropiques, mais à qui un froid modéré prépare le terrain tout en lui imprimant moins de vivacité dans ses évolutions. Il y aurait surtout une condition *sine quâ non* qui expliquerait les différences souvent énormes qui existent entre des pays offrant des climats de même valeur, c'est la nécessité d'un ensemencement. Or les circonstances antérieures ont pu répartir inégalement la semence. La contagiosité vient encore introduire un autre élément qui est peut-être pour une certaine part dans la plus grande fréquence de la phthisie dans les zones froides tempérées, c'est que la population y vit plus enfermée et par conséquent donne plus de prise à la contagion.

Quoi qu'il en soit de ces explications théoriques, il n'en reste pas moins incontestable que, contrairement à ce que l'on pense généralement, on ne s'expose nul-

lement à la phthisie en explorant les régions boréales,
que s'il existe réellement sur le globe une station vigoureusement efficace et en même temps acceptable,
c'est plutôt l'Islande que toutes celles proposées jusqu'alors, d'autant plus qu'il est démontré que la tuberculose déjà développée peut y être enrayée; qu'il est au
contraire dangereux pour les gens déjà atteints de se
rendre dans les climats tropicaux et particulièrement au
Sénégal; que dans les zones tempérées, il y a réellement
un certain intérêt à se déplacer du Nord vers le Midi.

Quant aux stations consacrées par l'observation clinique, qui pour la plupart se trouvent situées dans la
zone chaude tempérée, elles doivent leur réputation à
un ensemble de conditions parmi lesquelles la température ne joue probablement pas le rôle principal. Sous
ce dernier rapport, elles n'ont que trois qualités qui
sont : de ne pas exposer aux bronchites autant que les
pays froids tempérés; de ne pas donner un coup de
fouet à la maladie comme les températures torrides;
et enfin de permettre aux malades de prendre tous les
jours de l'exercice en plein air, ce qui améliore la santé
générale et ventile les poumons. C'est probablement
parce que les conditions hydrographiques et orographiques de l'île de Madère y tempèrent la chaleur inhérente à sa latitude, qu'elle doit exercer la même action
favorable. On peut se demander aussi si certaines stations, comme la côte occidentale du Maroc, ne doivent
pas leur immunité relative à ce que la semence y a à
peine fait son apparition. A ce compte l'affluence des
malades dans ces contrées privilégiées ne pourrait-
elle pas avoir pour effet de les transformer en de puissants foyers de contagion ?

Ce qui précède s'applique en grande partie à l'influence des *saisons* que la prophylaxie est aussi tenue de prendre en considération. Les saisons froides, comme les climats froids, exigent une vie en commun plus intime et engendrent plus de bronchites. La simple probabilité de la contagiosité commande donc des mesures d'isolement plus encore en hiver qu'en été. Il n'est pas non plus puéril de prendre les précautions habituelles pour se mettre, autant que possible, à l'abri des processus inflammatoires *a frigore*. Il est clair enfin que c'est surtout en hiver que les personnes menacées ont intérêt à gagner le midi.

Le *voisinage de la mer* est considéré comme pouvant exercer une influence favorable sur la santé des candidats à la phthisie. On a même attribué une certaine vertu curative à l'atmosphère salée et iodurée des côtes. Mais au fond cette influence ne peut être qu'analogue à celle de la latitude ; car chaque pays possède des stations maritimes et toujours sur ses côtes méridionales.

Brigthon, en Angleterre, a une réputation qui n'est pas de beaucoup inférieure à celles de Nice et de Cannes. A latitude égale, la mer offre l'avantage d'égaliser les températures diurne et saisonnière. Aussi la côte méridionale de chaque pays, quelle que soit sa latitude, devient un Eden relativement au reste de la contrée. Là, moins de chances de bronchites *a frigore* et plus de facilité de prendre de l'exercice. En outre il est incontestable que la mer excite l'appétit et active toutes les fonctions digestives. L'influence heureuse de toutes ces bonnes conditions générales ne serait nullement illusoire avec le fait d'un microbe, car dans ce cas la maladie serait le résultat, pour ainsi dire, de la lutte

pour l'existence entre les microbes et les éléments histologiques normaux ; et l'harmonie de toutes les fonctions
de l'organisme rend la lutte plus favorable à ces derniers.

On a accordé aux *altitudes élevées* une influence
des plus favorables, et aujourd'hui les stations de montagnes se disputent la clientèle des individus menacés
avec les stations maritimes. Hirtz a rendu justice aux
unes et aux autres, en leur assignant leurs véritables
affectations respectives. D'après ses observations, les
personnes qui présentent en même temps que la prédisposition à la phthisie un haut degré de nervosisme
doivent préférer l'air pur et calme des montagnes à
l'atmosphère excitante de la mer. Celle-ci convient au
contraire aux natures molles et engourdies, chez lesquelles les évolutions organiques ont une marche torpide. Quant aux personnes qui ne tombent dans aucun
de ces deux excès, elles ont avantage à passer l'été et
le commencement de l'automne sur les montagnes, et
à descendre vers la mer pour l'hiver. L'influence heureuse des montagnes, sur laquelle Jordanet, Chnepp,
Mühry, Guibbert et Bert ont les premiers attiré l'attention du monde savant, ressort de la façon la plus
manifeste de l'étude de la géographie médicale de la
phthisie. Gavarret a attribué cette action bienfaisante
au froid qui règne sur les hautes montagnes. Elle ne
commencerait à s'exercer qu'au-dessous de zéro, température qui correspond à des altitudes différentes
suivant les latitudes. Aussi l'immunité ne se rencontrerait à l'équateur qu'à 5000 mètres d'élévation, tandis qu'au 70e degré de latitude nord elle existerait
même au niveau de la mer. Jourdanet et Bert l'attribuent à la diminution de la pression atmosphérique

et placent la zone indemne à demi-hauteur de celle
des neiges persistantes. C'est à ce niveau que la pression serait telle que l'exosmose de l'acide carbonique
et l'endosmose de l'oxygène se trouveraient dans les
proportions les plus favorables pour prévenir ou enrayer le développement de la phthisie. Hirtz ajoute
que cette diminution de pression favorise l'afflux du
sang dans les poumons, en activant la circulation des
artères et des veines pulmonaires. Enfin, suivant Jaccoud, il en résulterait une plus grande ampliation des
vésicules pulmonaires.

Cette influence des montagnes n'est nullement incompatible avec l'idée d'une origine microbienne, non
que la pauvreté des hautes altitudes en microbes, qui
vient d'être constatée par Miquel (1), puisse être invoquée ici, car il s'agit des poussières vivantes habituelles de l'atmosphère. Il serait aussi puéril de supposer
que la diminution de pression puisse être peu favorable à la pénétration d'un microbe qui a été donné
comme s'engageant difficilement dans le tissu pulmonaire. Mais on peut voir là l'œuvre combinée de l'a-
baissement de température et de la raréfaction des
foyers humains. Jordanet s'est montré trop exclusif
en ne tenant aucun compte de la température, d'autant plus qu'il a placé lui-même la zone indemne à
demi-hauteur des neiges persistantes, c'est-à-dire à
2 400 mètres sous l'équateur et à 500 mètres en Suède,
termes extrêmes qui supposent plutôt une communauté de température qu'une communauté de pression
barométrique.

(1) *Revue d'hygiène*. 1884, p. 80.

Quoi qu'il en soit de toutes ces interprétations théoriques, le fait d'observation existe, il n'a été contesté
que par Émile Müller. Selon lui, l'influence des altitudes sur la diminution de la léthalité de la phthisie
est moins marquée et moins constante qu'on ne le prétend. Il base ses réserves sur le tableau suivant, qui
porte sur la région de la Forêt-Noire (1).

ALTITUDE.	POPULATION.	DÉCÈS PAR PHTHISIE	
		Relativement à la population.	Relativement à la mortalité générale
200 à 500m	544.204	2.15	8.6
500 à 700	319.373	1.9	7.3
700 à 900	138.949	1.0	3.9
900 à 1100	72.742	1.2	5.3
1100 à 1300	13.456	1.9	8.2
1300 à 1500	8.173	0.8	7.7
1500 à 1800	1.705	1.1	4.0

L'objection porte sur un champ d'observation trop
limité pour pouvoir renverser une conviction si répandue et si bien assise sur l'expérience clinique de la
majorité des médecins. Aussi ne pouvons-nous nous
dispenser, en terminant ce qui concerne les conditions physiques, d'énumérer les principales stations,
tant maritimes que montagneuses ou régionales,
puisque c'est à ces conditions qu'elles doivent leur
réputation.

Les principales *stations de montagnes*, d'après Pietra, sont : Courmayeur, Davoz (altitude de 1556 mètres

(1) Corral, *Ein Beitrag zur Beurtheilung der Einwirkung der Hohen-
lage auf die Entwickelung der Phthisis Vierteljahresschrift für offent-
liche Gesundheitspflege Heft* 1.

avec température moyenne de 4°,2), Saint-Moritz et Sa-
maden dans l'Engadine, Wangenburg (605 d'altitude),
Soultzmatt et le Hohwald (650), dans les Vosges; de
Chaumont de Château (1090), de la tête de Rang
(1425), dans le Jura, la vallée d'Engelberg (1033),
Gais (924), en Suisse.

Les principales *stations maritimes* sont : Brigthon,
l'île de Wight sur la Manche; Nice, Cannes, Hyères,
Saint-Raphaël, Menton, San Remo, sur la Méditerranée.

Les principales *stations régionales* sont Meran, dans
le Tyrol, qui le doit à l'heureuse disposition de la vallée qu'elle occupe; l'île de Madère, dont le climat est
doux et uniforme et dont l'air n'est agité que par de
faibles brises de mer et de terre; l'Égypte, sur le
compte de laquelle les spécialistes ne sont du reste pas
d'accord. Suivant Pietra, le séjour dans ce pays n'est
favorable que lorsqu'il se passe constamment sur le
Nil avec des déplacements continuels motivés par les
variations de l'atmosphère. Peut-être, un jour, l'Islande tiendra-t-elle un rang supérieur à celui de toutes ces stations.

Les conditions *physiologiques* qu'on regarde comme
devant être prises en grande considération dans la
prophylaxie de la phthisie sont : celles du milieu respirable, le mode d'alimentation, l'alcoolisme, l'exercice musculaire, le travail, l'exercice de la parole, le
fonctionnement de la peau.

Lorsqu'une fonction est défectueuse, il est logique
de chercher à l'entourer de tout ce qui peut rendre
plus facile le fonctionnement de ses organes et de lui
procurer le plus possible les moyens d'atteindre le but

qui lui est assigné. Dans la phthisie, le poumon étant l'organe le plus directement et le plus fréquemment intéressé, il convient de lui fournir un milieu riche pour les échanges dont il est chargé, par les proportions données au local habité et par le renouvellement fréquent de l'air intérieur.

Les médecins sont depuis longtemps unanimes sur les dangers de l'air *trop confiné* pour tout le monde et pour les phthisiques en particulier. La plupart voient dans l'insuffisance de la révivification du sang et dans l'anémie qui en résulte la cause dépréciatrice qui approprie le mieux le terrain au processus morbide. Quelques-uns, plus hardis dans leurs conceptions, ont comparé les tubercules à des espèces de terrains d'alluvion résultant de l'insuffisance des combustions. Si le bacille est l'agent générateur, on comprend que l'accumulation incessante de miasmes qui sans cesse passent du poumon dans l'atmosphère ambiante et de celle-ci dans la cavité pulmonaire, lui fournisse une alimentation favorable à sa pullulation. Le malade travaillerait ainsi à sa propre infection, en même temps qu'il exposerait à la contagion les personnes cohabitant avec lui.

En restant sur le terrain purement clinique, on peut dire que le renouvellement fréquent de l'air ambiant est une condition favorable au traitement des phthisiques. C'est là une vérité que tout médecin doit s'attacher à répandre et ce qui est plus difficile à faire accepter. Il faut réduire à néant toutes les objections contre lesquelles on vient toujours se heurter et qui sont basées sur le froid ou l'humidité de l'atmosphère. Le Dr Bennett exige que ses phthisiques tiennent constamment leurs fenêtres ouvertes en été, et leurs portes en hiver. Toutefois dans ce dernier cas, il admet que l'air arrivant par la porte passe préalablement par une autre chambre ou un vestibule, mais ces intermédiaires doivent être bien aérés et communiquer eux-mêmes avec l'extérieur. En hiver, le renouvellement doit être aussi assuré par une cheminée. A Davoz, on en est venu à exagérer cette condition. On force les malades en traitement à laisser leurs fenêtres ouvertes même toute la nuit, pendant l'hiver, alors que toute la contrée est couverte de neige.

D'autre part, les conseils de salubrité devraient veiller à ce que les industriels n'agglomèrent point leurs ouvriers dans des espaces trop restreints, et les forcer, ou à employer moins d'ouvriers ou à multiplier et étendre leurs ateliers, et en outre exiger que dans ces établissements l'air soit largement renouvelé par une ventilation naturelle ou artificielle. De leur côté, les commissions des logements insalubres devraient imposer un minimum de capacité pour les chambres habitées. Le cubage nécessaire ferait, il est vrai, monter la dépense du loyer au delà des ressources d'une famille d'ouvriers. Mais toutes ces exigences auraient leur bon côté, au point de vue de l'hygiène générale, c'est de forcer les industries et les ouvriers à aller se loger dans les banlieues.

Mode d'alimentation. — Depuis longtemps il est admis qu'une alimentation insuffisante peut prédisposer à la phthisie, sinon la créer. Avec la doctrine classique, l'inanition des tissus serait un appel aux productions hétérogènes. Avec la théorie pastorienne, cette inanition offrirait un terrain d'élection aux proto-organismes comme aux parasites macrographiques. Mais, sans nier l'action de l'insuffisance en elle-même, on peut faire observer que cette insuffisance est l'étiquette de la misère en général, et par suite de la vie en commun dans des réduits où la contagion peut s'exercer avec intensité.

Des cliniciens viennent de présenter pour ainsi dire la contre-épreuve de l'accusation portée contre l'alimentation insuffisante, en préconisant le gavage. Debove (1) conseille l'alimentation forcée et exagérée des phthisiques à l'aide de la sonde. Après avoir lavé l'estomac, il introduit deux fois par jour : 2 litres de lait, 200 grammes de viande crue râpée et 10 œufs. Il en résulte, selon lui, un engraissement notable et une tendance à la guérison.

On a aussi particulièrement accusé l'alimentation exclusivement végétale. Dropsy de Cracovie a fait remarquer qu'en Volhynie, tandis que la plupart des villageois bien nourris sont robustes et bien portants, les Juifs qui s'abstiennent presque entièrement de viandes meurent souvent phthisiques. Pour Seller, si les habitants de l'Islande, du nord de la Norwège et de la Suède sont généralement indemnes, ils le doivent, non au froid de leur pays, mais à ce qu'ils se nourrissent presque exclusivement du produit de leur chasse. Mais la misère générale des Juifs de la Volhynie rend suffisamment compte de leur prédisposition, et d'autre part on a fait remarquer avec raison que la phthisie est beaucoup plus fréquente dans le département du

_____

(1) *Revue des sciences médicales de Hayem,* octobre 1882.

Nord où les habitants consomment beaucoup de viande, que dans le Morbihan, où les paysans ne consomment que du pain. Les faits dont nous allons nous occuper sont du reste de nature à faire penser qu'en matière de phthisie, la viande est beaucoup plus à craindre que les végétaux.

La découverte de l'inoculabilité du tubercule par Villemain devait naturellement faire naître l'idée que l'ingestion dans l'estomac de viandes tuberculeuses pouvait parfois être suivie d'une infection tuberculeuse par voie d'absorption digestive. Chauveau a cherché, le premier, à juger la question en faisant avaler à des génisses du tubercule humain. Il y eut, en effet, production de tuberculose ; mais il ne put tirer de là une conclusion positive, parce qu'il en fut de même chez des génisses de la même écurie, auxquelles il n'avait point ingurgité directement de la matière tuberculeuse.

Depuis, Parrot, en se mettant à l'abri d'une objection de ce genre, a obtenu des résultats positifs, par l'ingestion de crachats de phthisiques. Viseur (1), Klebs, Zurn, Bollinger, Orth (2) ont aussi réussi dans quelques-unes de leurs expériences. Par contre, Metzquer (3) ne veut voir là qu'un effet d'embolies. Colin prétend que l'expérience ne réussit que lorsque des parcelles s'engagent accidentellement dans les voies pulmonaires. Gerlach (4) ne fait, lui, qu'une réserve, c'est que, par la voie digestive, la tuberculisation

(1) *Bullet. Acad. de méd.*, 15 septembre 1854.
(2) *Virchow's Archiv.* 1879, t. LXXVI.
(3) Metzquer, *Bull. Acad. méd.*, 8 mai 1877.
(4) *Virchow's Archiv.* 1870, t. LI.

reste longtemps limitée aux viscères abdominaux.

Toutes ces expériences sont bien de nature à faire redouter l'introduction de parties animales incrustées de tubercule, mais elles ne nous éclairent en rien sur le danger ou l'innocuité de l'ingestion des chairs musculaires provenant d'animaux ayant des tubercules exclusivement dans les viscères. Malgré l'état encore imparfait du côté scientifique de la question, l'opinion publique s'est déjà émue et a déjà elle-même engagé le côté pratique.

Des végétariens ont même profité de l'occasion pour déclarer que c'était une raison de plus pour ne jamais manger de viande. La ville de Dijon a posé administrativement la question de savoir s'il y a lieu d'interdire la vente de la viande des animaux tuberculeux. Plusieurs personnes compétentes ont répondu à cet appel en formulant leur opinion. Les unes demandent qu'on saisisse à l'abattoir la viande de tous les animaux atteints de tuberculose même limitée à un seul organe. D'autres ne réclament, avec Bouley, cette mesure que dans le cas de tuberculisation généralisée. D'autres estiment qu'on peut accepter la viande de tous les animaux tuberculeux, s'ils ont conservé de l'embonpoint et s'ils sont bien en chair. D'autres enfin, comme Zimdel (1), n'admettent pas d'exception et estiment qu'il faut en toutes circonstances laisser la liberté de la vente, sous prétexte que chaque espèce animale a son espèce de tuberculose, que si l'on a pu transmettre celle de l'homme à des animaux, rien ne prouve que celles des animaux puissent être transmises

(1) *Revue d'hygiène,* janvier 1883.

à l'homme, et surtout parce qu'une coction parfaite suffit pour écarter tout danger.

Mais parmi les raisons qui ont été données pour exclure toute mesure préventive, les plus curieuses sont celles qui ont été émises par un certain nombre de vétérinaires praticiens. Ils craignent que cette prohibition n'amène trop de perturbation dans les habitudes du commerce de la boucherie et dans l'équilibre des ressources alimentaires d'une contrée. Ils prétendent que cela diminuerait les ressources de la consommation de 3 à 15 p. 100.

De pareilles considérations ne sauraient être mises en ligne de compte. La société n'a pas à faire la fortune des bouchers au détriment de la santé publique ; et il vaut mieux que le peuple consomme moins de viande que de compromettre sa santé et sa vie en en mangeant de malsaines. Le danger est assez soupçonné aujourd'hui pour qu'on n'hésite pas à surveiller d'une manière rigoureuse les viscères, et particulièrement les poumons et le foie, car ce sont ces parties qui sont le plus souvent infectées de tubercules, et elles entrent pour une très large part dans la consommation des classes pauvres qui présentent un terrain si favorable au développement de cette affection. On ne doit pas se contenter d'énucléer les masses tuberculeuses du tissu et laisser débiter le reste. Du moment où il existe la moindre masse perlée, tout l'organe doit être rejeté.

Quant aux muscles, s'ils sont d'apparence saine et s'ils n'offrent point la moindre trace d'émaciation, on peut, comme le propose le même auteur, tolérer provisoirement, jusqu'à l'obtention d'une amélioration plus complète des races, la mise à l'étal, mais avec une éti-

quette indiquant la provenance dangereuse et mention
nant la nécessité de soumettre à une coction prolongée.
L'usage de ces viandes dans la préparation de la charcuterie doit être interdit, parce que la cuisson risque
de n'être point suffisante.

Il est un aliment, d'un usage assez répandu, que la
science moderne accuse plus particulièrement de pouvoir transmettre la tuberculose, c'est le lait. Gerlach
de Hanovre, Klebs de Prague (1), etc., ont rendu de
nombreux animaux tuberculeux en leur faisant avaler,
à l'état cru, du lait provenant de vaches phthisiques.
Les lésions caractéristiques se produiraient d'abord
dans les viscères abdominaux, les ganglions mésentériques, le foie et la rate ; puis, après un temps plus ou
moins long, elles pourraient se montrer dans les poumons.

Bollinger de Zurich pense que la tuberculose et la
scrofule, qu'on observe si fréquemment chez des porcs
élevés dans les abattoirs, tiennent en grande partie à
ce qu'on les nourrit avec le lait des vaches pommelières mises en fourrière dans ces établissements.
Vallin fait observer avec raison que les lésions produites chez les animaux nourris avec le lait des vaches
pommelières ressemblent, par leur siège et leur nature,
à celles que l'on observe souvent chez les enfants soumis à l'allaitement artificiel et qui sont groupés sous le
nom de carreau. Dans les deux cas elles se concentrent
dans l'abdomen et l'appareil digestif. Elles consistent
en un catarrhe stomacal et intestinal, diarrhée, gonflement de quelques glandes de Peyer, granulations jaunes

(1) *Archiv f. experim. Path. u. Pharm.* 1873.

tapissant la surface interne de l'intestin, transformation caséeuse des ganglions mésentériques, noyaux tuberculeux dans le foie, la rate et les reins. De telle sorte qu'on est en droit de se demander si les conséquences morbides qu'on attribue au fait de l'allaitement artificiel ne sont pas plus particulièrement dues à ce qu'on se sert souvent de lait de provenance tuberculeuse. Il y a donc réellement lieu de se mettre en garde contre cette provenance, d'autant plus que dans des vues physiologiques exactes en elles-mêmes, on recommande d'administrer le lait non bouilli.

Il y a lieu aussi de montrer la même sollicitude pour le lait cru qu'on ordonne aujourd'hui dans tant de maladies différentes, particulièrement aux phthisiques, qui pourraient trouver là une cause d'aggravation. Il est vrai que Vallin, en parcourant les vacheries et les abattoirs de Paris, n'a pas rencontré autant de bêtes pommelières que l'on croit généralement en exister. Mais il pense avec raison que cette rareté n'est qu'apparente, parce que dès le début de cette maladie, bien avant qu'elle devienne apparente, la sécrétion lactée se tarit. Les nourrisseurs ne gardent pas des bestiaux qui usent de la nourriture sans rien rapporter. Ils s'empressent de les vendre à des intermédiaires qui, sachant par expérience que bientôt ces vaches seront manifestement pommelières, les font abattre immédiatement, soit dans les campagnes, soit dans des abattoirs mal surveillés.

Malgré le correctif que les lois de la nature apportent elles-mêmes à la situation, en diminuant la sécrétion du lait, du moment où elle devient dangereuse pour les consommateurs, il me semble nécessaire, ou de ne plus employer que du lait bouilli, ou d'organiser partout des laiteries qui seraient particulièrement affectées à l'alimentation des enfants et des malades et qui seraient soumises à une surveillance rigoureuse. Elles seraient fréquemment inspectées par un vétérinaire qui ferait abattre, au fur et à mesure, toutes les vaches suspectes.

Non seulement on sauvegarderait ainsi le consommateur actuel, mais on restreindrait de plus en plus le danger pour l'avenir. Car ce qui tend à répandre la tuberculose dans l'espèce bovine, c'est la contagion inévitable dans une étable mal aérée où les animaux sont souvent entassés ; c'est en outre l'allaitement des veaux par des mères malades. Enfin dans un but de prévoyance du même genre, on devrait éloigner de la reproduction toutes les bêtes douteuses. Là où ces établissements ne pourraient être ou ne seraient pas encore créés, il serait plus prudent de préférer pour les enfants le lait de chèvre ; car cet animal paraît moins susceptible de devenir tuberculeux.

Un grand nombre de praticiens sont convaincus que l'*alcoolisme* peut devenir une cause de phthisie. Le poumon étant une des principales voies d'élimination de l'alcool, on comprend que ce passage incessant d'une substance très irritante ait pu être considéré comme étant capable de faire éclater une prédisposition acquise antérieurement. Comme le fait a été souvent observé sans qu'on puisse invoquer aucun antécédent, on a même pensé à la possibilité d'une genèse directe. Il est de la dernière évidence que de pareilles interprétations ne peuvent tenir avec l'idée d'un microbe, et qu'on n'a plus que le droit d'admettre une simple pneumonie caséeuse. Mais comment, dans le langage avec le monde extramédical, distinguer de la tuberculisation une affection qui en a les symptômes et la terminaison fatale? On ne peut réellement concilier les tendances modernes avec les résultats de l'observation qu'en supposant une même lésion anatomique pouvant être provoquée par des irritants variés, entre autres et particulièrement par le bacille de Koch.

L'*exercice musculaire*, pris surtout en plein air, a été de tout temps considéré comme un moyen prophylactique d'une grande importance.

Ici encore on est tenté de se demander si les médecins ne se sont pas fait des illusions, ou si le bacille a bien le pouvoir qu'on lui prête. Car il semble que l'exercice ne peut avoir aucune prise directe sur ce dernier. Toutefois, comme il a pour effet d'activer la nutrition, d'augmenter l'introduction de l'air et de rendre l'économie plus robuste, on reste en droit de penser qu'on rend ainsi le terrain réfractaire à l'expansion parasitaire. Car dans la nature, plus la vie se ralentit, plus le parasitisme prospère, et c'est sur le cadavre qu'il atteint son apogée.

Quoi qu'il en soit, comme il s'agit d'une règle d'hygiène générale, très précieuse dans toutes les situations, il y a tout intérêt à la maintenir, d'autant plus que l'observation clinique, dégagée de toute idée préconçue, et de tout système de pathogénie, semble indiquer que la vie sédentaire favorise le développement de la phthisie. Les statistiques montrent que dans la première partie de ce siècle le sexe féminin payait à la phthisie un plus large tribut que le sexe masculin.

Depuis 1866, le maximum s'est déplacé et appartient aux hommes. Il n'a fait retour à la femme que très passagèrement en 1871, de juin à septembre.

Lagneau attribue ces variations à ce qu'autrefois les femmes avaient une vie beaucoup plus sédentaire qu'aujourd'hui, et à ce que, grâce à la multiplication des industries et à l'intervention sans cesse croissante des machines, beaucoup d'hommes ont abandonné la culture de la vie en plein air, pour se confiner dans des ateliers où les machines réduisent de jour en jour le travail musculaire. Quant à la période exceptionnelle observée en 1871, il s'en rend compte par ce fait que le siège a fait déserter les ateliers pour le travail manuel des tranchées qui avait lieu en plein air.

D'autre part tous les peuples qui vivent à l'état sauvage comptent à peine la phthisie dans leur cadre nosologique, ce qui a fait dire que cette affection est un produit de la civilisation. Il est vrai que l'état sauvage, en supprimant les relations, éloigne les chances de contagion, tandis que la vie sédentaire les augmente par la confination. Mais je pense que beaucoup de praticiens ont remarqué comme moi que la tuberculisation marche plus rapidement et offre moins de cas de guérison spontanée dans les classes riches et oisives que chez les agriculteurs, qui continuent à se livrer longtemps encore aux travaux de la campagne. Il faut donc arriver à convaincre la société et les chefs d'établissements d'éducation de l'utilité de l'exercice. Dans les classes aisées, le médecin doit lutter contre la tendance au repos systématique que l'on a les moyens de se permettre et qu'on croit favorable au traitement de cette maladie. Les règlements des écoles et des lycées ont besoin d'être réformés. Il faudrait organiser des récréations plus longues et plus nombreuses, se passant dans de vastes jardins sous la surveillance de gymnastes. La gymnastique doit être rendue obligatoire. Le gouvernement français vient, du reste, de donner satisfaction à ce vœu de l'hygiène. Lagneau demande quatre leçons par semaine, d'une durée d'une demi-heure chacune et qu'elles soient prises sur les heures d'étude et non sur celles des récréations. Les Anglais sont plus exigeants sous ce rapport : dans toutes les universités, on consacre au moins trois heures par jour à la gymnastique, et, en outre, on stimule, chez les élèves, le goût des exercices physiques par des concours et des prix. Il faudrait aussi vulgariser davantage l'escrime, l'équitation et la natation. Enfin il serait bon d'organiser, pour les jours de congé, de grandes promenades. Toutes ces mesures sont d'autant plus nécessaires qu'il s'agit de jeunes gens en voie de croissance qui présentent un terrain très propice au développement de la phthisie.

L'esprit militaire qui souffle sur la France depuis nos désastres ne peut aussi que profiter à la prophylaxie de la phthisie. Car non seulement il a amené l'introduction des exercices militaires dans les lycées, mais par la création de la réserve et de la territoriale, il enlève de temps en temps une foule d'individus à une vie sédentaire ou oisive pour les forcer à prendre un exercice salutaire en plein air.

Toutefois l'activité musculaire ne peut être utile qu'à la condition de ne pas aller jusqu'au surmènement, et c'est avec raison que Chatin et Haxo réclament comme mesure prophylactique de la phthisie une *réglementation plus sévère du travail des jeunes gens des deux sexes.*

Il est d'observation que si l'oisiveté peut contribuer à produire cette maladie, l'excès de fatigue produit aussi sûrement le même résultat, surtout lorsqu'il s'agit d'enfants et de jeunes gens auxquels on impose une dépense musculaire au-dessus de leurs forces et un séjour prolongé dans un air confiné et souvent altéré par l'industrie. Il faudrait diminuer encore le nombre d'heures de travail fixé par la loi pour les enfants, élever l'âge auquel leur admission dans les usines est autorisée. Il faudrait aussi surtout étendre la surveillance légale aux enfants qui travaillent chez leurs parents ou chez des patrons. Il serait nécessaire enfin d'interdire pour eux le travail de nuit.

Il est un genre plus direct d'exercice, dont l'influence heureuse est aussi irrécusable que celui de la locomotion, c'est celui de la *phonation*. Il est très possible, du reste, que l'exagération du roulement de l'air dans les voies pulmonaires, que l'expansion plus grande donnée aux poumons, que le roulement matériel, enfin, dont un organe en grande activité devient le siège, soient des conditions peu favorables à la fixation des microbes apportés par la contagion. Mais il faut le reconnaître, on s'explique tout aussi bien cette influence avec l'idée classique d'une aberration de nutrition, car quand le mouvement nutritif est languissant, il est plus exposé à dévier. En tous cas, on a pu constater cette influence dans les communautés de filles, dans les maisons centrales pénitentiaires où l'on observe la loi du silence. Il paraît aussi que les sourds et muets ne prononçant que des sons inarticulés sont souvent atteints de phthisie. L'exercice de l'appareil de la phonation est donc encore une mesure qui mérite d'être prise en considération.

Le chant et la déclamation doivent être recommandés partout, et même imposés dans les établissements d'éducation. Toutefois, pour les personnes délicates, ces exercices de la phonation ont besoin d'être conduits prudemment. On leur recommanderait de ne chanter progressivement que de 2 à 10 minutes de suite. Le même exercice serait répété à de longs intervalles et, par l'ensemble de ses fractions, il ne dépasserait pas la durée d'une heure. L'inspiration doit être large et profonde, mais l'expiration a besoin d'être filée et de s'effectuer par échappement, sans aucune poussée et sans effort. En dehors des établissements d'instruction, on aidera à la propagation de la mesure par la création de cours de chant gratuits et de sociétés chorales s'adressant à tous les âges, à toutes les classes et à toutes les professions. De même que le chant, les instruments à vent développent l'appareil respiratoire et peuvent exercer une influence préventive. Toutefois beaucoup de médecins sont, au contraire, persuadés qu'ils sont susceptibles de nuire. Ils s'appuient, entre autres arguments, sur ce que les musiciens de régiment fournissent plus de phthisiques que les fusiliers. Mais, outre qu'il est à remarquer que les musiciens ne sont pas choisis, comme les soldats, par un conseil de révision et sont souvent débiles d'origine, il n'est pas le moins du monde certain qu'ils soient plus frappés par la tuberculose. Ainsi Burq a montré que dans la garnison de Paris, durant 26 années, chez les musiciens, les décès phthisiques avaient été aux décès généraux ce que 106 est à 10,000, tandis que chez tous les soldats de la même garnison ils ont été de 1,430. Du reste, beaucoup de professeurs et de facteurs d'instruments n'hésitent pas à attribuer à l'usage de ceux-ci l'immunité présentée par des élèves nés de parents phthisiques. Ce serait donc encore une bonne mesure hygiénique d'encourager la création des fanfares. Toutefois, si l'on se place exclusivement au point de vue prophylactique, on doit recommander de ne jouer que peu de temps de suite. Meifred conseille sous ce rapport le cor de chasse, qui ne peut être joué plus d'un quart d'heure à cause de la fatigue des lèvres.

Les *conditions sociales* à prendre en considération sont : l'état civil, la profession, les relations sociales, l'immigration.

C'est surtout devant le *mariage* qu'il faut faire comparaître la phthisie. Avec la doctrine classique d'un vice constitutionnel, on n'a à redouter que les conséquences possibles de l'hérédité sur les enfants. Avec la doctrine naissante du bacille, ou même, sans remonter jusqu'au corps du délit, avec le simple fait de la contagiosité qui est devenu presque incontestable, il y a à redouter l'infection de l'un des conjoints par l'autre. Chacun de ces deux genres de danger suffirait pour soulever la question de l'interdiction du mariage pour les tuberculeux, à plus forte raison la question devient-elle pressante en présence de la possibilité de l'association de ces deux ordres de danger.

On n'a songé à contester l'hérédité que depuis la découverte de la contagiosité. Robertson a fait observer qu'il se pourrait que les enfants ne devinssent phthisiques que parce qu'ils ont vécu avec leurs parents, et non parce qu'ils leur doivent naissance. Mais il ne faut pas avoir exercé la médecine longtemps pour avoir vu des enfants reproduire, au bout de 18 ou 20 ans, la phthisie du père qui était mort quelques mois avant leur naissance. On ne peut même pas se retrancher derrière l'usage des mêmes vêtements et d'une même habitation, car cette explication s'est trouvée mise hors de cause dans beaucoup d'observations. C'est certainement pour les partisans du bacille une maigre ressource que de supposer une imprégnation de l'ovule se manifestant à une si longue échéance. Mais le fait d'observation est là, et on est obligé de reconnaître qu'en ce qui concerne l'hérédité, le mariage des phthisiques peut déjà exposer à une déchéance progressive de la race humaine. D'autre part, par la contagion, il peut travailler dans le même sens en infectant, grâce à la vie en commun, les enfants qui auraient échappé à l'action de la conception. En outre, par le fait de la cohabitation plus intime des époux, il sacrifie presque sciemment un grand nombre d'adultes que rien ne compromettait en dehors de l'union. Il ne faut pas oublier non plus que le mariage précipite souvent la terminaison fatale de la maladie. Suivant Leudet, la tuberculose se transmet plus facilement du mari à la femme que de la femme au mari. Williams pense que la contagion entre conjoints exige au moins la cohabitation nocturne et qu'il faut que les altérations du poumon soient très étendues et que la chambre soit mal aérée. Il croit aussi que l'embryon infecté par le père peut à son tour infecter la mère, comme pour la syphilis.

Malgré l'absence de démonstration complète, il y a là certainement matière à des réflexions, et il est certain que si, sur le terrain pratique, on ne devait considérer que l'intérêt purement hygiénique, l'interdiction du mariage des phthisiques serait logique et justifiée. Mais que de difficultés et même d'impossibilités sur le terrain pratique ! Les projets de mariage ne portent que très exceptionnellement sur des individus dont la phthisie est bien avancée. En général, il ne s'agit que de personnes chez lesquelles le diagnostic est-très difficile à établir. Que d'erreurs et que d'abus à craindre déjà de ce chef ! D'autre part la tuberculose est la maladie la plus répandue, de sorte que le nombre des interdits se trouverait tellement grand, que l'atteinte à la liberté deviendrait réellement criante, et qu'on centuplerait brusquement la dépopulation dont souffrent aujourd'hui la plupart des nations. En outre, le célibat n'empêche pas toujours les hommes de procréer, et fréquemment la tuberculose ne ferait que se déplacer des légitimes sur les illégitimes. Enfin, comme l'a fait justement observer Lombard, il ne faut pas oublier que l'amour a un bandeau sur les yeux. Non ! dans l'état actuel des sociétés et de l'opinion publique, il ne faut pas songer à des mesures officielles. Ce serait courir à un échec certain et même au ridicule, que de tenter de soumettre une pareille proposition à une chambre de législateurs. Pour longtemps encore il faudra s'en tenir à l'influence morale du médecin de la famille, dont le devoir professionnel est de déconseiller toute union douteuse. D'ailleurs dans les classes aisées, presque toutes les familles font une enquête secrète qui est peut-être plus scrupuleuse que ne le serait l'application d'un règlement émanant de l'autorité.

Les *relations sociales* ne peuvent avoir un intérêt prophylactique qu'en vertu de la contagiosité, et réclamer que des mesures d'isolement. C'est là une voie

nouvelle qui menace de s'imposer à la prophylaxie en
présence des expériences modernes que nous avons
rapportées et qui semblent montrer la possibilité de la
transmission de la tuberculose par l'air dans lequel des
tuberculeux ont respiré. Vallin estime toutefois que la
chose n'est pas encore assez démontrée pour qu'on
prenne des mesures vexatoires et qu'on doit s'en tenir,
pour le moment, à faire de l'agitation sur cette question
afin seulement d'éveiller l'attention du public et des
médecins. L'agitation a déjà dépassé le diapason qu'il
demande dans le public qui n'a jamais cessé de manifester ses appréhensions. C'est surtout le siège des
médecins qu'il importe de faire, car, jusqu'à présent,
ils se sont attachés à faire taire ces appréhensions. Aujourd'hui, leur véritable rôle est, sinon d'effrayer, du
moins de ne plus rassurer systématiquement. Il est
même certaines précautions qu'il est déjà de leur devoir
de recommander. Dans les familles tuberculeuses, on
conseillera la dispersion des enfants. Quoiqu'il soit impossible d'isoler les tuberculeux dans les premiers temps
de leur maladie, puisqu'en général ils peuvent alors
remplir des occupations et gagner leur vie, on pourra
du moins obtenir un isolement relatif en conseillant
aux plus malades, sous un prétexte quelconque, de
renoncer à une cohabitation trop intime, en les éloignant des ateliers et des bureaux, lorsque leurs ressources personnelles ou celles de l'assistance publique
le permettront. Pour satisfaire à l'indication de l'isolement, en même temps qu'on placerait les personnes
menacées dans de meilleures conditions hygiéniques,
Lagneau demande qu'on crée, à proximité des grandes
villes, des *sanatoria*, des stations salubres élevées, bien

exposées, constituant de véritables maisons de campagne multiples, petites et distantes les unes des autres. On y enverrait ces personnes, et on les occuperait à des travaux agricoles.

Il semble assez naturel aussi de chercher à réaliser l'isolement dans les hôpitaux où, jusqu'ici, les tuberculeux sont restés enchevêtrés au milieu des autres malades. Plusieurs hygiénistes ont déjà réclamé la création d'hôpitaux spéciaux ou tout au moins de salles particulières pour les phthisiques. Avec ces salles, non seulement on limiterait la contagion, mais on pourrait plus facilement les soumettre à des traitements spéciaux, faire des fumigations générales. En outre, les autres malades ne seraient point réveillés par la toux des phthisiques. Lubelski serait partisan des pavillons divisés en petits dortoirs à panneaux mobiles, soigneusement aérés et chauffés avec un peu d'humidité dans l'atmosphère et le voisinage de plantations d'essences balsamiques.

Debove (1) insiste sur la nécessité de ne plus faire coucher, dans les dortoirs de tuberculeux, des infirmiers qui, selon lui, deviennent souvent phthisiques dans ces conditions.

La désinfection est le corollaire naturel de l'isolement.

Une mesure simple et à laquelle on ne saurait se refuser consisterait à mettre des poudres désinfectantes dans les crachoirs. Les vêtements des phthisiques ne devraient être portés qu'après avoir séjourné dans une étuve à 85° (2). Pour la désinfection des locaux, il faudrait, d'après les expériences de Vallin, brûler 20

(1) *Leçons cliniques et thérapeutiques sur la tuberculose parasitaire*, 1884.
(2) *Revue d'hygiène*. 1883, p. 685.

grammes de soufre ou dégager 66 centigrammes d'acide nitreux par mètre cube (1). Parrot et Martin (2) proposent de soumettre de temps en temps les meubles, murs et parquets à un courant d'air chauffé à 125°.

L'observation a conduit à accorder une certaine influence au *mode d'agglomération*. Il existe une différence notable, pour la fréquence et la marche de la phthisie, entre les habitants des villes et des campagnes. En Angleterre la statistique a donné, pour 1838-39, 4,36 décès sur 1000 habitants pour les villes, et 3,50 pour ceux de la campagne. En France, Marc d'Espine conclut de ses recherches que l'habitation des villes prédispose à toutes les formes et à tous les sièges de la tuberculose, et que dans les campagnes la phthisie se montre avant tout chez les jeunes gens qui ont été la contracter dans les villes voisines. Plus le centre de population est considérable, plus le danger augmente. A Paris, la tuberculose fournit un cinquième de la mortalité générale. Tout cela est incontestable et parle certainement en faveur de la contagiosité autant qu'en faveur des bienfaits de la vie active en plein air. Mais, quoi qu'on fasse, il y aura toujours des grandes villes, et il faudra toujours les accepter avec leurs conséquences pathologiques.

Mais l'hygiène n'a plus le droit de se déclarer impuissante quand il s'agit de l'agglomération dans un même local, autrement dit, lorsqu'il s'agit de faits *d'encombrement* et *d'internement*. Il est incontestable que la phthisie fait surtout de nombreuses victimes dans les établissements où les individus sont agglomé-

(1) *Revue de médecine*, 10 octobre 1882, p. 825.
(2) *Revue d'hygiène.* 1883, p. 90.

rés en grand nombre dans un espace plus ou moins confiné. Le fait a été constaté pour les couvents, les lycées, les prisons et même les casernes. On est parfaitement autorisé à voir là un effet de contagion. Mais Colin pense que l'encombrement agit plutôt par la diminution qui en résulte pour chacun dans la quantité d'air respirable et qu'un individu isolé dans un local trop étroit est aussi exposé à devenir phthisique que celui qui reste dans un milieu peuplé outre mesure. Lagneau pense qu'il faut aussi tenir compte de l'insuffisance d'exercice qui s'impose presque toujours dans ces circonstances et qui entraîne une véritable atrophie des fonctions respiratoires. Il y a là une influence qu'il faut atténuer par la dissémination dans des locaux plus vastes et mieux ventilés.

Les *mouvements sociaux*, c'est-à-dire les mouvements d'émigration et d'immigration, sont considérés comme de puissants facteurs de la phthisie, parce qu'ils viennent troubler brusquement les habitudes antérieures, et qu'ils apportent le plus souvent des conditions plus défavorables que celles dans lesquelles on se trouvait antérieurement. Généralement, en effet, on émigre vers un centre de population plus considérable que celui qu'on occupait, et on quitte des occupations en plein air pour d'autres qui s'exécutent dans des espaces confinés et qui exigent moins d'exercice musculaire. Ainsi, à Paris, les étrangers payent à la phthisie un tribut beaucoup plus considérable que les natifs de la capitale. Le rapport est de 4 à 3. L'hygiène réclame donc autant que les besoins de l'agriculture, qu'on trouve le moyen d'enrayer la dépopulation des campagnes qui, depuis quelques années, fait des progrès si effrayants.

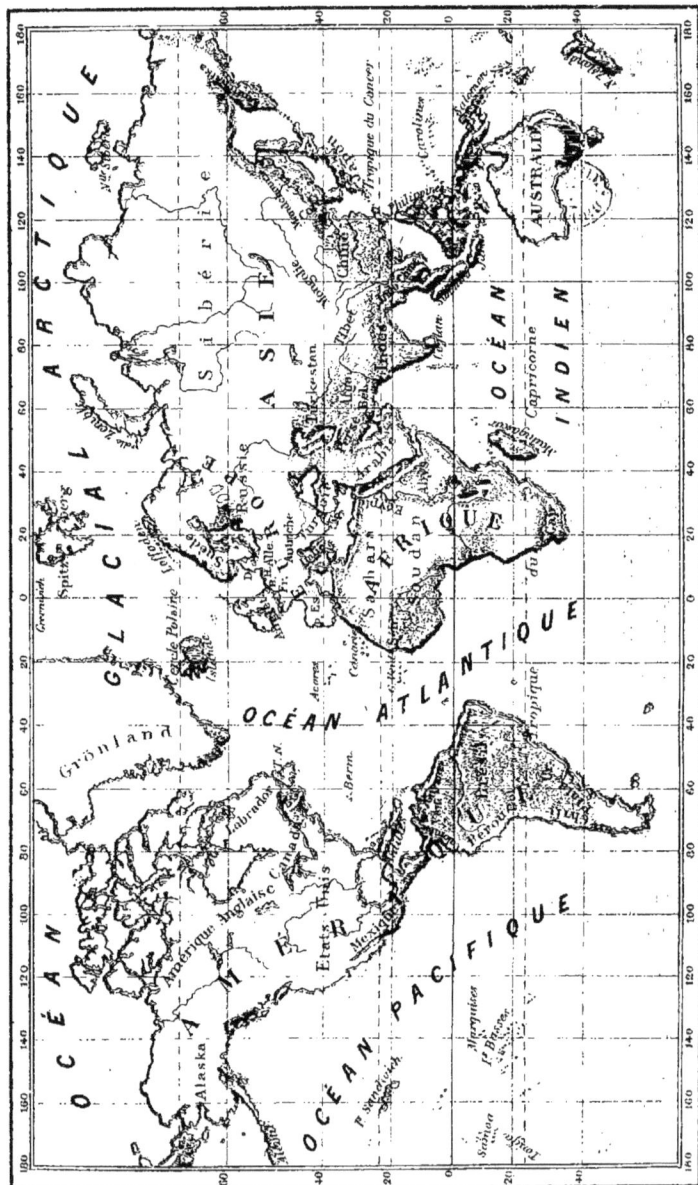

LÈPRE TUBERCULEUSE

Lèpre tuberculeuse.

Géographie. — On a malheureusement confondu, sous le nom de lèpre, au moyen âge, un grand nombre d'affections cutanées, et dans ce siècle, deux maladies essentiellement différentes, à savoir, la lèpre tuberculeuse proprement dite, et l'éléphantiasis des Arabes. Nos connaissances en anatomie pathologique ne permettent plus aujourd'hui cette confusion. Mais elle persiste malgré tout dans les dénominations et dans les données de la géographie médicale, d'autant plus que les deux maladies règnent souvent simultanément dans la même contrée. Il ne sera question dans ce chapitre que de la maladie qui consiste en l'apparition sur diverses parties de la peau de taches pigmentaires, au-dessous et dans l'épaisseur desquelles il se forme de petites masses plus ou moins ovoïdes, indurées, offrant une texture analogue à celle du tubercule, se ramollissant et donnant naissance à un ulcère, le tout s'accompagnant d'anesthésie ou d'hyperesthésie de la région.

La lèpre est beaucoup moins répandue en Europe aujourd'hui que dans les temps anciens. Elle ne présente même une certaine vitalité que dans un seul pays, la Norwège, où elle produit, chaque année, de 800 à 900 décès. Elle paraît même y être en croissance, car on y compte aujourd'hui deux fois plus de lépreux qu'il y a vingt ans. On n'en trouve constamment que dans la zone qui touche à la mer du Nord. Toutefois de 1848 à 1858 la maladie a envahi les terres centrales. Le maximum existe aux environs de Bergen. On peut

mettre presque sur le même rang la Finlande et les
provinces Baltiques de la Russie. Ici encore l'affection
n'est réellement intense que sur le bord de la mer
et disparaît rapidement quand on pénètre dans l'intérieur des terres, si ce n'est dans la partie tout à fait
méridionale de la Finlande qui renferme une grande
quantité de lacs et qui est en outre limitée par le grand
lac Ladoga, de telle sorte que la doctrine qui fait de la
lèpre l'attribut des peuples pêcheurs ne rencontre pas
là une objection. Malgré les mêmes conditions hydrographiques, Saint-Pétersbourg et les côtes avoisinantes
échappent à la maladie ; mais les conditions hygiéniques et surtout le mode d'alimentation n'y sont plus les
mêmes. Elle est complètement inconnue dans le reste
de la Russie, si ce n'est en Crimée, sur les bords de la
mer d'Azow et de la mer Caspienne et sur les rives de
la partie inférieure du Don. Dans tous ces points elle
se montre très fréquente. Au troisième rang se placent
l'Espagne et le Portugal, qui ont été beaucoup plus
frappés autrefois, mais qui le sont encore notablement
sur leurs côtes orientale, méridionale et occidentale,
et qui, par exception, en présentent un grand nombre
dans un district montagneux, celui de Lafoès. Viennent ensuite sur un même plan plus éloigné la France,
l'Italie, la Turquie, la Grèce et la Suède. En France
on ne trouve plus guère de lépreux nés sur place que
sur le littoral méditerranéen. On n'en rencontre plus
dans l'Auvergne, qui cependant en comptait beaucoup
dans les siècles passés. Il est à remarquer qu'on y a
desséché les nombreux lacs et étangs qui y existaient.
En Italie, on peut en rencontrer sur toutes les côtes,
mais ils y sont devenus très rares, et l'endémie paraît

s'être limitée aux côtes du golfe de Gênes. Ils sont aussi devenus peu nombreux en Grèce et en Turquie d'Europe. La lèpre est toutefois un peu plus fréquente à Constantinople, où elle frappe plus souvent les musulmans que les Juifs et les nègres. Elle est nulle en Allemagne, en Danemarck, en Belgique, en Hollande, en Suisse et en Angleterre. La Suède qui possédait beaucoup de lépreux n'en offre plus que sur un point assez restreint de la partie moyenne des côtes de la Baltique.

Si nous passons du continent aux îles européennes d'un développement petit ou moyen, nous verrons que presque toutes sont assez fortement frappées dans toute leur étendue, probablement parce que leur partie centrale se trouve encore rapprochée des côtes. Il en est ainsi de la plupart des îles de la mer Egée, de Malte et même de la Sicile et de la Sardaigne. La lèpre, qui était excessivement fréquente dans l'Islande, y diminue d'une manière remarquable. Elle a complètement disparu des îles Feroë depuis l'introduction d'une culture sérieuse.

L'Afrique est beaucoup plus frappée. L'Égypte a même été regardée comme le berceau de la maladie. Actuellement il existe encore de nombreux cas sur les bords de la mer Méditerranée, de la mer Rouge et du Nil. Elle est aussi assez fréquente en Algérie. Les Juifs sont particulièrement atteints dans les villes du littoral, tandis que les Arabes le sont dans les vallées de l'Atlas. Mais suivant Arnould (1), la prétendue lèpre des Kabyles ne serait qu'une forme de la syphilis.

---

(1) *Nouveaux éléments d'hygiène*, p. 276.

Le Maroc est encore plus frappé que l'Algérie. Elle dessine complètement les côtes orientale et occidentale, en présentant toutefois une lacune au niveau du Dahomey et du Fellah. En revanche elle s'étale davantage à la région du Cap. D'après Livingstone et d'autres voyageurs, on en rencontre fréquemment dans l'intérieur de l'Afrique et en Abyssinie. Mais il est à craindre que la confusion avec l'éléphantiasis n'ait été souvent commise. Du reste, il existe dans le centre de l'Afrique assez de lacs et de cours d'eau pour que la loi des côtes ne s'y trouve point gravement compromise.

Les îles africaines, entre autres Madagascar, Maurice, Bourbon, Madère, les Açores, sont toutes assez fortement atteintes.

L'Asie est encore plus frappée que l'Afrique ; on trouve en effet un assez grand nombre de lépreux dans l'Arabie, l'Asie Mineure, la Syrie, le Liban, qui en présentent jusque sur les hauteurs, la Palestine, où l'on a senti la nécessité d'élever un hospice spécial, dans une partie de la Perse, dans l'Inde, où on compte un lépreux sur cinq habitants, dans l'Indo-Chine, dans toute la Chine et même dans la partie orientale de la Sibérie. Partout elle s'étend dans une large zone au delà des côtes.

Toutefois il est à remarquer que le maximum correspond toujours au littoral de la mer des Indes, de l'océan Pacifique, de la mer Caspienne et de la mer d'Aral. Le Kamtschatka, en sa qualité de presqu'île, est occupé dans toute son épaisseur. Enfin il ne faut pas oublier que ces pays sont, pour la plupart, entrecoupés par des canaux excessivement nombreux. Fait

digne d'attention, en Asie la maladie respecte généralement les Européens et même les garnisons européennes. Les îles paient comme toujours un large
tribut, particulièrement les îles de Crète, de Chypre,
de Mytilène et de Samos. Mais la maladie acquiert un
très haut degré d'intensité au Japon, à Bornéo, à
Sumatra, à Java, dans les Philippines et les Ma-
riannes.

En Australie, on ne l'a constatée que sur les côtes
de l'est et sur la moitié orientale de celles du nord et
du sud. Par contre, elle occupe toute la Nouvelle-
Zélande et à peu près toutes les îles de la Polynésie.

Il existe une différence très frappante entre l'Amérique du Nord et l'Amérique du Sud. Tandis que la
première ne présente des cas de lèpre que dans deux
contrées, le Nouveau-Brunswick et le Mexique, la
seconde en présente partout, excepté dans la partie
inférieure de la Patagonie et dans l'étroite bande de
terre qui sépare les Cordillères de l'océan Pacifique.
C'est dans l'Amérique que la loi des côtes éprouve la
plus grave atteinte. Car, d'une part, la maladie manque sur la plus grande partie du littoral, et d'autre
part elle occupe non seulement le Mexique dans toute
son épaisseur, mais encore l'immense étendue continentale que l'Amérique méridionale présente dans sa
partie supérieure. Les Antilles sont les seules îles
américaines atteintes.

Enfin la pointe méridionale du Groënland est fortement frappée.

Prophylaxie. — Il convient ici d'agiter tout d'abord
une question de nature et de prophylaxie qui, née
d'hier, commence à peine à s'esquisser sous les limbes

d'une période embryonnaire et qui ne peut aspirer qu'à une valeur future, peut-être très éloignée encore. C'est celle de la nature zymotique de la maladie et de la possibilité de combattre cette dernière dans l'avenir par la méthode des vaccinations. Malgré les doutes qui entourent encore cette question, il importe d'en bien préciser la situation actuelle ; car il est possible que dans l'avenir elle domine les solutions à donner à toutes les autres, et pour le moment elle commande déjà certaines réserves pour toutes.

En 1874, l'inspecteur du service de la lèpre en Norwège, M. Hausen, annonça à la Société de médecine de Christiania. qu'il avait toujours trouvé dans les tubercules des lépreux de nombreux bâtonnets mobiles. Dans une note qu'il adressa depuis à la Société de biologie (1), il confirma le fait en ajoutant que ces bâtonnets, soumis à la culture, se développaient en filaments articulés ayant quelque analogie avec ceux du Leptothrix.

L'existence de ces bâtonnets a été entre autres vérifiée par plusieurs observateurs, par Ecklund, Neisser, Hillairet, Gaucher et Cornil (2). Ces bacilles que Gaucher, trompé sans doute par ce fait que la lancette ne peut aller recueillir une goutte de sang dans un vaisseau qu'en traversant préalablement les tissus, avait cru rencontrer aussi dans le liquide sanguin, ne paraissent exister, d'après les autres auteurs, que dans les masses d'apparence tuberculeuse. Par contre, ils

(1) *Études sur la bactérie de la lèpre*, par Armaner Hausen (*Arch. de biologie*, t. I, 1880).

(2) Note de Gaucher et Hillairet (*Soc. de biologie*, 4 déc. 1880). — Note de Gaucher (*Même Société*, 11 juin 1881). Commun. de Cornil à la *Soc. méd. des hôpitaux*, 10 juin 1881.

y existent en très grand nombre. Si on enlève un fragment sur l'homme vivant, et si on le dilacère immédiatement dans un liquide, on peut apercevoir, sans aucune préparation préalable, des bacilles libres dans le véhicule et animés de mouvements spontanés de flexion et de torsion. Mais pour les apercevoir en place sur des coupes durcies, il faut recourir successivement à l'alcool absolu, à une solution de violet de méthylaniline, au carbonate de soude, à l'essence de gérofle et au baume de Canada (1). Ils apparaissent alors colorés en bleu. Les cellules en sont bondées. Ils sont d'autant plus nombreux que la lésion lépreuse est plus avancée, et la cellule lépreuse s'éloigne d'autant plus du type normal, qu'elle contient plus de bactéries.

On peut donc regarder aujourd'hui comme un fait acquis que les tissus altérés par la lèpre renferment des bâtonnets et que ceux-ci ne sont pas l'effet d'un travail cadavérique, puisqu'ils existent chez l'homme vivant. Mais pour qu'un microbe puisse être regardé comme étant l'agent producteur spécial d'une maladie, il ne suffit pas qu'il existe, il faut aussi qu'il se distingue des autres microbes par quelque caractère particulier. Or il est certain que, même après un examen soutenu, on est tenté d'admettre l'identité du bacille de la lèpre avec celui de la tuberculose. Du reste la structure des altérations lépreuses rappelle celle des tubercules proprement dits. De là même, l'épithète qu'on a cru devoir accoler au mot *lèpre*. L'identité des bacilles viendrait certainement renforcer cette analogie et conduirait à ne voir dans la lèpre qu'une forme,

(1) *Note sur le siège des parasites de la Lèpre*, par Cornil et Suchard. *Union médicale*, 29 sept. 1881.

pour ainsi dire, périphérique de la tuberculose, ce qui expliquerait même la plus grande fréquence de cette affection dans les climats chauds, si favorables à toutes les manifestations cutanées. Dès lors la lèpre n'aurait plus le droit de figurer comme entité dans le cadre nosologique, et sa prophylaxie serait la même que celle de la tuberculose.

Mais les efforts actuels des observateurs tendent à établir des différences entre les deux microbes. D'après les travaux récents de M. V. Babes (1), ils présenteraient quelques différences comme réactions chimiques, comme forme et comme siège. Le bacille de la lèpre soumis à l'action du rouge ou du violet de fuchsine, de la rosaniline, du bleu de méthylène et de l'éosine, et plongé ensuite dans l'alcool, acquerrait et conserverait, malgré cette dernière immersion, une couleur rouge, tandis que le bacille de la tuberculose, soumis aux mêmes couleurs et aux mêmes manipulations, se montrerait décoloré. Le microbe de la lèpre reste seul coloré par la rosaniline après l'action décolorante de l'acide nitrique. Le bacille de la lèpre est un peu plus long que celui du tubercule. Le premier est plus rigide, rectiligne, quelquefois articulé. Le second présente au contraire des lignes ondulées ou des courbes. Les extrémités du bacille de la lèpre présentent fréquemment des épaississements arrondis, ressemblant à des spores. Ces renflements n'existent pas, ou tout au moins très exceptionnellement chez le bacille tuberculeux. Ce dernier se propage surtout par les voies lymphatiques le long des vaisseaux, tandis que

(1) *Comptes rendus de l'Académie des sciences*, 23 avril 1883 et 30 avril 1883.

celui de la lèpre se propage le plus souvent le long des tendons et des tubes nerveux.

Tel est l'état de la science moderne sur ce sujet. Il existe un bacille dans les productions lépreuses. Il a quelques droits à n'être pas identifié avec celui de la tuberculose. On peut l'isoler en partie et le multiplier par la culture, mais en l'inoculant on n'est pas encore arrivé à engendrer la lèpre chez les animaux. De sorte que la question de la vaccination en est exactement au même point pour la lèpre et la tuberculose, et les travaux de Cornil ont certainement l'équivalence de ceux de Koch. Il est vrai que, malgré les insuccès de l'inoculation par microbes isolés, on n'est pas autorisé à en tirer une conclusion définitivement négative, car il est possible que les espèces animales mises en expérience ne soient pas susceptibles de contracter la lèpre. Il y aurait lieu d'inoculer des singes, si l'on ne s'est pas encore adressé à eux. Si jamais le résultat cherché pouvait être obtenu, il est évident que la méthode de la vaccination serait indiquée tout au moins dans les pays où l'endémie présente un haut degré, et cette mesure reléguerait toutes les autres au rang des accessoires. Mais ce résultat est trop problématique encore pour amoindrir l'importance des conditions de l'hygiène générale et particulièrement de celles qui concernent l'alimentation. Ces dernières m'ont paru jouer un rôle tellement considérable que j'ai hésité à ne pas placer la lèpre plutôt dans les maladies d'origine alimentaire, et je dois reconnaître que si je la fais figurer parmi les maladies miasmatiques, c'est uniquement pour ne pas me mettre trop en opposition avec le courant des idées modernes et dans le désir de la maintenir

rapprochée de la tuberculose. Malgré la part prédominante que semble prendre l'alimentation, les relations des conditions entre elles rendent utiles de fixer
encore préalablement les questions de la contagiosité
et de l'hérédité, ainsi que les mesures qu'elles peuvent
motiver.

Les mesures prises autrefois prouvent que dans
l'opinion publique la contagiosité de la lèpre ne laissait pas le moindre doute. Suivant la loi juive, tout
individu reconnu lépreux devait être instantanément
expulsé des lieux habités ; Moïse n'hésita pas à chasser
du camp sa propre sœur et, à un autre moment, un roi
même fut victime de la rigueur de la proscription. Les
malheureux lépreux restaient livrés à eux-mêmes, vivant
à la manière des bêtes fauves, privés de toutes les nécessités les plus indispensables à la vie, ne pouvant
pas sous peine de mort approcher de leurs semblables.
Au moyen âge ces mœurs barbares étaient encore en
vigueur, avec des formes à peine atténuées chez toutes
les nations européennes, même les plus civilisées de l'é-
poque. En France, tout lépreux était considéré comme
mort pour la société. Après l'avoir chassé impitoyablement, on récitait sur lui les prières des morts. Ils
n'étaient autorisés à pénétrer dans les villes et les villages qu'à Pâques et à Noël. Encore étaient-ils tenus,
pour permettre aux passants de les fuir, d'annoncer
leur arrivée à l'aide de crécelles et de sonnettes, ou en
portant des vêtements d'une couleur déterminée. Ils
devaient, sous les peines les plus graves, éviter de se
mêler aux personnes saines et surtout de manger avec
elles. Un sentiment de pitié conduisit d'abord les administrations publiques à leur construire des huttes mi-

sérables dans des lieux écartés. Puis on en vint peu à peu à les interner officiellement dans de véritables bâtiments appelés *Léproseries,* où les soins leur étaient prodigués par un ordre créé spécialement, celui de Saint-Lazare. On a bien prétendu que cette séquestration était surtout motivée par la répugnance physique et morale que la lèpre faisait naître dans les populations. Mais nul doute que dans l'esprit des gouvernants, le seul, le véritable mobile était la crainte de la contagion.

Ce n'est que dans ce siècle et à la fin du dernier qu'on a commencé à douter du caractère contagieux de la maladie, mais aujourd'hui il faut reconnaître que la majorité des auteurs se montrent anticontagionistes; ce qui semble indiquer ou que la maladie a perdu à travers les siècles de sa virulence première ou que les anciens ont singulièrement exagéré les dangers de la contagion. Je suis porté à penser qu'il y a lieu de tenir compte de ces deux raisons. Mais si le danger est devenu assez faible pour pouvoir être nié, il serait imprudent de le méconnaître. On peut en effet citer plusieurs îles de l'Océanie où la lèpre n'a apparu qu'après l'immigration de lépreux. On a vu des infirmiers et les médecins la contracter dans leur service. Le fait même de l'existence des microbes rend la contagiosité encore plus probable. Mais il importe, pour rester dans les limites de la vérité et des précautions nécessaires, de bien distinguer les circonstances dans lesquelles la lèpre paraît pouvoir être transmise. Car si les maladies contagieuses ne le sont pas toutes au même degré, elles ne reconnaissent pas toutes, non plus, les mêmes modes de transmission. Il en est qui ne se transmettent que par inoculation, d'aures qui sont communiquées par un simple contact, d'autres enfin qui peuvent même être acquises par l'intermédiaire de l'air respiré. C'est en restant souvent à un point de vue trop général et en ne tenant pas compte de la possibilité de ces différences qu'on arrive à nier des contagiosités partielles qui n'en sont pas moins réelles. Interrogeons donc l'histoire de la lèpre sur tous les modes de contagion et déterminons les genres contre lesquels il convient de prendre des précautions.

La lèpre est-elle inoculable et est-il dangereux, par conséquent, de se piquer avec un instrument imprégné de la matière des ulcères? L'expérimentation n'a pu encore nous fixer à cet égard. Toutes les tentatives d'inoculation faites chez les animaux ont échoué. Mais on est en droit de penser que l'homme, seul, est susceptible de la lèpre, car jusqu'à présent on ne l'a jamais rencontrée chez les animaux. Par contre, la clinique possède quelques faits qui plaident en faveur de l'affirmative. Tel est celui rapporté par Hidelbrand et consigné par Woods(1). Un enfant européen jouant avec un négrillon atteint de lèpre, et le voyant s'enfoncer un couteau dans ses membres anesthésiés, voulut le faire sur lui-même en se servant du même couteau. Il quitta Bornéo pour se rendre en Hollande où la lèpre ne règne pas età l'affection se déclara. Le même auteur signale le docteur Robertson de Séchelles et plusieurs infirmiers des hôpitaux de Calcutta comme étant devenus lépreux à la suite d'inoculations accidentelles. Ces quel-

(1) Woods, *La lèpre est-elle contagieuse?* J.-B. Baillière. Paris, 1879.

ques faits sont plus que suffisants pour qu'on se mette
en garde contre de pareils accidents. Il est un autre
mode d'inoculation beaucoup plus grave parce qu'il se
fait sciemment et sur une plus large échelle, c'est celui
auquel expose la pratique de la vaccination. Le fait
paraît avoir été observé plusieurs fois·par des médecins américains aux îles Hawaï. Il faut donc apporter un grand soin dans le choix du vaccinifère et entretenir les lancettes dans un parfait état de propreté.

La lèpre est-elle transmissible par simple contact? La
chose paraît fort probable, tout au moins pour le contact intime que réalisent les rapports sexuels. Le
Dʳ Wong prétend même qu'en Chine une des causes
puissantes de propagation est la prostitution.. Plus récemment le professeur d'hygiène du Val-de-Grâce,
M. Vallin, donnait devant la Société médicale des
hôpitaux la relation d'une lèpre hypéresthésique développée chez un Européen à la suite de rapports honteux
avec un jeune nègre atteint de lèpre. L'influence de
cette circonstance peut certainement être mise à profit
par les médecins qui prétendent que la lèpre n'est
qu'un dérivé de la syphilis, d'autant plus qu'après les
observations faites par Arnould en Algérie, il serai
peut-être imprudent de nier une certaine parenté indirecte entre les deux affections. En tout cas il est évident que dans les pays où la lèpre est endémique,
l'administration doit se servir des armes que l'organisation de la prostitution met à sa disposition pour étendre
sa surveillance à cette affection. On est moins armé
évidemment en ce qui concerne le mariage légitime.
Mais le danger de la contagion entre conjoints mérite
les observations et les conseils que nous nous réservons

de donner plus particulièrement à propos de l'hérédité, parce que celle-ci crée dans le mariage plus qu'un danger personnel, un danger de famille et même un danger national.

On ne saurait regarder non plus comme complètement innocents les mille contacts, non sexuels, qu'entraînent la vie en commun et les diverses relations sociales. D'après Woods, à Molokin la plupart des malades attribuent leur maladie à leurs relations avec des lépreux. Dans les pays intertropicaux les populations sont bien convaincues que la transmission par contact s'opère surtout par les sueurs et les crachats. En souillant les vêtements et les divers objets ces liquides d'excrétion pourraient les rendre dangereux à leur tour. On pourrait, il est vrai, objecter l'expérience devenue classique de l'élève de Rayer, qui revêtit à plusieurs reprises les habits d'un lépreux sans rien contracter ; mais en matière de contagiosité quelques faits négatifs n'ont jamais rien prouvé. Dans l'opinion des Européens habitant l'Océanie, le contact des matières contaminées sur les muqueuses serait surtout à craindre et ils attribuent la fréquence de la lèpre chez les indigènes à l'habitude qu'ils ont conservée de boire le Kava à la même écuelle et de manger dans le même plat où tous les convives plongent leurs doigts imprégnés de salive.

D'après Danielsen et Bœck les acares pourraient être des agents de transport et même d'inoculation (1). Un lépreux atteint de la gale serait donc encore beaucoup plus à craindre que les autres.

(1) Cavasse, *Thèse de Paris.*

Il est une circonstance anatomique qui explique pourquoi la contagion par contact est si rare et est encore niée par la plupart des observateurs : c'est que, d'après Cornil et Suchard, les bacilles ne se rencontrent pas dans les couches superficielles de la peau des lépreux.

Quant à la transmission par l'air, les partisans de la contagion n'ont point encore trouvé un seul fait parlant en sa faveur, Mais la contagion par contact est assez probable pour justifier l'isolement dans les contrées où la lèpre règne d'une manière notable et les léproseries y sont encore d'une grande utilité. Dans le midi de la France elles n'auraient plus leur raison d'être. Toutefois il est du devoir des médecins de conseiller aux quelques lépreux qu'on y rencontre encore de s'isoler à la campagne qui convient du reste mieux à leur hygiène personnelle, et surtout d'éviter eux-mêmes des contacts prolongés avec les personnes saines, notamment les lits communs.

La transmission de la maladie par voie d'hérédité est incontestable. On peut même dire qu'elle est une cause très puissante de propagation. Car en Suède, sur 145 cas, 127 ont paru avoir été l'œuvre de l'hérédité. Toutefois elle présente des allures d'alternance qui masquent un peu son action. En général c'est sur la seconde et la quatrième génération qu'elle fait sentir ses effets les plus graves et les plus nombreux. Mais l'hygiène doit avoir une égale sollicitude pour les générations futures et les générations présentes. Il est donc de son devoir, de son essence même, de condamner en principe les unions où l'un des facteurs est atteint de la lèpre et surtout celles où les deux facteurs le sont. En France, autrefois, le danger était déjà en grande partie écarté par l'institution des léproseries et par la répugnance physique et morale que les masses éprouvaient pour les lépreux. L'État néanmoins crut devoir le conjurer d'une manière plus certaine, en interdisant le mariage aux lépreux, et même Pépin le Bref ordonna le divorce pour les cas où l'existence de la maladie aurait été méconnue avant le mariage et pour ceux où elle se serait déclarée après la consécration du mariage. Depuis longtemps l'État s'est désarmé lui-même sous ce rapport ; mais aujourd'hui les lépreux sont tellement clairsemés en France et la zone de terrain qui en présente est tellement restreinte que le gouvernement se ridiculiserait certainement en intervenant, non seulement d'une manière officielle, mais même d'une manière indirecte. C'est regrettable, car c'est tout justement parce que le champ d'action est très restreint qu'on ne rencontrerait que peu d'obstacles dans l'application et qu'on serait plus assuré d'arriver à une extinction complète de la maladie. En tout cas, avec le courant d'idées actuel, il serait impolitique de demander pour un agent de déchéance physique de la nation qui est aujourd'hui presque négligeable ce qu'on n'ose pas encore demander pour un agent aussi désastreux que l'est la phthisie. Il faut ici compter uniquement sur l'influence morale du médecin. Il doit s'imposer un véritable apostolat et travailler sans relâche à détourner les familles de ces unions dangereuses. Mais il est évident qu'une interdiction officielle serait indispensable dans les contrées où l'endémie présente encore un haut degré d'intensité. Il faudrait exercer une certaine pression sur leurs gouvernements par voie diplomatique. Journellement ces sortes de pressions sont exercées, particulièrement sur la Turquie, pour obtenir des innovations favorables dans les conditions sociales et politiques des populations. Il serait à désirer que ce mode d'intervention fût plus général.

Tant que la vaccination de la lèpre ne sera pas un fait acquis, le régime alimentaire me paraîtra devoir être considéré comme jouant un rôle capital dans la prophylaxie et même dans la pathogénie de cette affection. Il est en effet une doctrine pathogénique qui compte beaucoup de partisans et selon laquelle la lèpre serait engendrée directement par une alimentation consistant presque exclusivement en poisson de mauvaise qualité. Or, la géographie médicale donne déjà un certain appui à l'idée d'une genèse de ce genre. Elle nous montre que la lèpre sévit surtout sur les populations misérables qui habitent sur le bord de la mer ou sur le bord des grands lacs comme en Norwège et en Russie, c'est-à-dire là où la pêche est la seule industrie et souvent la seule ressource alimentaire. En outre la plupart du temps le poisson frais et sain est réservé pour le commerce et les pêcheurs se contentent de consommer le poisson non vendu et déjà gâté. A certains moments où la pêche est devenue impossible ou infructueuse, ils se nourrissent de poissons mal conservés par la salaison ou tout autre moyen. C'est en Birmanie et en Chine qu'il y a le plus de lépreux relativement à la population, 1 sur 5 habitants. Or, il existe dans ces contrées un mets national dont il se fait une grande consommation dans toutes les classes de la société. Il se prépare en laissant se putréfier lentement dans une

fosse souterraine des monceaux de poisson. Plus le
séjour et la fermentation ont été prolongés, plus le
mets est estimé. Arrivé au terme le plus favorable, il ne
consiste plus qu'en un liquide noirâtre et infect dans
lequel s'agitent des milliards de vers. Il en résulte que
ce sont les classes aisées qui s'exposent le plus aux inconvénients de la haute putridité. Car il faut une certaine aisance pour pouvoir laisser vieillir et se concentrer en s'amoindrissant son gnappée, comme son
vin (1). Il est à remarquer aussi que Moïse qui s'est
montré, en toutes choses, un profond observateur et
qui, dans ses prescriptions, s'est beaucoup préoccupé
de la lèpre, a défendu sévèrement aux Juifs l'usage de
certaines espèces de poisson. Cette règle est encore
scrupuleusement observée par la race israélite.

Beaucoup de médecins, il est vrai, n'accordent à
l'icthyophagie, même malsaine, qu'une influence tout
à fait indirecte, et pensent qu'elle ne peut que préparer, par son insuffisance nutritive, le terrain à l'envahissement par la lèpre, comme cela a lieu pour bien
d'autres maladies. Ils font observer avec raison que la
lèpre fait défaut sur une grande partie des côtes maritimes et qu'elle sévit dans des contrées situées dans
l'intérieur des terres et où les populations sont dans
l'impossibilité matérielle de consommer du poisson.
Mais ces exceptions peuvent s'expliquer jusqu'à un
certain point. Car d'une part l'hérédité et la contagion peuvent étendre le rayon d'action bien au-delà
des côtes, et d'autre part, c'est surtout dans les pays civilisés que les côtes maritimes restent indemnes, tout
justement parce que l'industrie, le commerce et les

(1) *Revue d'hygiène.* 1879, p. 688.

moyens de transport permettent une certaine variété
dans l'alimentation, même chez les classes les plus
pauvres. La lèpre a disparu des îles Feroé et presque
disparu en Islande depuis que le commerce et l'agriculture ont été introduits dans ces îles où autrefois on
ne vivait que de la pêche.

Plusieurs auteurs regardent les manifestations périphériques de la lèpre comme traduisant des troubles
trophiques, de sorte qu'il s'agirait d'une maladie des
centres nerveux. Cette interprétation, qui concorde
parfaitement avec ce que nous enseignent la clinique et
la pathologie expérimentale sur les affections du système nerveux, se concilie aussi très bien avec l'hypothèse de l'influence de l'icthyophagie. Car tous les poissons réputés toxiques déterminent des empoisonnements de ce système avec altérations cutanées, et c'est
tout justement dans les pays chauds, c'est-à-dire là
où la lèpre règne le plus, qu'il existe le plus d'espèces
toxiques et que les empoisonnements par les poissons
engendrent les perturbations les plus grandes de l'innervation. Il est vrai que dans les cas d'intoxication
de ce genre qui ont été publiés, la mort n'a pas tardé
à se produire, ou les troubles ont disparu au bout de
quelques mois sans laisser de trace. Mais il n'est pas
illogique d'admettre la possibilité d'empoisonnements
chroniques constituant de véritables endémies pour
certaines contrées. La nature microbienne de la maladie ne serait nullement incompatible avec cette interprétation. Car ces microbes peuvent bien être transmis par l'ingestion de poisson et surtout par le contact
et les piqûres auxquels expose le maniement des produits de la pêche. En outre, des microbes peuvent

parfaitement porter leur action spécialement sur le système nerveux.

On a dit que c'était aussi en vue de la lèpre que
Moïse a interdit l'usage du porc. Il a même cru devoir,
comme pour tous les grands principes d'hygiène, dont
il jugeait l'application indispensable, donner à cette
prescription la puissance d'un commandement d'origine divine et le précepte est encore religieusement
suivi aujourd'hui sur toutes les latitudes. Il est peu
probable, avec ce que l'on sait aujourd'hui sur les caractères anatomiques et cliniques de la lèpre, que cette
affection puisse être engendrée par l'usage de la viande
de porc. Même dans les pays chauds, elle paraît prédisposer plus particulièrement à la dyssenterie. Partout
l'abus prolongé de la charcuterie peut produire parfois des éruptions furonculeuses ou acnéiformes. Les
charcutiers qui se nourrissent avec les déchets de leur
commerce ont souvent des éruptions cutanées variées ;
mais celles-ci n'ont rien de commun avec la lèpre et
sont peut-être dues à l'action locale du sel et autres
condiments qu'ils manipulent constamment. Ce ne serait donc pas par dyscrasie que la viande de porc pourrait engendrer la lèpre. Il ne semble pas non plus que
cela puisse être par transmission. Car parmi les maladies dont est actuellement susceptible la race porcine, aucune ne ressemble à la lèpre et aucune ne la
fait naître chez l'homme, soit par contact, soit par ingestion. Néanmoins la nutrition par la viande de porc
est assez défectueuse pour qu'on l'interdise aux lépreux et qu'on en condamne l'abus partout, surtout
dans les pays chauds.

Il est une dernière interprétation relative au rôle

de l'alimentation dans la production de la lèpre. On a dit que c'était l'usage du pain qui sauvait de cette maladie les peuples modernes et civilisés, vu qu'aujourd'hui elle ne régnait d'une façon réellement endémique que chez les populations qui ne consomment pas de pain.

Que nous ayons été créés omnivores et que nous ayons besoin d'associer les végétaux à la viande, cela me paraît presque indiscutable. Mais qu'il soit indispensable que les végétaux soient représentés par cette préparation que la main de l'homme a déjà fort éloignée de l'état de nature, cela me paraît peu admissible. Car la plupart des peuples, sinon tous, frappés de la lèpre, consomment toujours de temps en temps des céréales sous une forme ou sous une autre. Dans les montagnes, où la lèpre ne s'observe pas, les habitants remplacent entièrement le pain par les pommes de terre. Il en est de même pour la plupart des Anglais, qui sont aussi indemnes.

Je crois que s'il y a un certain rapport entre la maladie et l'absence de pain, cela tient plutôt à ce que les populations misérables qui manquent de pain, par suite de leur incurie ou de l'ingratitude du sol, en sont aussi réduites à ne consommer que des viandes mauvaises et altérées.

On a aussi accusé l'usage exagéré de l'eau-de-vie, surtout de l'eau-de-vie de mauvaise qualité et on a supposé que c'était en vue de la lèpre que Mahomet avait interdit les boissons alcooliques. Théoriquement la production des taches pourrait s'expliquer par l'action toxique que l'alcool exerce sur les centres nerveux. La prolifération et l'état sclérotique que cet agent provoque parfois dans le tissu conjonctif des divers organes rendraient aussi jusqu'à un certain point compte des nodules indurés. Mais dans le Nord de l'Europe où il se fait une consommation considérable d'eau-de-vie de grains, on observe des accidents tout différents. En outre, il ne faut pas oublier que les musulmans ont très souvent la lèpre, malgré l'abstention la plus sévère. D'ailleurs, s'il y a réellement un microbe spécial et indispensable, l'alcool ne peut plus rendre compte de la pathogénie. En tous cas, même en refusant toute action directe à l'alcool, sa consommation n'en doit pas moins être très restreinte dans les pays chauds, d'autant plus que la crainte de beaucoup d'autres affections l'exige.

D'autres prescriptions concernant différents points de l'hygiène générale méritent aussi d'être maintenues, d'autant plus qu'elles sont partout la base de la santé. Comme beaucoup de maladies la lèpre trouve un terrain infiniment plus favorable dans les habitations humides, mal aérées et mal closes, particulièrement dans celles qu'on rencontre fréquemment dans les pays chauds, sous le nom de huttes. Ce sont là des conditions qui se prêtent particulièrement à la pullulation des parasites et aux altérations de nutrition et qu'il faut faire disparaître le plus possible de la surface du globe.

On peut en dire autant de la propreté corporelle qui est toujours une condition de santé, vu qu'elle est indispensable au bon fonctionnement de la peau. Les poussières et les matières étrangères qui s'attachent à la peau l'irritent et peuvent servir de causes occasionnelles à tous les processus morbides du tégument. Elles alimentent aussi les protoorganismes. Chez ceux qui sont déjà atteints, il faut laver avec soin les ulcères et empêcher le pus ichoreux qu'ils déversent de se répandre partout. Car rien ne prouve que ce pus ne pourrait pas propager les bacilles, aussi bien que les crachats des phthisiques.

CHAPITRE V

Choléra.

Répartition géographique. — Pour répondre à tous les besoins de la prophylaxie, la géographie médicale du choléra doit rechercher : 1° quelles sont les contrées qu'il occupe d'une manière permanente et qui constituent les véritables foyers de la maladie? 2° quelles sont celles qu'il a déjà envahies et occupées momentanément? 3° quels sont les itinéraires qu'il a suivis dans ses principales excursions au delà de ses frontières naturelles? Par les premières données nous saurons quels sont les points du globe dont il faut se défier en tout temps et où il faut aller pour étouffer le fléau dans son berceau, si jamais la chose devient possible. Par les secondes nous saurons quels sont les points qui ne peuvent plus espérer être mis à l'abri de toute invasion par leurs conditions locales. Enfin par les troisièmes nous saurons quels sont les points où il faut se porter pour barrer le passage à l'ennemi.

1° Les pays qui doivent être considérés comme des foyers à peu près permanents sont : l'Inde, la Birmanie, l'Indo-Chine, les îles de la Sonde et la Mésopotamie. Les Anglais ont voulu dernièrement ajouter

CHOLERA

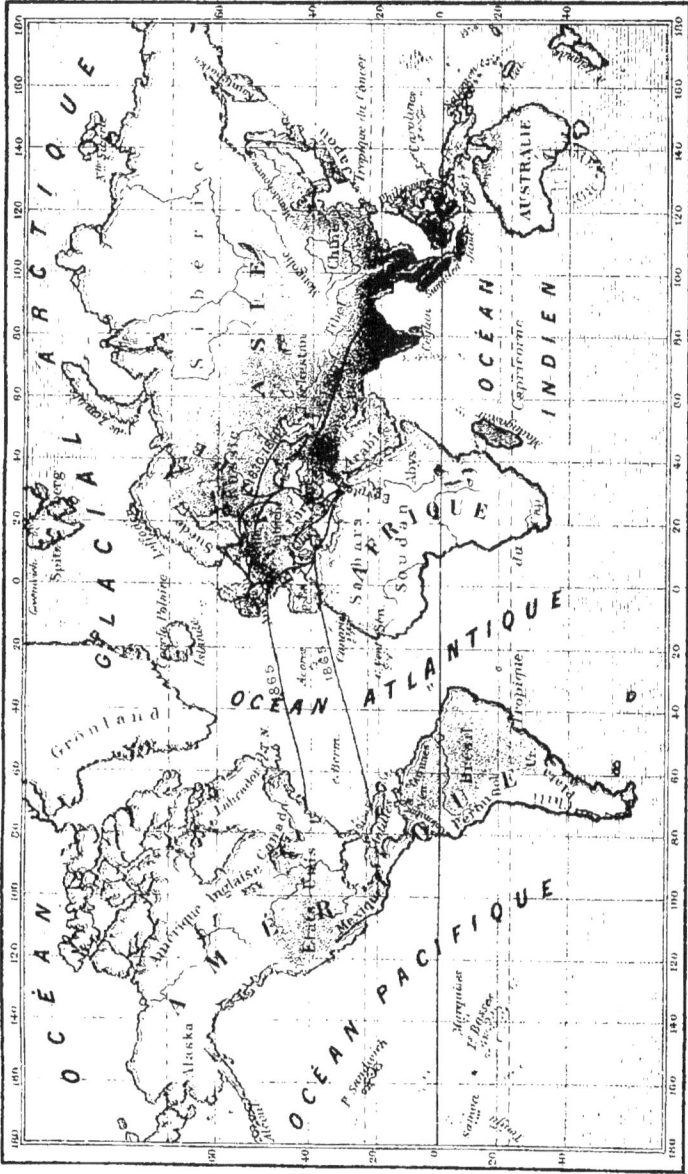

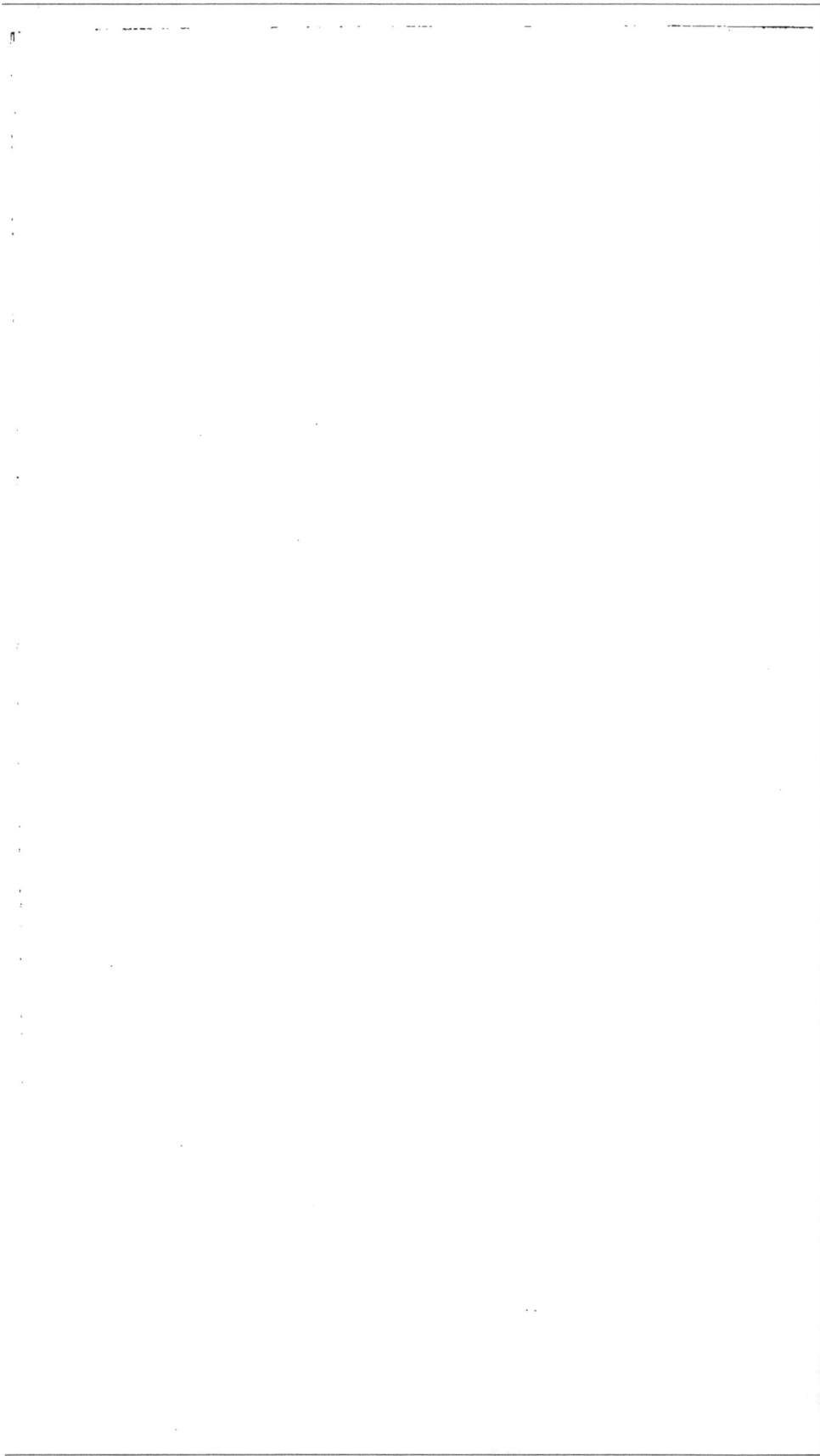

l'Égypte à cette liste et ont même inventé un choléra égyptien. Mais une enquête sérieuse a réduit ces prétentions à néant.

2° Quand le choléra, dans ses excursions, a pénétré dans un continent, il y rayonne bientôt dans tous les sens et finit par s'y étaler en une nappe immense. Aussi sera-t-il plus simple de désigner les contrées que la lave cholérique a respectées jusqu'à présent.

En Europe, les contrées restées vierges de toute atteinte, sont : l'Islande, les îles Féroé, la plus grande partie de la Laponie, le Jutland, les Hébrides, les versants des montagnes de l'Écosse, de la France, de la Suisse, de l'Espagne, de l'Italie, de l'Autriche et de la péninsule des Balkans, et enfin, en vertu d'une exception tout à fait remarquable, les territoires de Lyon et de Versailles.

En Asie, ce sont : les hauts plateaux de l'Arabie, la Sibérie, le Kamtchatka, le nord du Thibet et les versants de l'Himalaya.

En Amérique, ce sont : le Groënland, la Nouvelle-Bretagne, la Russie américaine, les îles Aléoutiennes, la Patagonie, la presque totalité des côtes du Pacifique de l'Amérique du Sud, la plus grande partie du Pérou, la Bolivie, le Chili et la république de l'Équateur.

L'Afrique a été respectée dans presque toute son étendue. Il ne faut en excepter que le Sénégal, le Maroc, l'Algérie, la Tunisie, l'Égypte, la Nubie, Madagascar et la côte orientale depuis Zanzibar jusqu'au 16° latitude sud.

L'immunité a été plus marquée encore pour l'Océanie. Il n'y a eu de frappé qu'un point très limité du nord de l'Australie.

D'une manière générale, on peut dire que le choléra a respecté toutes les régions boréales et australes, qu'il est resté limité comme points extrêmes, entre le 70° de latitude nord et le 35° de latitude sud, qu'il est remonté plus au nord dans l'ancien continent et qu'il est descendu plus au sud dans le nouveau, enfin qu'il n'a pas respecté les montagnes en Amérique, comme dans l'ancien continent.

Parmi les nombreuses contrées qui ont été visitées par le choléra, toutes n'ont pas été également frappées. Ainsi en Europe, la Grèce, l'Italie et la Norwège ont toujours été très ménagées. La Russie, la Pologne, la Suède, la Hollande, la Belgique, la Hongrie, Vienne, Berlin, Munich, Hambourg, ont au contraire payé le plus large tribut. En Amérique, les États-Unis et le Mexique ont été beaucoup plus atteints que les Guyanes et le Brésil. En Afrique, ce sont l'Égypte et l'Algérie qui ont toujours offert le maximum.

3° C'est en 1830 que le choléra a fait sa première apparition en Europe. Jusque-là les incursions qu'il avait faites en dehors de son berceau étaient restées limitées à l'Asie. Une seconde invasion eut lieu en 1846 et une troisième en 1865.

Cette dernière a été suivie de quelques réveils, purement locaux et sans nouvelle importation asiatique, en Russie, en Gallicie et en Allemagne. Enfin deux fois depuis, notamment en 1883, il a cherché sans succès, à gagner l'Europe par l'Égypte. Nous nous bornerons à tracer les grandes lignes de ces divers itinéraires, renvoyant ceux qui désireraient avoir plus de détails à l'intéressant livre de M. Proust (1).

(1) *Essai sur l'hygiène internationale.* 1873.

Dans l'épidémie de 1830, le choléra ne s'est pas élancé d'un trait de l'Inde vers l'Europe. C'est après avoir, pour ainsi dire, fermenté pendant un temps assez long en Perse qu'il a gagné brusquement la mer Caspienne, dont il a contourné le bord méridional, puis remonté le bord occidental jusqu'à Salian. Là le courant s'est bifurqué. Une bifurcation s'est dirigée vers Tiflis et s'est étalée sur tout le Caucase. L'autre a gagné Astrakan et, après avoir remonté un certain temps le long de la Volga, a fini par s'étendre sur toute la Russie. Cet empire a ensuite inondé la plus grande partie de l'Europe, à l'aide de deux courants synchroniques, dont l'un conserva la voie de terre, tandis que l'autre prit la voie maritime. Le premier eut pour agent de transport l'armée russe elle-même, qui à ce moment partit pour étouffer le soulèvement de la Pologne.

De ce dernier pays le mal se propagea rapidement sur la Roumanie et la Gallicie. Le second eut pour véhicule un vaisseau qui, parti d'un port de la Baltique, vint apporter la maladie en Angleterre. D'autres vaisseaux la transportèrent de ce royaume dans trois directions différentes à la fois, en Irlande, en Hollande et en France par Calais. En onze jours le fléau franchit la distance qui sépare Calais de Paris. De cette capitale il s'étend d'abord circulairement dans les départements qui entourent celui de la Seine. De cette zone il rayonne ensuite vers l'est, où il semble arrêté par les Vosges et respecte l'Alsace ; vers le centre jusqu'à la Corrèze ; vers l'ouest, avec un certain temps de retard ; enfin vers le nord, d'où il s'engage dans la Belgique.

L'épidémie de 1846 serait mieux dite de 1847, car
ce n'est qu'à cette dernière date qu'elle s'est élancée
vers le centre de l'Europe. Chose remarquable et utile
à constater, c'est qu'à part quelques différences de
détail, elle a suivi le même itinéraire que celle de 1830.
Cela prouve que de ce côté, une seule et même route
se trouve imposée à la fois par la configuration du
pays et par le courant des relations internationales,
et que le théâtre de la défense se trouve heureusement
limité.

Après avoir séjourné pendant un an à Salian, où
il s'était rendu en contournant encore la mer Caspienne, le choléra s'est dirigé d'une part vers Tiflis
et le Caucase, et d'autre part vers Astrakan. De ce
dernier point, il a gagné la Volga et, peu à peu, toute
la Russie. Mais, au lieu de faire de là un bond vers
l'Angleterre pour rétrograder ensuite vers le continent
européen, il a envahi progressivement par voie de
terre, l'Allemagne, l'Italie et la France.

Dans les deux premières invasions, c'est donc en
réalité la Perse qui a infecté l'Europe après avoir été
antérieurement infectée elle-même par l'Inde. Dans
celle de 1865, c'est l'Égypte qui a infecté l'Europe et
elle l'a été elle-même, avant tout et directement par
l'Inde et accessoirement par les pèlerins persans. C'est
le transit du canal de Suez et les pèlerinages de la
Mecque qui font d'elle, aujourd'hui, un foyer intermédiaire plus dangereux que la Perse et une menace
incessante pour l'Europe. Comme la maladie y a été
apportée de l'Inde et de la Perse par des vaisseaux,
comme ce sont encore des vaisseaux qui l'ont transportée dans différents points de l'Europe et jusqu'en

Amérique, on a dit, avec raison, que l'épidémie
de 1865 avait substitué la voie maritime à la voie de
terre suivie jusque-là. Dans cette épidémie, le choléra
se développa d'abord parmi les nombreux pèlerins que
des vaisseaux avaient amenés de l'Inde dans le Hedjaz.
Des pèlerins égyptiens qui avaient été naturellement
en contact avec les précédents à la Mecque et qui
furent ramenés à Suez par des vaisseaux anglais, l'im-
portèrent à leur tour en Égypte. C'est toutefois à
Alexandrie que se manifestèrent les premiers cas, parce
que ces pèlerins gagnèrent immédiatement par le chemin de fer cette ville qui, suivant la coutume, leur
offrait une grande fête à leur retour. C'est ainsi
qu'Alexandrie devint le centre d'irradiations presque
simultanées dans l'Égypte et dans l'Europe. Un navire
allant de cette ville à Constantinople l'y transporta. Un
autre navire le porta ensuite de Constantinople à Sou-
lina et à Odessa. Se trouvant ainsi aux bouches du
Danube, il remonta rapidement ce fleuve jusqu'à
Vidin, d'où il se répandit sur toute la Bulgarie.
D'Odessa, la femme d'un artisan allemand le transporta au centre de l'Allemagne à Altenbourg, pendant
que d'autres voyageurs l'apportaient à Saint-Pétersbourg. Dans le même moment, l'Asie Mineure se
trouva envahie sur trois points différents, à Smyrne,
par l'intermédiaire d'un vaisseau parti d'Alexandrie, à
Beyrouth par celui de pèlerins venant de la Mecque, à
Erzeroum par celui d'ouvriers renvoyés de Constantinople. De ce dernier point, le choléra se répandit sur
le Caucase. Toujours approximativement à la même
époque des vaisseaux partis aussi d'Alexandrie le portèrent, l'un en Italie par Ancone, l'autre en Espagne

et en Portugal par Barcelone, plusieurs en France par Marseille. De ce dernier port, il s'étendit sur Toulon, Aix et Arles, et gagna rapidement Paris par la voie du chemin de fer. Mais l'émanation la plus étonnante de Marseille fut celle qui, après une longue traversée, put encore arriver assez vivace aux Antilles pour y développer la maladie. New-York fut directement menacée par un vaisseau anglais qui, après avoir chargé des voyageurs au Havre, compta 60 cas en route.

Depuis 1846, le choléra n'a plus semblé nous menacer par la voie de terre. De ce côté il n'a plus franchi les frontières de la Perse. Mais depuis 1865, il a continué à nous menacer du côté de l'Égypte et de l'Arabie. Il a sévi dans le Hedjaz en 1872, 1877, 1881 et 1882. A toutes ces tentatives les mesures, encore incomplètes, prises sur la mer Rouge, ont suffi pour sauver l'Égypte et par suite l'Europe. Mais en 1883 le danger s'est rapproché de nous. L'Égypte a payé par de nombreuses victimes l'imprévoyance systématique du gouvernement anglais, et ce n'est pas la faute de ce dernier, si cette fois encore, l'Europe s'est trouvée préservée. Au milieu des interprétations variées enfantées par les prétentions paradoxales de l'Angleterre, il a été démontré par l'enquête de M. Mahé que l'épidémie de 1883 a été réellement importée de l'Inde, et particulièrement de Bombay. Elle s'est manifestée brusquement, le 22 juin, à Damiette où venait de se tenir une foire à laquelle avaient assisté des mendiants indiens et persans. De là la maladie s'est répandue successivement sur un grand nombre de villes et de villages et donna un total de 21,524 morts. Ce chiffre officiel est très probablement au-dessous de la vérité, vu l'absence de médecins dans beaucoup de points, vu surtout la propension des Cophthes et des Fellahs à dissimuler leurs malades et leurs morts. Néanmoins il est resté certainement inférieur à celui de l'épidémie de 1865, grâce aux mesures prises sur place par le corps médical dont le zèle n'a pu être refroidi par le mauvais vouloir des populations et de l'administration. Voici, d'après le tableau récapitulatif, la répartition des décès dans les principales localités :

Le Caire	5,622
Damiette	1,923
Chibon-el-Kom	1,171
Mansourah	1,085
Charkieh	827
Ghiseh	785
Mahalleh-el-Kébir	746
Garbech	738
Zantah	600
Ménousseh	358
Samanoud	347
Minieh	332
Zagarig	295
Alexandrie	208
Rosette	206
Damanhour	152
Siout	132
Ismaïlia	33
Suez	32
Port-Saïd	12
Ranneh	4

Cette répartition démontre l'influence des grandes agglomérations humaines. Car Suez, qui avait été le point de débarquement des contaminateurs, a eu peu de décès et n'a même été frappé qu'après coup. C'est à Alexandrie et à Port-Saïd que l'épidémie déjà languissante est venue s'éteindre. Cette circonstance combinée avec les mesures prises par les États européens dans leurs ports, a certainement sauvé l'Europe.

Prophylaxie. — Dans le domaine de la pratique, on se désintéresse généralement des théories pathogéniques. C'est regrettable, car toute bonne théorie pathogénique est appelée à devenir la véritable base de la prophylaxie. Malheureusement ce qui leur ôte de leur crédit et ce qui fait qu'on les néglige, c'est tout justement leur grand nombre pour chaque sujet et le désaccord qui règne entre elles. C'est ce qui est arrivé pour le choléra, dont l'origine et les allures prêtent largement à l'hypothèse. Néanmoins, il en est, parmi celles dont il a été l'objet, qui présentent des points de vue susceptibles de nous être utiles. Nous n'avons pas à nous demander si Marey est dans le vrai en attribuant la série des manifestations du choléra à une exaltation du grand sympathique; si les partisans des théories chimiques sont autorisés à les expliquer par la présence dans le sang de diastase ou d'acide oxalique, ou bien encore par une altération de l'albumine qui la rendrait incapable de retenir l'eau du sang ; si d'autres ont raison en invoquant une desquamation et une exhalation intense de l'intestin. Toutes ces théories n'ont eu qu'un but, c'est d'établir le mécanisme des symptômes sans remonter jusqu'à la cause initiale de toutes ces modifications organiques et fonctionnelles. Tout ce que nous avons à retenir d'elles, c'est que toutes sont forcées de supposer l'existence d'un principe morbide supérieur mettant en jeu tout ce mécanisme. Ce principe s'imposant, ce que nous devons rechercher pour les besoins de notre objectif particulier, c'est s'il peut se transmettre directement de l'homme à l'homme, par quelles voies il peut s'engager dans l'économie, quels sont les véhicules qui peuvent nous l'apporter, dans quelles circonstances on est le plus exposé à être envahi, et enfin, comme but idéal, comme aspiration qui est encore loin de pouvoir être satisfaite (si jamais elle peut l'être), quelle est la nature intime *de ce poison;* et, si jamais on peut espérer de l'atténuer et de l'inoculer par mesure préventive.

Il y a quelques années, la contagiosité du choléra, autrement dit la propagation de la maladie par les malades eux-mêmes, était fortement contestée par le monde médical. En vertu d'une conception assez vague, je dirai même non raisonnée, on voyait dans les épidémies de choléra les effets de courants atmosphériques venant capricieusement transporter au loin les émanations du foyer indien et frapper une partie des individus qui avaient le malheur de se trouver sur leur passage, sans que leurs relations entre eux y fussent pour quelque chose. A la dernière épidémie dont Nancy a été frappée, le corps médical, dominé par cet ordre d'idées, était tellement convaincu du caractère non contagieux du choléra qu'il n'hésita pas à empêcher la municipalité de prendre des mesures appropriées. Du reste, il a loyalement avoué son erreur au bout de quelques semaines. Je comprends parfaitement la doctrine du *c'est dans l'air,* pour me servir de l'expression créée par les masses, quand il s'agit d'une influence purement météorique, comme celle du froid, du chaud ou de l'humidité. Mais avec un miasme, une émanation quelconque à laquelle l'air ne fait que servir de véhicule, il me paraît plus difficile de mettre l'homme complètement hors de cause. Il paraît bien cependant en être ainsi pour la malaria. Un homme ne peut pas contracter la fièvre intermittente près d'un autre homme. Il faut absolument qu'il se trouve soumis lui-même aux émanations du sol malarien. Mais nous avons vu que l'air ne pouvait transporter ces émanations qu'à une distance presque insignifiante et que le moindre obstacle les arrêtait. Les courants atmosphériques ne sauraient donc intervenir d'une manière efficace dans les grandes excursions du choléra. Aujourd'hui, du reste, il paraît bien établi que ce sont les courants humains qui dirigent les excursions de cette maladie et que, d'une manière générale, elle peut être déclarée contagieuse. Cela est démontré par un grand nombre de faits qui ont été relatés, pour la plupart, dans le *Dictionnaire des sciences médicales*, et qu'il est inutile de reproduire ici. Quand on voit le choléra n'éclater dans une ville que quelques jours après l'arrivée d'un voyageur venant d'un foyer déjà établi et surpris en chemin par les accidents caractéristiques ; quand on voit, dans ce cas, la maladie frapper tout d'abord la famille et les habitants de la maison où le voyageur a été recueilli, et ne s'étendre que plus tard et peu à peu dans les divers points de la localité ; quand, dans les itinéraires, on peut suivre les étapes de la maladie en suivant les déplacements des personnes elles-mêmes ; quand on peut y établir d'une manière rigoureuse la filiation avec dénomination des individus qui ont joué le rôle de principaux colporteurs ; quand enfin on reconnaît que la vitesse de propagation du fléau est proportionnelle à la vitesse des moyens de transport, le doute n'est plus permis, et la chose ne se discute plus. On n'a plus qu'à rechercher de quelle manière le cholérique peut infecter ses semblables.

Peut-il le faire directement, par suite d'un contact ou d'une simple communauté d'air respirable, comme le pense Murray? Ou bien n'est-il capable de le faire que d'une manière indirecte, par l'intermédiaire du sol qui a reçu préalablement ses déjections, comme le prétend Petenkoffer? Suivant cet habile hygiéniste, l'intervention du sol serait indispensable. Le cholérique respecterait tout d'abord les personnes avec lesquelles il serait en rapport, il ne ferait, lui, qu'infecter le sol, et ce serait celui-ci qui, ultérieurement, infecterait les autres habitants. Il semble que ce principe morbide rejeté par le cholérique a besoin de subir dans la terre une certaine élaboration avant de pouvoir prendre droit de domicile dans d'autres économies. Il y aurait là une espèce, sinon de génération, du moins de fermentation ou de végétation alternante, s'effectuant partie dans l'intestin, partie dans le sol, l'agent miasmatique passant alternativement d'un milieu dans l'autre et reproduisant sans cesse, mais avec plus ou moins de temps, le même cycle. Les voyageurs cholériques sèmeraient le germe çà et là sur leur passage, mais celui-ci ne se développerait et ne se multiplierait que dans les terrains appropriés. Là seulement il y aurait des victimes. Il y a là une question importante au point de vue pratique. Car, s'il en était ainsi, on pourrait espérer étouffer l'épidémie locale, dès son origine, en ne laissant point les déjections aller au sol et en les détruisant au fur et à mesure par le feu ou par tout autre moyen, tandis que si l'intervention du milieu tellurique n'est point indispensable, s'il ne faut pas qu'il s'opère là une fermentation nécessaire, si de simples relations personnelles suffisent à la propagation du mal, le danger se multiplie et devient plus inévitable. Examinons donc les faits, sans parti pris.

A l'actif de l'interprétation de Petenkoffer, on peut déjà inscrire ce fait que ceux-là mêmes qui admettent la possibilité de la transmission par l'air expiré et par la transpiration cutanée, reconnaissent que le véhicule le plus puissant et le plus redoutable est représenté par les selles. Même *a priori*, cela semble tout à fait rationnel, puisque c'est dans l'intestin que commence le cortège des symptômes. C'est là aussi que l'économie semble concentrer ses efforts pour éliminer le poison qui l'a envahie. Dans beaucoup de localités, l'épidémie ne s'est montrée qu'un certain temps après le passage ou la mort du voyageur qui a introduit la maladie. Parmi les contrées qui ont été frappées par une épidémie provenant de l'Inde, il en est où l'on a vu se produire, au bout d'un an ou deux, une nouvelle explosion sans nouvelle importation. Ces réveils s'expliqueraient parfaitement avec la nécessité de l'intervention du sol. Celui-ci pourrait tenir le poison en réserve plus ou moins longtemps, jusqu'au jour où se trouverait réalisé le concours de toutes les conditions favorables à son expansion. Il lui faudrait pour cela une combinaison d'aération, de chaleur et d'humidité, qui dépendrait de la température atmosphérique, des pluies, de la sécheresse, des mouvements de la nappe souterraine, et qui ne se réaliserait pas toujours. De là des états latents plus ou moins prolongés suivis d'explosions les plus inattendues et les plus irrégulières. L'immunité de Lyon s'expliquerait de son côté par

l'élévation permanente de sa nappe souterraine qui
noyerait les germes du sol et les priverait de toute aération. Un fait qui a peut-être plus de valeur est celui-
ci (1). Sur un même navire, on embarqua des soldats
de deux provenances différentes, les uns sortant d'un
camp où il y avait eu des cas de choléra, les autres
d'une caserne restée indemne. Pendant la traversée,
plusieurs des militaires de la première catégorie devin-
rent cholériques. Aucun de ceux de la seconde ne fut
atteint. A Munich, quelques quartiers seulement furent
frappés de choléra, et ce sont toujours les mêmes qui le
furent dans toutes les épidémies. Petenkoffer fait observer aussi que la création de nombreuses lignes de
chemins de fer dans l'Inde n'a pas modifié la distribution antérieure des foyers cholériques. En Saxe, quoiqu'il y ait aussi beaucoup de chemins de fer, et quoique la population y prête beaucoup à la contagion par
sa densité, le choléra n'a jamais pu qu'effleurer ce
pays, sans s'y développer. C'est donc bien plutôt le sol
que les relations qui joue le rôle principal. Enfin il
estime que sa manière de voir explique d'une façon
satisfaisante pourquoi le roulement si prodigieux de
vaisseaux qui se fait entre l'Inde et l'Angleterre, n'apporte point habituellement le choléra dans ce pays.
Quand même un bâtiment embarquerait des germes,
ceux-ci n'y trouvant pas la terre nécessaire à leur fermentation et à leur conservation, meurent avant l'arrivée en Angleterre, en raison même de la longueur
du trajet.

Tous ces arguments sont vrais en eux-mêmes, mais

(1) *Revue d'hygiène.* 1883, p. 765.

ils n'excluent pas la possibilité de la transmission directe d'homme à homme, et n'impliquent point forcément la nécessité d'une phase tellurique. En scrutant
toutes les relations que possède la science, on trouve
des faits où l'explosion du choléra a été très rapide et
a semblé partir de l'air et non du sol. Dans beaucoup de cas la contagion s'est manifestée dès le len-
demain, dès le jour même de l'introduction d'un
cholérique.

Il est probable, comme toujours, que les deux opinions ne pèchent que par leur exclusivisme. De même
que les excréments des typhiques peuvent, avant de
s'être engagés dans le sol, engendrer la fièvre typhoïde
chez ceux qui les ont respirés, et, après y avoir pénétré, faire encore de nouvelles victimes parmi ceux qui
sont trop directement soumis aux émanations du terrain imprégné, ou qui boivent de l'eau ayant filtré à
travers ce dernier, de même les selles cholériques peuvent aussi contaminer avant et après leur déversement
dans le sol. Pour elles comme pour les selles de typhiques, la culture terrestre n'est point indispensable; le
sol n'est qu'un milieu plus favorable à la pullulation du
germe et à la conservation de sa vie latente. Ainsi comprise, l'action de la terre n'exclut plus la possibilité
d'une transmission par l'air expiré et les sueurs, transmission qui, sans être encore rigoureusement démontrée, compte déjà en sa faveur beaucoup de présomptions. Les seules réserves à faire, c'est qu'il faut
probablement que les selles subissent une certaine
fermentation à l'air, car elles ne paraissent agir que
quelques heures après leur expulsion; c'est ainsi que
la terre, avec sa structure d'éponge, son humidité et

son aération est, plus que l'air libre, un milieu capable d'augmenter la puissance du poison.

Non seulement les selles représentent le véhicule le plus fréquent et le plus efficace, mais elles sont même dangereuses avant que la maladie ne soit caractérisée, pendant la période dite de la *diarrhée prémonitoire*. Ce fait irrécusable d'observation donne, d'une part, la clef de bien des épidémies locales et, d'autre part, impose à la prophylaxie plus de précocité dans sa prévoyance.

Après nous être prononcé ainsi sur la question générale et sur la spécialité contagieuse des déjections, ainsi que sur le rôle probable de la terre, complétons les données nécessaires à la prophylaxie, en précisant, à l'aide de l'observation, les divers procédés suivant lesquels le poison diarrhéique peut aller infecter de nouvelles victimes, et, par suite, les diverses circonstances dont l'hygiéniste doit particulièrement se défier. Les selles de cholériques ne peuvent être, en effet, que le premier anneau de la chaîne de transmission, et le poison ne peut s'introduire dans l'économie que par l'intermédiaire de l'air inspiré ou de l'eau potable.

L'air inspiré se charge du contage exhalé par les selles, d'autant plus largement que celles-ci restent plus longtemps accumulées et en voie de fermentation, Aussi, là où il y a épidémie, est-ce surtout dans les lieux d'aisances qu'on est le plus exposé à contracter la maladie. Le fait a été constaté par Niemeyer. Il a été aussi établi que dans ce milieu éminemment fermentescible, les selles, même prémonitoires, pouvaient allumer une épidémie, alors que celui qui les avait rejetées guérissait sans avoir présenté les symptômes cholériques proprement dits. Chez les Arabes nomades qui déposent leurs déjections sur le sol même de leurs tentes, le moyen le plus efficace pour eux d'arrêter les progrès de l'épidémie, consiste à déplacer continuellement leur campement. Avec le système du tout à l'égout, le danger peut se trouver généralisé. L'air contaminé de ces canaux peut, par des échappements latéraux, infecter des séries de lieux d'aisances qui n'ont pas été visités par des cholériques. Les fleuves qui endossent les iniquités des égouts peuvent devenir aussi des moyens de propagation aérienne. Il en est de même des objets, des linges, des vêtements qui ont été maculés par des selles cholériques. Les émanations sont alors évidemment plus faibles qu'avec des fosses d'aisances et même qu'avec des vases de nuit, mais tandis que ces derniers sont généralement enlevés avant que le léger degré de fermentation nécessaire ne se soit produit, les linges tachés séjournent et peuvent ainsi atteindre un degré notable de nocuité. La robe elle-même des animaux domestiques peut de même contaminer une atmosphère limitée, lorsqu'elle a été maculée. Lorsque les hardes tachées sont restées enfermées dans une caisse, à l'abri d'une aération trop vive et trop destructive, il arrive que leurs propriétés pathogéniques se multiplient et se communiquent à tout le contenu, ce qui rend l'ouverture des caisses fort dangereuse. Les marchandises voisines peuvent être infectées à leur tour, surtout celles qui consistent en drilles et peaux d'animaux. Toutes ces conditions concourent à faire des vaisseaux des moyens de transport et de propagation par excellence. L'introduction du principe cholérique avec l'*eau d'alimentation,* qui avait été né-

gligée par les premiers contagionnistes, est aujourd'hui
un fait mieux établi et plus généralement admis que
l'introduction avec l'air inspiré. L'observation a démontré en outre que l'eau peut devoir elle-même ce
principe à des infiltrations de fosses d'aisances, d'égouts,
de rivières et de réservoirs à laver les linges. Ballot dit
qu'à Calcutta, qui était alimentée par des puits et qui
avait toujours payé un large tribut au choléra, on vit
cette affection devenir très rare à partir de 1880, parce
qu'à cette époque on fit venir de loin des eaux très pures
pour alimenter la ville. Il n'hésite pas à attribuer les
quelques cas qu'on observe à ce que tout le monde ne
se sert pas des nouvelles eaux. Suivant Murray, deux
malades meurent au village de Bésabat, au retour de la
foire d'Hurdwar (localité qui est un des foyers principaux). Leurs vêtements, au lieu d'être brûlés, sont lavés
dans une mare voisine où s'alimente le village. Deux
jours après, il y avait seize cas dans le Bésabat qui jusque-là avait été respecté. Snow a constaté à Londres
que tous ceux qui burent de l'eau puisée à la pompe de
Broad Street, laquelle fut reconnue contaminée, furent atteints du choléra. En avril 1867 eut lieu un pèlerinage à Hurdward sur les bords du Gange, et tous
les pèlerins durent se plonger et boire dans le bain sacré. Une pluie torrentielle survenue au moment où une
masse considérable d'êtres humains étaient ainsi entassés sur un petit espace, contribua à entraîner vers le
Gange les matières excrémentitielles. Les pèlerins, partis
de là, transportèrent ensuite la maladie dans toutes les
directions. Le même auteur qui a été aussi témoin de
plusieurs cas de transmission à la suite du lavage de
linges de cholériques, a pu constater que c'est dans les

deux premiers jours qui suivent le mélange des déjections avec l'eau que le maximum de virulence existe. C'est en tenant compte de toutes ces données acquises que nous allons chercher à établir les règles de la prophylaxie du choléra.

Nous rapporterons les mesures à prendre aux cinq catégories suivantes : 1° mesures locales, celles qui doivent être prises dans chaque centre de population déjà envahi; 2° mesures à prendre entre localités voisines; 3° mesures à prendre sur les frontières de chaque État ; 4° mesures à prendre aux portes de l'Europe, 5° mesures à appliquer aux foyers permanents. Ces diverses catégories de mesures diffèrent à la fois par leur nature, par le but qu'elles poursuivent, par les responsabilités qu'elles mettent en jeu, et par le temps de leur application. Avec les mesures locales, c'est la lutte à l'intérieur de la place, dans les pays qui se sont laissé surprendre et envahir. Elles ne doivent être prises qu'au moment même de l'épidémie. Elles incombent aux municipalités, sous l'impulsion de l'État. Il en est de même, sous tous les rapports, pour celles qui doivent être prises entre localités voisines. Par les mesures de la troisième catégorie chaque État surveille ses frontières et en défend l'entrée. C'est le système douanier appliqué à la maladie. C'est l'État qui a qualité pour le faire. Elles deviennent indispensables lorsque les portes de l'Europe ont été forcées, mais elles doivent être prises dès qu'on sait l'ennemi en route. Par celles de la quatrième catégorie, ce sont les frontières de l'Europe que l'on défend, et dès lors elles ne peuvent être que l'œuvre commune de tous les États intéressés, d'une véritable coalition européenne.

Elles doivent être permanentes. Il en est de même des mesures de la cinquième catégorie, par lesquelles on attaque l'ennemi sur son propre territoire. C'est de l'offensive qui doit avoir pour but d'étouffer le fléau dans son berceau même. Il est à remarquer que ces divers ordres de mesures représentent la série de phases par lesquelles la prophylaxie a dû elle-même passer. En effet les nations se sont tout d'abord laissé surprendre et ont dû accepter d'emblée la lutte dans leur propre pays, puis on a cherché à fermer les frontières. Plus tard, en se basant sur les itinéraires que l'envahisseur avait suivis antérieurement, on a songé à lui barrer le passage au niveau des trouées dont il avait l'habitude de profiter. Enfin la prophylaxie doit avoir pour idéal, dans l'avenir, d'anéantir l'ennemi sur le lieu même de sa naissance.

1° *Mesures locales, en temps d'épidémie.* — Il est d'abord un certain nombre de précautions individuelles, plus ou moins justifiées, que le corps médical a l'habitude de recommander comme devant être prises, non seulement pendant la durée de l'épidémie, mais même quand on n'est encore que menacé. Il est du devoir des municipalités de les porter à la connaissance du public par voie d'affiches et par l'intermédiaire des journaux. Plusieurs de ces précautions sont de mince importance, en présence de ce que l'on sait aujourd'hui sur la pathogénie de cette maladie. Elles doivent cependant être maintenues, d'abord parce qu'elles sont marquées au coin d'une bonne hygiène générale et parce que rien ne rassure le public comme d'avoir à suivre des prescriptions sur l'efficacité desquelles il croit pouvoir compter. Or une des meil-

leures conditions personnelles, en ces circonstances
est tout justement le calme d'esprit. Il est en effet
d'observation, que ceux qui ont peur meurent plus facilement. Il ne suffit pas de prescrire laconiquement
un calme d'esprit, qu'on peut faire naître adroitement,
mais qui ne se commande pas; il est d'usage de défendre la consommation des fruits crus, et surtout non
mûrs, et on recommande de ne les manger que cuits,
ainsi que les légumes. La pensée qui a présidé à
l'adoption de cette prescription a été qu'il faut bien se
garder de provoquer de la diarrhée, en présence d'une
maladie qui débute elle-même par une diarrhée d'apparence ordinaire. L'indication perd certainement de
sa valeur, si l'on admet l'existence d'un principe spécifique, microbe ou autre. Mais elle n'en doit pas moins
être maintenue, parce qu'il y aurait là une cause d'affaiblissement général et d'irritation de la muqueuse
intestinale, qui peuvent favoriser la contamination
ultérieure. De plus, pour les légumes, il est toujours à
craindre que le fumier n'ait fait adhérer à leur surface
des germes cholériques. Mais il serait plus que témé-
raire de supposer que ces mêmes germes peuvent
s'engager dans les radicules des plantes et pénétrer
jusque dans l'intérieur des fruits et des légumes. C'est
aussi en vue de la même influence indirecte des indi-
gestions qu'on doit défendre tout écart de régime et
l'absorption de trop grandes quantités d'eau. C'est pour
ne pas préparer le terrain par des inflammations intes-
tinales *a frigore*, qu'il convient d'éviter toutes les
causes de refroidissement, de se bien vêtir, de porter de
la flanelle, de ne point prendre de glaces, ni boissons
glacées. Une recommandation d'une bien plus grande

importance est de faire un bon choix d'eau d'alimentation. A défaut d'eau de source provenant de terrains
granitiques et captée dans un point désert, où elle n'a
pas encore pu être contaminée, il faut prescrire l'usage
d'eaux minérales de table, et condamner, sans hésitation les eaux de puits et de rivière. Pour les classes
pauvres, qui sont obligées de se contenter des ressources de la ville, il faut leur recommander de faire bouillir
l'eau de ces dernières provenances et de l'aérer ensuite
par agitation. Il faut en outre prescrire aux boulangers la même précaution pour la confection du pain.
Car presque tous, même quand ils pourraient trouver
de l'eau de source à une fontaine publique, s'approvi-
sionnent près d'une pompe dont le puits est à peine
séparé de la fosse d'aisances.

A côté de ces prescriptions d'hygiène banale, les
instructions devront comprendre des indications spéciales pour les familles qui comptent des cholériques.
Sous ce rapport, Vallin (1) a formulé une série de mesures fort judicieuses et je ne saurais mieux faire que
de les rappeler ici. Ce sont: l'ouverture constante des
fenêtres de la chambre du malade; la garniture du lit
avec du papier goudronné pour éviter les taches du
matelas et l'incinération de ces papiers ; la projection
d'une solution de sulfate de cuivre dans les latrines et
les tuyaux d'évier, deux fois par jour, et à la dose
de 50 grammes par litre d'eau la réception des vomissements et des selles dans des vases contenant déjà la
même solution ; l'immersion des linges, avant même de
les sortir de la chambre, dans un baquet contenant

(1) *Revue d'hygiène.* 1883, p. 530.

150 grammes de chlorure de chaux sec, l'ordre donné au lessiveur, qui les reçoit ensuite, de les plonger dans l'eau bouillante avant de les soumettre à la lessive commune, afin de ne pas compromettre le linge d'autres familles, le traitement par des fumigations sulfureuses des draps, de la laine des matelas et des vêtements; leur incinération, s'ils sont trop maculés, le lavage au sulfate de cuivre des taches du plancher, enfin le dépôt des ordures ménagères dans une caisse bien fermée, arrosée de sulfate de cuivre et descendue à la cour où les employés de la voirie viendront les chercher. Il va sans dire qu'il est du devoir des municipalités de mettre largement toutes ces substances à la disposition du public. Il est toutefois regrettable qu'il soit pratiquement impossible d'incinérer les ordures, les linges, les vêtements et surtout les déjections. Car la sécurité serait beaucoup plus complète.

Par ce qui précède les autorités locales ne font que donner une direction sérieuse aux mesures privées. Il en est d'autres beaucoup plus indispensables dont l'initiative et l'exécution leur incombent entièrement. Ce sont d'abord la propreté la plus scrupuleuse pour tout ce qui concerne la voirie, le fonctionnement en permanence de la commission des logements insalubres, avec ordre de visiter toutes les maisons et de faire exécuter immédiatement les travaux jugés nécessaires, la suppression des foires, des courses et de tout ce qui peut entraîner une agglomération de personnes; la déclaration à la mairie, sous peine d'amende, de tous les cas; la surveillance rigoureuse des hôtelleries, avec défense de livrer à un voyageur une chambre antérieurement occupée par un cholérique, sans désinfection préalable ; celle des lavoirs publics ; l'organisation d'ambulances de secours et d'étuves de désinfection ; l'évacuation des quartiers les plus contaminés avec campement de leurs habitants hors de la ville. Il est enfin deux graves questions dont les municipalités doivent se préoccuper, ce sont celles de l'hospitalisation et de l'inhumation.

Depuis que la contagiosité du choléra est bien établie, la question de l'hospitalisation se trouve jugée par le fait. On ne peut plus, comme autrefois, faire du sentiment et dire qu'il est préférable d'organiser des soins à domicile, afin de laisser chaque malade entouré des soins et des affections de la famille. Ce serait faciliter au plus haut point l'extension de la maladie. Les municipalités doivent, au contraire, faire accepter l'hôpital le plus tôt possible. Il devrait même être nécessaire d'improviser des hôpitaux spéciaux ou d'affecter des salles spéciales dans les hôpitaux ordinaires, afin de ne pas exposer les autres malades. Il a été objecté que cette réunion de cholériques, où la mort vient frapper de lit en lit, devenait, pour les survivants, un supplice moral, pouvant même multiplier les terminaisons fatales. Mais pendant la période algide, la prostration est tellement grande, qu'il y a une véritable insensibilité morale. D'ailleurs on pourrait, comme à Saint-Antoine, établir deux salles distinctes, l'une que les malades occuperaient pendant la période algide, et l'autre, pendant la période de réaction.

Les cadavres de cholériques peuvent transmettre la maladie. La chose a été vérifiée en maintes circonstances, notamment à Dieuze et à Strasbourg, où plusieurs veilleurs n'ont pu contracter le choléra que dans l'exercice de leurs fonctions. Dans ces conditions, le moins que l'on puisse faire, c'est de précipiter l'inhumation, de n'employer que des cercueils en plomb et de creuser les fosses plus profondes. [Mais les maisons mortuaires et les refuges pour les autres membres de la famille trouveraient là une application toute naturelle. La crémation serait un moyen plus radical, et a même semblé, à propos de l'épidémie récente d'Égypte, ne devoir pas rencontrer trop d'opposition auprès des pouvoirs publics, à titre de mesure temporaire. Toutefois les maisons mortuaires auraient l'avantage de respecter les appréhensions de quelques médecins au sujet de la fréquence de la mort apparente chez les cholériques.

2° *Mesures à prendre entre localités voisines.* — Les peureux dominent dans tous les centres de population, et il n'est pas besoin de leur recommander de cesser toutes relations avec les habitants d'une ville voisine déjà atteinte. Toutefois il y a partout des téméraires et des fanfarons et surtout des gens qui, poussés par l'appât du lucre, n'hésitent pas à compromettre les précautions exagérées prises par les premiers ; et on peut se demander s'il ne convient pas que l'autorité prenne elle-même l'initiative, pour imposer à tous la rupture complète des relations commerciales et sociales. L'indication est justifiée par le caractère contagieux du choléra et par l'excessive gravité du danger qui devient forcément et rapidement un malheur public. Mais on se montre porté à la négliger, en raison de l'insuffisance des moyens d'action. *A priori*, le résultat paraît pouvoir être obtenu par la suppression des services de transports reliant la ville à la localité envahie et par

l'établissement d'un cordon sanitaire autour de celle-ci,
chargé d'interdire à tout le monde l'entrée et la sortie.
Ces deux moyens viennent encore d'être appliqués en
Égypte et en Asie Mineure, mais ont soulevé de sérieuses critiques. A Beyrouth, on a bien pu supprimer
l'unique service de diligence qui relie cette ville à celle
de Damas. Mais entre deux villes d'un État occidental,
ne serait-il point excessif de supprimer les nombreux
trains journaliers qui vont de l'une à l'autre? Les cordons sanitaires ont aussi fonctionné autour de Beyrouth
et de Damiette. Mais ils ont été fréquemment et facilement forcés, au su et connu de tout le monde. D'ailleurs n'y a-t-il pas une véritable cruauté à faire, pour
ainsi dire, la part du feu, en refoulant impitoyablement
dans le foyer une foule de personnes qui voudraient
sauver leur existence en s'expatriant?

La suppression des moyens de transport apporte
certainement un trouble considérable dans la vie sociale et commerciale d'une cité. Elle entraîne, pour le
commerce, des pertes sérieuses et peut même amener
la ruine de quelques-uns. Mais en temps de guerre,
pour le transport des troupes, hésite-t-on à supprimer
complètement le service des voyageurs et des marchandises? Une ville assiégée n'est-elle pas forcée de subir
une situation beaucoup plus fâcheuse? Ne voit-on pas
encore, même de nos jours, des gouvernements, mus
uniquement par des considérations politiques, se contenter de déplorer un massacre de population entière?
D'ailleurs on peut, comme cela vient d'être fait, permettre aux fuyards de camper en dehors de la ville,
mais en dedans du cordon. Enfin les agents inférieurs
du service de santé ne se laissent pas partout gagner

aussi facilement qu'en Orient. Du reste, si les cordons sanitaires sont insuffisants, ils n'en apportent pas moins un certain obstacle à la propagation. En cette matière, comme en bien d'autres, il faut appliquer complètement le laisser faire, ou réagir le plus possible.

3° *Mesures à prendre sur les frontières de chaque État*. — Si l'on peut encore arriver à isoler une ville par un cordon sanitaire, on estime généralement qu'il est à peu près impossible de fermer à la maladie toute une ligne frontière, du moins du côté de la terre; qu'un cordon sanitaire ne peut avoir d'efficacité que quand la zone limitrophe est fortement montueuse et abrupte et qu'elle ne présente que quelques défilés réellement praticables. Il est certain qu'avec une frontière plane, il est toujours facile de passer inaperçu entre les anneaux de la chaîne sanitaire. Mais il en est de même pour le cordon douanier, et il n'en rend pas moins de grands services en diminuant le chiffre des entrées en fraude. Ne ferait-on aussi que diminuer un peu les les agents de contagion, qu'on augmenterait d'autant les chances d'échapper à l'invasion. La mesure serait du reste peu onéreuse, car elle serait à supprimer dès que le fléau aurait pénétré. Ce serait déjà quelque chose aussi d'exercer simplement une certaine surveillance sur les grandes voies et les lignes de chemins de fer, car c'est par là qu'émigrent la masse et surtout ceux qui sont déjà dans la période prodromique. Les Américains exercent bien un contrôle de ce genre pour la variole, et cependant il ne s'agit pas là d'une mesure purement passagère, comme pour le choléra. Quant aux frontières maritimes, tout le monde est d'accord sur la nécessité de les garder, parce que la surveillance

peut y être rigoureuse et que c'est la voie de mer qui
nous menace le plus. Comme il s'agit pour chaque État
de défendre ses propres frontières, naturellement il
adopte la réglementation qui lui paraît la meilleure
sans se préoccuper de ce qui se fait dans les États voisins. En France, à chaque menace nouvelle d'épidémie,
on élabore un nouvel arrêté en ce qui concerne les
mesures à prendre dans les ports. Nous ne résumerons
ici que le règlement adopté, il y a quelques mois, pendant l'invasion d'Égypte, comme étant évidemment ce
qu'on peut réaliser de mieux pour le moment. En voici
les principaux traits :

Tous les vaisseaux provenant d'Égypte et même des
îles de Malte et de Chypre dans lesquelles les Anglais
accueillaient, sans la moindre précaution, toutes les
provenances égyptiennes, seront mis en quarantaine et
désinfectés. La durée de la quarantaine sera de quinze
jours, dont on défalquera le temps employé au trajet
d'Égypte en France. Pour les ports de la Manche et de
l'Océan, les mesures devront être atténuées, en raison
même de la plus grande distance parcourue. Tous les
vaisseaux venant des lieux infectés et n'ayant point présenté de cas à bord pendant la traversée, seront simplement mis en observation pendant vingt-quatre heures,
après lesquelles les passagers seront libres. Toutefois
le vaisseau devra subir une désinfection obligatoire.
Quant aux vaisseaux provenant de Grèce, d'Italie,
d'Espagne, de Portugal, de Tunisie, d'Algérie, comme
dans tous ces points il s'exerçait une surveillance suffisante, on devait se contenter d'exiger la production
d'une patente émanant du consul du port de départ et
déclarant que celui-ci était indemne, ainsi que le per-

sonnel du bord, au moment de la mise en route. Tous
les autres États européens ont suivi les mêmes mesures.
Un seul a bravé l'opinion publique, c'est l'Angleterre,
qui ne prit absolument aucune précaution. L'Espagne
a donné une leçon au gouvernement britannique en
mettant en quarantaine, dans ses ports, les provenances anglaises. Il est regrettable que cet exemple
n'ait pas pu être suivi par les autres nations européennes.

4° *Mesures à prendre aux portes de l'Europe.* —
C'est l'homme, ainsi que les objets qu'il a pu contaminer, qui, dans leurs déplacements, sèment le choléra sur leur passage. Ce sont donc les courants humains et commerciaux qu'il faut surveiller, au moment où ils vont s'engager sur le territoire européen.
Cette surveillance est d'autant plus réalisable, que les
nombreux courants exotiques sont obligés de conver-
ger vers un petit nombre de passages, pour profiter
des voies les plus directes et les plus faciles. Ces passages et ces voies se trouvent tout indiqués par l'étude
que nous avons faite des itinéraires suivis jusqu'ici par
les invasions cholériques. Il n'y a même qu'une seule
voie maritime, c'est celle de la mer Rouge et de
l'isthme de Suez. L'œuvre de M. de Lesseps, qui a eu
des résultats splendides au point de vue des relations
commerciales et sociales de l'Europe avec l'extrême
Orient, a eu, il faut le reconnaître, une conséquence
fâcheuse, mais inévitable, c'est de tracer pour le choléra une route maritime. Autrefois, lorsque les vaisseaux contaminés étaient obligés de doubler le cap de
Bonne-Espérance, le fléau s'éteignait avant l'arrivée
à destination. Il ne pouvait nous atteindre que par la
voie terrestre, où il se retrempait pour ainsi dire à

chacune de ses étapes. Aujourd'hui la voie de mer lui
est ouverte dans des conditions de célérité d'autant
plus grande que la marine à vapeur s'est substituée
presque complètement à la marine à voiles. Le danger
est devenu aussi d'autant plus considérable que, pour
toutes sortes de raisons, c'est uniquement par la voie
maritime que se font toutes les relations réellement
internationales, directes et à longue distance. La voie
de terre n'est plus employée que pour les relations de
contrée à contrée. Voilà pourquoi depuis 1865, c'est
toujours par la voie maritime que le choléra nous a
envahis, ou a cherché à le faire. Mais on peut dire, à
la décharge de cette œuvre, au point de vue hygéni-
que, qu'elle a apporté le palliatif avec le mal, en en-
fermant celui-ci dans un défilé où il suffit de s'entendre pour l'arrêter à coup sûr. N'existerait-il pas, du
reste, que les pèlerinages s'effectuant aujourd'hui par
la mer Rouge continueraient à infecter l'Égypte, qui
resterait une menace permanente pour l'Europe, et
en surveillant le transit du canal, on se met par le
fait en garde contre le danger dû aux pèlerins.

Pendant longtemps chaque pays s'est occupé isolément de sa sauvegarde à l'aide de mesures prises dans
ses propres ports. Mais en 1862, on a senti la nécessité d'établir une ligue internationale contre le fléau
commun. Deux conférences ont déjà été tenues, l'une
à Vienne, l'autre à Constantinople, par des délégués
de plusieurs nations pour s'entendre sur les mesures
à prendre en commun. On y a décidé l'établissement
à frais partagés, de lazarets et de postes d'observation
sur la mer Rouge, ainsi que d'un service général de
correspondance entre les comités sanitaires de tous les

ports les tenant au courant de toutes les manifestations
cholériques dès leur début. On a fait un heureux
choix de l'île de Périm pour le poste destiné à surveiller les entrées dans la mer Rouge, car elle commande
le détroit de Bab-el-Mandeb au point qu'aucun navire
ne peut passer ni à droite ni à gauche sans être
aperçu. Le rapprochement des deux rives, arabique
et africaine, permet d'établir sur l'une d'elles un
lazaret pour les cholériques, et sur l'autre un campement de quarantaine pour les voyageurs restés indemnes, afin que ceux-ci ne soient point exposés à être
contaminés par les autres.

On a aussi tracé un règlement pour le traitement
des vaisseaux qui se présenteraient au détroit, après
être partis de ports infectés, ou après y avoir simplement touché, règlement qui toutefois restait susceptible de subir toutes les modifications indiquées par
les circonstances de l'avenir. D'après sa teneur primitive, tous les navires provenant de ports infectés
doivent être maintenus en observation pendant
six à sept jours. Lorsqu'il sera bien constaté qu'il
ne s'est produit sur le vaisseau aucun cas de choléra pendant la traversée, et lorsque cette traversée
aura duré au moins sept jours, on pourra réduire
le temps d'observation à vingt-quatre heures, et
de plus il ne sera pas nécessaire de débarquer les
passagers, qui pourront rester en observation sur le
vaisseau lui-même. Pour qu'il n'y ait pas d'abus sous
ce rapport, les officiers de marine doivent être tenus,
sous peine de punitions très sévères, de dire la vérité.
Lorsque au contraire, le navire aura présenté des cas
de choléra pendant la traversée, le débarquement

devra être immédiat. Les malades seront mis en traitement dans des salles particulières du lazaret, et les passagers non malades seront maintenus en observation dans les bâtiments quarantenaires de l'autre rive. En outre on devra procéder immédiatement à la désinfection du navire et des hardes, à l'aide de l'acide sulfureux.

Même avec ses imperfections, cette organisation a déjà fait ses preuves, car, comme l'a fait observer Fauvel, elle a suffi pour nous préserver depuis 1865, malgré la permanence du choléra dans l'Inde et le passage incessant de vaisseaux de cette provenance par le canal de Suez. Malheureusement l'institution n'est pas encore établie sur des bases assez solides pour avoir sa liberté d'action et même son existence assurées. L'Angleterre vient de nous montrer combien il était facile de la paralyser et même de la supprimer, pour satisfaire à quelques besoins stratégiques et aux appétits insatiables d'une nation commerçante. Ce qu'il y a de plus étonnant dans cette campagne contre les quarantaines, c'est que les hommes politiques et les hommes de guerre ont trouvé un écho amplifié dans les médecins anglais qui, pour disculper leurs nationaux, ont cherché à faire croire successivement qu'il n'y avait pas eu de véritables cas de choléra, puis, que cette affection était endémique en Égypte, puis enfin, qu'il s'était agi d'une simple réveil d'une épidémie antérieure. L'hygiéniste le plus distingué et le plus autorisé de la Grande-Bretagne a même écrit à ce sujet que « l'histoire des quarantaines était l'histoire des insuccès; que, non seulement elles n'avaient pas été protectrices, mais qu'elles avaient même été nuisibles, que la meilleure protection se trouvait dans l'hygiène générale, dans la propreté des maisons et des villes, dans la pureté des eaux et de l'air » (1).

Espérons que l'émotion que cette conduite a fait naître chez toutes les autres nations fera comprendre la nécessité de procéder à de nouvelles conventions internationales qui ne devront plus être simplement l'œuvre de délégués scientifiques, mais seront l'objet d'une sanction diplomatique et dont l'observation sera assurée par des engagements formels des États signataires. Après avoir ainsi acquis son droit d'existence, l'organisation sanitaire internationale devra chercher encore à se perfectionner et à se développer. Sur la passe de la mer Rouge et de l'Égypte, en dehors du poste de Périm, il faudra, ainsi que cela a déjà été indiqué, établir trois postes sanitaires en Afrique, à Koseir, à Souakim et à Mansourah, et deux postes sur la côte arabique, à Djeddad et à Yambo. Tous ces postes avancés devront être soumis à une direction siégeant à Suez et éclairée par un conseil de santé composé de médecins de toutes les nations intéressées.

Un service télégraphique s'étendant sur tous les points du globe tiendra cette direction au courant des faits et gestes du choléra dans l'extrême Orient, ainsi que des partances des ports asiatiques. Elle devra à son tour renseigner les autorités sanitaires de tous les ports européens.

En dehors de cette mission de poste avancé, cette direction devrait se préoccuper de modifier le terrain

---

(1) *Revue d'hygiène.* 1883, octobre.

sur lequel elle est appelée à militer. Car si l'Égypte n'est pas un foyer endémique, on peut dire qu'avec sa population insouciante et fataliste, avec son absence complète d'hygiène municipale et avec l'incurie qui règne dans toutes les habitations privées, elle est un terrain où les germes cholériques peuvent centupler leur valeur, au moment de s'élancer sur l'Europe. Il suffira de rappeler que même au Caire dans le quartier des Cophtes, les habitants enterrent depuis des siècles, les morts de la famille sous le sol même de leurs maisons ; que les murs de celles-ci sont incrustés d'ossements qui leur servent de barres consolidantes ; enfin que les ruelles qui séparent ces habitations sont encombrées de détritus organiques, de déjections et de cadavres d'animaux.

Mais leur devoir le plus impérieux est de surveiller constamment les pèlerinages de la Mecque. Ceux-ci sont devenus plus dangereux que jamais. Tandis qu'autrefois les pèlerins, qui accouraient de tous les points d'Asie et de l'Afrique musulmanes, suivaient pour la plupart la voie de terre, se disséminaient sur de grandes surfaces, renouvelaient sans cesse leurs lieux de campement, mettaient un temps très long pour arriver au but et éteignaient ainsi, chemin faisant, l'épidémie qu'ils avaient pu emporter de leurs pays à l'état naissant, aujourd'hui ils gagnent la ville sacrée en très peu de temps sur les nombreux paquebots que les armateurs anglais mettent à leur disposition, et qui sont généralement mal aménagés, encombrés et privés de médecins. Ajoutons enfin qu'une ancienne coutume fait affluer une multitude de pèlerins de retour près d'Alexandrie, où les habitants leur offrent des fêtes occasionnant de l'encombrement et des excès de toutes natures. A l'époque de ces pèlerinages, l'inspection devra être faite avec la plus grande sévérité, surtout sur les petits paquebots, et devra même s'enquérir de l'espace d'air accordé à chaque passager, de l'approvisionnement en eau et en vivres et des ressources pécuniaires de chaque pèlerin. Dans le cas d'apparition d'un cas même douteux parmi les tribus africaines, il ne faudra leur permettre le retour dans leurs pays que par voie de caravanes. On a aussi proposé de consacrer aux pèlerins un lazaret particulier à Elwesch.

On se préoccupe beaucoup moins aujourd'hui de la frontière terrestre de l'Europe, parce que les dernières épidémies ont suivi la voie maritime. Mais il ne faudrait pas sous ce rapport s'endormir dans une sécurité trop grande, parce que les conquêtes toujours progressives de la Russie dans l'Asie centrale ouvriront bientôt des courants commerciaux très actifs à travers le continent asiatique, parce que la Perse et l'Afghanistan sont bien près d'être devenus des foyers permanents, parce que la navigation sur la mer Caspienne tend à faciliter de plus en plus les relations de l'Asie centrale à travers les portes de l'Occident. Des postes d'observation et des lazarets ont déjà été établis sur la route de Tébris à Tiflis et sur le cours de l'Araxe à Astrakan. Dans ce dernier point, il serait indispensable d'installer une quarantaine. Enfin chaque port de la mer Caspienne devrait être muni d'un service sanitaire.

Ces différents postes seraient tenus au courant de tous les cas survenant en Perse, afin de montrer à

temps la sévérité nécessaire. Au moment d'une épidémie en marche, l'établissement d'un cordon sanitaire sur les défilés du Caucase sera à la fois facile
et efficace et créerait une nouvelle parallèle de
protection.

Il est une autre voie, partie maritime, partie fluviale et partie terrestre, que Valentin (1) a conseillé
avec raison, d'armer sanitairement. Au point de vue
de la navigation, le Danube est, pour ainsi dire, le
prolongement de la mer Noire dans l'intérieur des
terres. Beaucoup de petits bâtiments vont ainsi des
différents points de l'Asie Mineure et du sud de la
Russie, en Bulgarie, en Roumanie et en Autriche. Il
suffirait de garder Sulina, puisque c'est la seule bouche praticable. On y établirait un port pour les navires
suspects et un lazaret pour les hommes et les marchandises.

5° *Mesures à appliquer aux foyers permanents.* —
Proust a écrit : « Puisqu'on ne peut pas espérer éteindre le choléra dans son berceau, il faut au moins le
restreindre à son foyer initial. » C'est dire qu'il ne
compte nullement sur les moyens proposés jusqu'alors.
Le fait est qu'ils se bornent à ce que réclame l'hygiène
générale du pays. Ainsi on a indiqué surtout le dessèchement des surfaces inondées dans le delta du
Gange, par l'endiguement du fleuve et la création de
canaux d'écoulement. On s'est arrêté, du reste, devant
l'énormité de la dépense et devant la perspective de
sacrifier des milliers d'hommes employés à ces travaux. Mais on n'empêcherait pas pour cela les pèle-

(1) *Revue d'hygiène.* 1879, juin.

rins de camper sur les bords du fleuve sacré, de s'y plonger et d'en boire les eaux sanctifiées. Il faudrait changer les mœurs religieuse de sectes dominées par le fanatisme le plus invétéré, ce qui est impossible, et puis le sol resterait imprégné du germe pendant long-temps encore.

Ce serait une amélioration partielle, il est vrai, mais utile et facile à réaliser que d'établir dans les lieux de pèlerinage des tranchées destinées à recevoir les excréments sur lesquels on verserait du permanganate de potasse ou de la chaux vive. Il serait aussi d'une prophylaxie très rationnelle de supprimer le déverse-ment dans le Gange, des matières excrémentitielles des habitants et de fournir à ceux-ci une eau amenée des hauteurs par des tuyaux étanches. L'application de cette dernière donnée a déjà procuré de très bons ré-sultats à Calcutta.

On pourrait agir d'une manière plus efficace en-core dans l'Afghanistan et en Perse, qui sont expo-sés à de fréquentes incursions indiennes. Il serait urgent de changer le mode d'inhumation. Celle-ci ne se fait sur place que d'une manière provisoire, et c'est à peine si les cadavres sont recouverts d'une mince couche de terre. Puis à une époque déter-minée, ils sont enlevés, et portés à découvert sur des claies par les familles qui vont les enterrer défi-nitivement dans l'unique lieu consacré à cet effet par la religion.

Il nous reste à présenter la situation d'une ques-tion qui, si elle obtenait une solution positive, donne-rait lieu à une mesure préventive à prendre partout, la vaccination. Même en laissant de côté toutes les descriptions auxquelles ont donné lieu les premières recherches sur un contage figuré, et en ne tenant compte que des travaux plus modernes, qui ont droit à plus de consistance, on se trouve encore en présence de résultats douteux et contradictoires. Kock et les autres membres de la mission allemande en Égypte pensent avoir trouvé, au milieu des proto-organismes variés qui pullulent dans l'intestin des cholériques, un microbe caractéristique. Il consisterait en bâtonnets analogues à ceux de la morve et infiltrant toute l'épaisseur de la muqueuse et particulièrement les glandes de Lieberkühn, qu'ils obstrueraient.

La mission française conteste sa constance. Par contre elle a signalé la présence dans le sang de corpuscules allongés rappelant ceux du rouget du porc. Ajoutons que récemment, on a reçu de Calcutta une lettre annonçant que l'on avait trouvé dans une eau de boisson suspecte, la bactérie de Kock. C'est peut-être une légère promesse pour l'avenir. Mais en attendant, la grande difficulté réside dans l'impossibilité où l'on a été jusqu'ici de provoquer un choléra expérimental, tant en inoculant la bactérie intestinale que le corpuscule du sang, et cela malgré des tentatives nombreuses faites sur des lapins, des cobayes, des chiens, des chats, des porcs, des souris et des singes.

La vaccination préservatrice du choléra n'est pas encore née qu'elle a déjà trouvé une concurrence d'ordre chimique, autour de laquelle il vient d'être fait beaucoup de bruit. Le Dr Burcq affirme que tous les individus que leur profession, leur cohabitation ou le simple voisinage d'industrie à cuivre expose à subir une imprégnation cuprique, jouissent générale-

ment par rapport au choléra d'une immunité proportionnelle à cette imprégnation. En conséquence, en
temps d'épidémie, il conseille de s'entourer d'une
ceinture de plaques de cuivre rouge, de brûler dans
les appartements du bichlorure de cuivre dans des
lampes à alcool, enfin d'ingérer tous les jours de 1
à 6 centigrammes de bioxyde de cuivre, ou de prendre
un lavement avec 5 à 20 centigrammes de cuivre (1).

Tout ce qu'on peut dire en faveur de ces assertions,
c'est que Hücholtz, Kock, Mickel, Bert, ont constaté
que le cuivre tue les microbes, et que Pasteur et
Chamberland le recommandent pour la désinfection
des selles de cholériques. Mais le Dr Chaumery (2),
pendant la dernière épidémie en Égypte, a compté
30 cas de choléra sur 300 ou 400 ouvriers employés au
travail du cuivre.

Fièvre jaune.

Géographie. — La fièvre jaune, cette pyrexie qui se
caractérise par une teinte jaune plus ou moins constante de la peau, par des vomissements de matières
noirâtres et par des hémorrhagies passives, est restée
longtemps cantonnée dans une zone assez étroite de
l'Amérique, qui lui a servi de berceau primitif. Aussi
a-t-elle pu être considérée autrefois comme un ennemi
avec lequel l'Europe n'aurait jamais à se mesurer et
qui ne serait jamais pour elle qu'un sujet curieux d'é-
tude. La France, la péninsule Ibérique, l'Italie et
l'Angleterre, ont déjà été péniblement surprises au

(1) *Revue d'hygiène.* 1883, septembre, n° 9.
(2) *Revue d'hygiène.* 1884, p. 262.

FIEVRE JAUNE

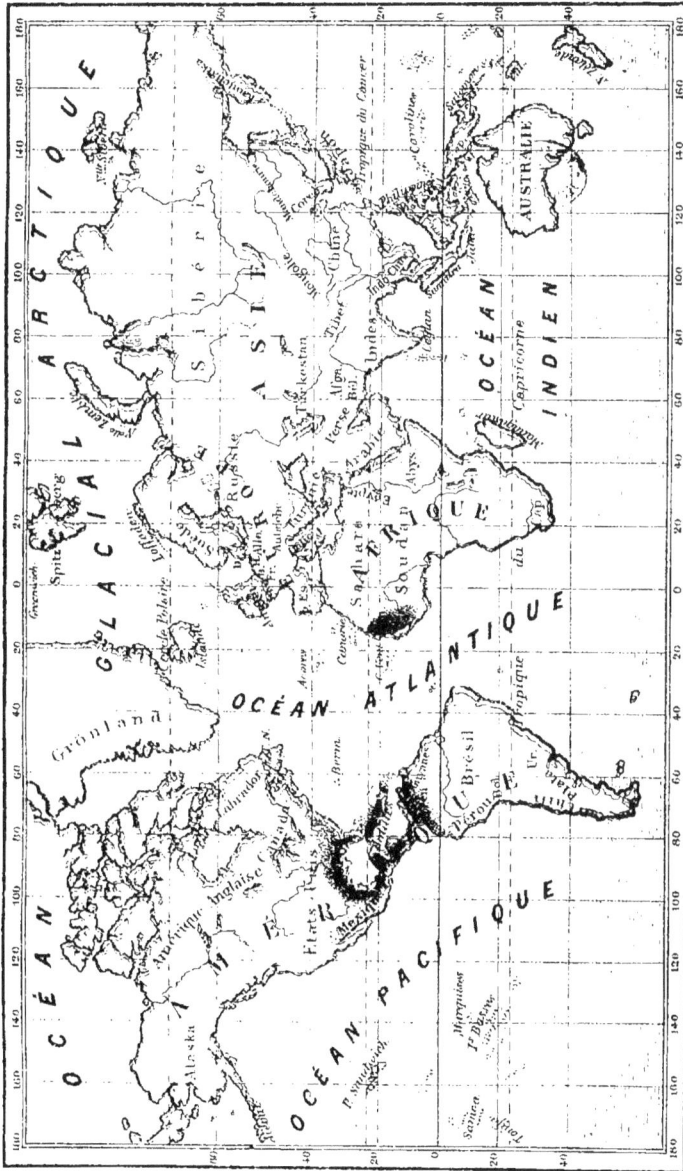

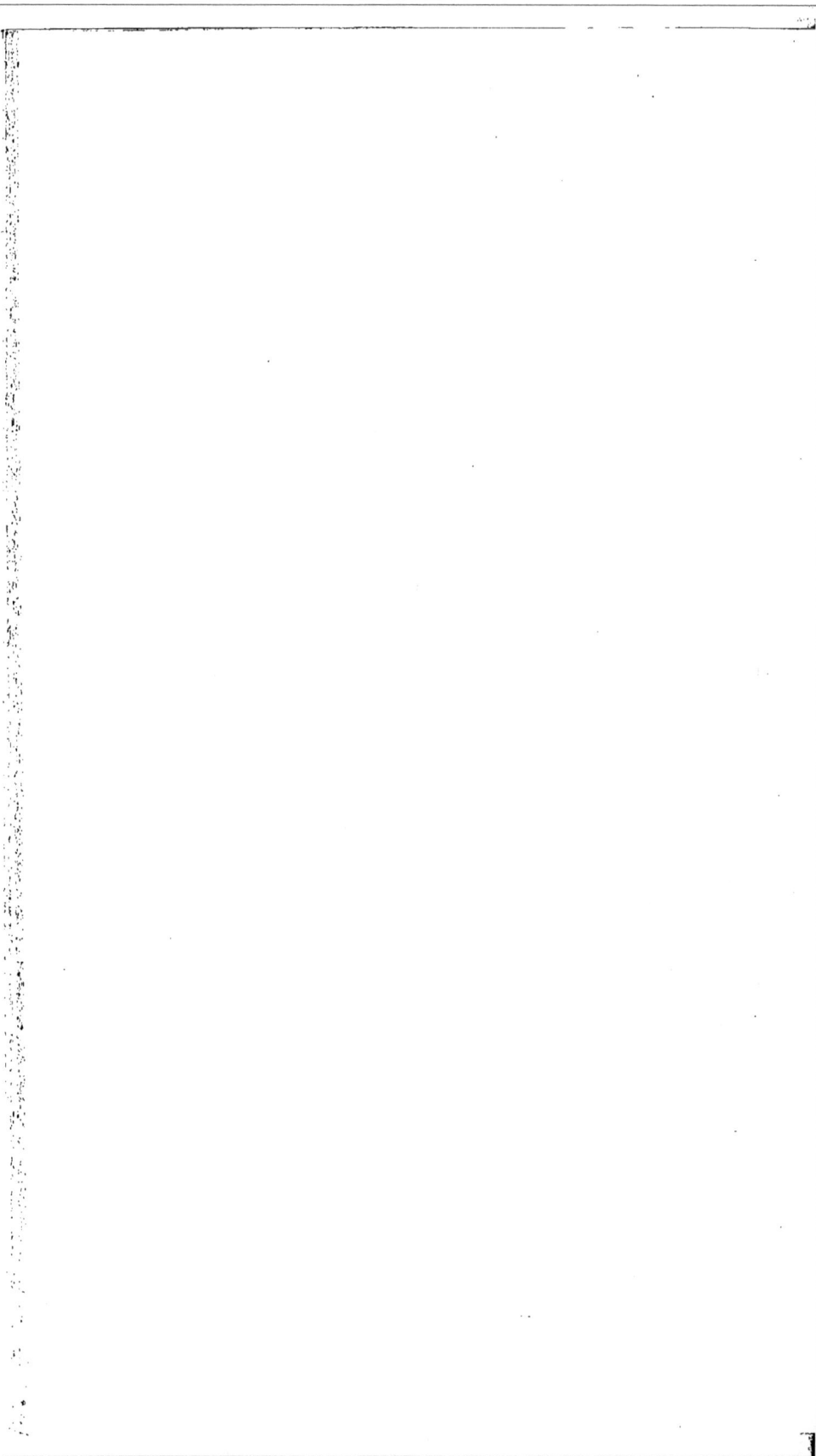

milieu de cette sécurité trompeuse. Malgré ces avertissements cruels, l'attention de l'Europe ne s'est pas
suffisamment maintenue en éveil. Car depuis, l'ennemi
n'a pas cessé d'étendre ses zones d'occupation et de se
rapprocher de nous. Il suffirait de la moindre occasion,
du moindre relâchement dans les services sanitaires,
pour que nous eussions à subir des invasions terribles,
d'autant plus que l'observation contemporaine a démontré l'erreur de ceux qui ont écrit que la fièvre
jaune ne peut sévir que sur les côtes maritimes et à une
certaine latitude ; qu'elle ne pénètre jamais dans l'intérieur des terres, qu'elle respecte surtout les hauteurs
etc...... L'influence de la multiplication des relations
et des voies de communication augmente de jour en
jour les exceptions à ces règles qu'on avait cru d'abord
pouvoir poser d'une manière absolue. C'est donc avec
raison que le professeur Layet a jeté le cri d'alarme
aux congrès de Turin et de Genève. Les hygiénistes
doivent avoir les yeux tournés aussi bien du côté de
l'Occident que de l'Orient, car pour l'avenir, la fièvre
jaune est tout aussi à craindre que le choléra.

En réalité la fièvre jaune obéit à la loi générale qui
régit toutes les affections épidémiques. Après un certain nombre d'invasions dans une contrée, elle finit
par y prendre droit de domicile et y devenir endémique.
Son foyer permanent recule ainsi peu à peu ses frontières en procédant lentement des contrées les plus
voisines vers les contrées plus éloignées. Aujourd'hui
on peut même dire qu'elle possède deux foyers permanents : l'un en Amérique, le plus considérable, l'autre
en Afrique. Que ce dernier ait pris naissance sur place
ou qu'il soit le résultat d'une ancienne importation,

peu importe. Le fait est qu'actuellement il a acquis la
puissance de son aîné et que l'Europe doit aussi bien le
surveiller que le premier.

Dans l'exposé géographique, nous aurons à considérer trois espèces de zones qui, dans la carte, se trouvent indiquées par la décroissance de teinte : 1° les
zones focales, où le mal s'entretient sans interruption ;
2° les zones des incursions fréquentes, où l'endémie
présente déjà des solutions de continuité ; 3° les zones
des incursions accidentelles, où la maladie a été franchement et purement épidémique.

Le berceau américain est représenté par les côtes
qui limitent le golfe du Mexique. Toutefois Heine-
mann (1) prétend que la fièvre jaune n'est réellement
endémique que sur cinq points de la côte du Mexique :
les villes de la Vera Cruz, Alvarado, Tacotalpan, Laguna
et Campêche. Mais il n'est aucune maladie endémique
qui ne présente de temps en temps de courts moments
d'accalmie. Ce qui caractérise réellement un foyer permanent, c'est que le mal y est toujours prêt à se raviver,
quand il n'y est pas en activité. Pour se servir du langage qu'autoriserait la théorie des microbes, on pourrait dire que, tandis que dans les épidémies accidentelles, le microbe meurt et disparaît de la contrée qu'il
vient de ravager, dans les foyers il laisse des germes
toujours prêts à profiter des circonstances favorables
pour se développer et se manifester avec une périodicité plus ou moins régulière. Un foyer est, pour ainsi
dire, un lieu de culture naturelle. A ce titre on peut
faire rentrer dans la résidence focale de la fièvre jaune,

(1) *Revue des sciences médicales de Hayem.* 1881, janvier.

non seulement les côtes du Mexique, mais encore les Antilles, c'est-à-dire toute la ceinture terrestre qui entoure le golfe. Mais toutes les Antilles ne sont pas également dangereuses ; on peut les classer dans l'ordre décroissant suivant : la Martinique, Saint-Domingue, la Guadeloupe, la Jamaïque, Cuba, Porto-Rico, Tortoli.

Le foyer africain est constitué par le Sénégal et Sierra-Leone dans la Gambie.

Les zones très fréquentées comprennent en Amérique : la Nouvelle-Orléans, la Louisiane, l'Alabama, les États du Mississipi, le Texas, la Virginie, Panama, le Honduras et la Colombie.

En Afrique ; les îles du Cap-Vert et les îles des Canaries.

Les zones d'incursions exceptionnelles ou récentes comprennent :

En Amérique, la Caroline du Nord, le Maryland, New-York, Philadelphie, Boston, la Nouvelle-Angleterre, et, dans l'Amérique du Sud, les Guyanes et le Brésil. A la fin de 1883 la fièvre jaune a sévi avec une grande intensité en Californie, notamment à Macatlan.

En Afrique, l'île de l'Ascension.

En Europe, où jusqu'ici elle a toujours été importée accidentellement et très limitée, les points frappés ont été Lisbonne, où la fièvre jaune a fait un assez grand nombre de victimes pendant deux années consécutives (1857-1858); plusieurs localités des côtes orientales et méridionales de l'Espagne, notamment Barcelone en 1870 ; la ville de Livourne en Italie ; Brest, Saint-Nazaire en France ; Southampton en Angleterre.

Prophylaxie. — Lorsqu'un hygiéniste se trouve en présence d'une épidémie, la première question qu'il

doit se poser est celle de savoir si la maladie est contagieuse. Car une solution positive entraîne naturellement toute une série d'indications à remplir. La contagiosité de la fièvre jaune ne paraît pas contestable
aujourd'hui. Elle a été cependant formellement niée
par une Commission organisée à la Havane (1), parce
qu'on avait pu impunément faire séjourner des
hommes et des animaux dans la cale d'un navire infecté, les tenir enroulés dans des couvertures ayant
enveloppé des malades, faire boire à d'autres sujets de
l'eau ayant servi à laver des couvertures et même pratiquer des injections avec du sang pris dans la veine
fémorale d'un malade. Ces quelques résultats négatifs,
dus sans doute à un coup du hasard, ne sauraient tenir
un instant devant l'ensemble imposant de faits qui
démontrent la puissance contagieuse de la fièvre jaune.
La maladie paraît pouvoir être transmise à la fois par
le contact, par l'air expiré des malades, par les locaux
où les malades ont séjourné, par les objets qui ont été
en rapport avec eux à un titre quelconque. Le contage
peut même être transporté par le vent à une certaine
distance. C'est surtout dans les épidémies acccidentelles
et restreintes de l'Europe qu'il faut aller chercher les
preuves de ces divers modes de contagion, parce que la
question s'y trouve simplifiée, que le problème n'y est
pas compliqué de diverses influences dont il est difficile
de faire la part. On trouve là un terrain vierge, où il
ne reste aucune trace d'invasion antérieure et où il est
facile de suivre la filiation des cas.

Comme faits prouvant la contagion d'homme à

(1) *Revue des sciences médicales de Hayem.* 1881, octobre.

homme, je citerai seulement les deux suivants. A
Brest, un agent du service sanitaire et un magasinier
se rendent, pour leur service, à bord d'un navire infecté, resté en rade, la *Fortune*. Ils y séjournent peu de
temps et n'en sont pas moins atteints dans leurs domi-
ciles. Pendant l'épidémie de Saint-Nazaire, qui a été
allumée par la *Marie-Anne*, retour de la Havane, un
débardeur qui avait été employé au déchargement de
ce navire, retourne dans sa famille habitant un village
situé assez loin dans l'intérieur des terres. Là il tombe
malade et le médecin qui le soigne est, à son tour,
frappé sans être sorti de cette localité où aucun autre
cas ne s'était montré encore.

J'emprunte encore à l'histoire de la *Marie-Anne* des
faits prouvant la contagion par le local et les objets. Il
n'y avait plus de malades à bord de ce navire depuis
treize jours avant son entrée dans le port, tout l'équipage
avait été, du reste, licencié et dispersé immédiatement;
et cependant cinq des débardeurs employés au déchargement sont frappés, et trois succombent en quelques
jours. Il en fut de même d'un tonnelier de Saint-
Nazaire qui fut chargé de raccommoder plusieurs des
caisses de marchandises. Un matelot d'un navire amarré
au delà de la *Marie-Anne* qui était obligé de la traverser
trois fois par jour pour gagner le quai fut aussi atteint.
Il en fut de même d'une femme qui avait acheté des
vêtements et des morceaux de voile provenant du
même vaisseau.

Comme preuves de transport par l'air et surtout par
le vent, je citerai, entre autres, un fait observé à Tam-
pico et deux autres engendrés par la *Marie-Anne*. Dans
la première de ces localités se trouvait une caserne

séparée de l'hôpital des fiévreux par un mur mitoyen sans ouverture. Tant que les choses restèrent en cet état les militaires logés dans la caserne ne furent point atteints. Dans un but d'éclairage on perça des ouvertures, et à partir de ce moment la caserne présenta des cas de fièvre jaune. Un maçon qui taillait la pierre sur le quai dans le voisinage de la *Marie-Anne* fut frappé sans avoir été sur le bâtiment et sans avoir eu de rapports avec les débardeurs. Un vaisseau qui était ancré à une certaine distance de la *Marie-Anne* fut contaminé parce que le vent soufflait de son côté.

Je n'insiste pas sur ces exemples que je pourrais multiplier encore, parce qu'ils sont connus et devenus classiques. Mais je ne pouvais me dispenser de les rappeler, en affirmant la contagiosité de la fièvre jaune.

En raison de ce caractère contagieux, l'isolement domine toute la prophylaxie de cette maladie. On peut même dire qu'il la constitue tout entière. Il ne suffit plus, comme on le croyait autrefois, de se réfugier sur le sommet des montagnes ou sur les hauts plateaux. Ce qu'il faut fuir, ce sont les lieux, les personnes contaminées et les choses qu'elles ont quittées depuis peu. Il faut se rendre n'importe où, en montagne, c'est indifférent, pourvu qu'on s'éloigne le plus possible et qu'on rompe toute communication avec ce qui provient du siège de l'épidémie ou de l'endémie. Si ceux qui se sont retirés sur les hauts plateaux du Mexique ont pu échapper autrefois au fléau, c'est qu'ils avaient cessé tout rapport avec le foyer. Si les habitants de ces plateaux ont paru aussi rester longtemps indemnes, c'est que les voies de communication sont restés longtemps peu praticables et que les besoins de relations sociales et commerciales ont été longtemps à peu près nuls. Aussi a-t-on vu la maladie y prendre son essor, dans ces dernières années, par le fait même de la création et de l'amélioration des routes et par les progrès de la vie économique du pays.

Le voisinage de la mer n'est pas non plus, comme on le croyait, une condition presque indispensable à la propagation de la maladie. Elle a montré depuis avec quelle facilité elle s'engageait dans l'intérieur des terres, en Europe comme en Amérique.

Enfin, il ne faut compter qu'avec réserve sur l'influence heureuse ou malheureuse de la latitude. Autrefois on était convaincu que la fièvre jaune ne pouvait pas remonter plus haut que le 43° latitude nord, c'est-à-dire qu'en Europe elle ne pouvait pas dépasser l'Espagne et l'Italie. Depuis, on a vu que l'Angleterre elle-même n'était pas à l'abri de ses incursions et qu'on ne pouvait avoir de sécurité complète que dans les pays froids.

Il ne peut y avoir de réellement efficaces que les mesures d'isolement. Précisons donc les circonstances dans lesquelles il faut isoler et les conditions suivant lesquelles on doit le faire. Dans ce but, cherchons à donner une solution à toutes les questions que peuvent soulever ces circonstances.

1° *Lorsque la fièvre jaune éclate dans une ville, doit-on empêcher les habitants de fuir et de se rendre dans diverses directions, comme ils y sont généralement entraînés par la panique?* Autrement dit, doit-on en fermer les portes, s'il s'agit d'une place forte, ou l'entourer d'un cordon sanitaire, si elle est une ville libre; n'y plus laisser entrer et n'en plus laisser sortir per-

sonne ; en opérer enfin le ravitaillement par voie administrative?

Colin a pu paraître dans le vrai, lorsqu'il a déclaré,
il y a quelques années, une pareille mesure complètement inutile, parce que, malgré les émigrations se
faisant du port infecté dans l'intérieur des terres, la
maladie n'a pas tendance à s'y propager. Aujourd'hui
les faits ne permettent plus d'espérer une sécurité aussi
complète.

Il est probable que si en France l'épidémie n'a pas
dépassé Saint-Nazaire de plus de 10 kilomètres et n'a
même fait à cette distance qu'une seule victime sur
place, c'est que ce sont les éléments de dispersion qui
ont fait défaut. Car en Amérique les progrès des relations entre les côtes et les terres intérieures ont été
aussi marqués par les progrès de la fièvre jaune intra-
continentale. Toutefois j'estime, comme lui, que l'établissement immédiat d'un cordon sanitaire d'une rigueur excessive, comme cela a été fait à Barcelone en
1820, a quelque chose de barbare et de cruel, et a
pour résultat de multiplier les victimes, tout en res-
serrant le théâtre du mal.

Cette manière de faire la part du feu, en refoulant impitoyablement dans la fournaise cette multitude affolée, est profondément inhumaine. Il est certain que pour beaucoup c'est un arrêt de mort que
l'autorité prononce ainsi. Il est probable aussi que ces
malheureux, même en allant semer çà et là quelques
germes, de la maladie auraient produit une somme de
dégâts moindre. Mais il ne faut pas oublier aussi qu'on
pourrait créer ainsi des foyers secondaires dont il serait impossible de supputer les conséquences et qui

contribueraient à entretenir l'épidémie générale. Il ne
faut pas oublier surtout que les malades laissent après
eux des locaux et des objets infectés qui peuvent prolonger l'épidémie et même la faire renaître. Le laisser-
faire complet serait donc une faute, et il faut apporter
des tempéraments à la mesure sans la rejeter complètement, ou plutôt atteindre le but des cordons sanitaires par une autre voie.

Pour les malades et pour ceux qui sont restés en
contact avec eux par devoir ou autrement, la séquestration me paraît indispensable. Pour les autres, il
faut non seulement leur permettre de s'éloigner, mais
même les y forcer autant que possible. Toutefois, l'expatriation doit être réglementée et ne plus être aban-
donnée au bon plaisir de chacun, se faisant dans
toutes les directions à la fois. L'administration doit organiser des campements et des lieux de refuge.
M. Feris (1) estime que la mesure ne devra être appliquée qu'aux habitants des quartiers contaminés, mais
alors l'être avec toute la rigueur possible. Il est certain
que c'est pour eux qu'elle est le plus indispensable et
qu'elle rencontrerait de grandes difficultés, sinon des
impossibilités d'exécution, si l'on voulait la rendre générale. Mais, au point de vue de l'hygiène pure, il est
regrettable qu'il ne puisse pas en être ainsi. A Montevideo on a pu faire avorter une épidémie en opé-
rant l'évacuation dès le début.

En Europe, où l'affection ne viendra jamais qu'accidentellement, il faut l'espérer, les installations ne peuvent être que provisoires, et improvisées suivant les

(1) *Revue des sciences médicales.* 1881, janvier.

ressources des localités. Mais dans les foyers permanents d'Amérique et d'Afrique, les villes pourraient avoir des installations, permanentes aussi, toujours prêtes à recevoir les habitants les plus menacés.

Provisoires ou permanents, ces établissements de refuge ne rempliront évidemment leur but que d'autant qu'on supprimera toute relation avec les êtres et les choses des localités infectées. On ne permettra même aux réfugiés des déplacements vers d'autres localités que lorsqu'ils y auront déjà passé un temps plus long que le maximum d'incubation. Ceux chez lesquels la maladie éclaterait pendant leur séjour dans le refuge, seraient immédiatement ramenés en ville. Un complément nécessaire serait l'installation, dans un autre point, d'une espèce de lazaret où seraient placés ceux qui deviendraient suspects ou qui auraient été spécialement exposés au danger.

L'expatriation est inutile pour ceux qui ont déjà traversé antérieurement une ou plusieurs épidémies. Elle peut même être dangereuse, car il est démontré qu'en s'éloignant on perd bien vite l'acclimatement acquis, et qu'au retour on contracte fréquemment une fièvre jaune à laquelle on aurait été réfractaire si l'on n'avait pas abandonné le pays.

En Amérique et en Afrique, il faut avant tout éloigner ceux qui sont récemment arrivés et qui ne sont pas encore acclimatés, vu que ce sont eux qui sont plus particulièrement frappés. Cette nécessité paraît encore plus grande lorsqu'il s'agit de Français. Car pour des raisons ethniques qu'on ne peut que constater sans arriver à les expliquer, ils contractent plus facilement cette fièvre que les autres peuples. Aux Antilles ce sont toujours les garnisons françaises qui payent le plus large tribut. Pour celles-ci la métropole n'a pas à hésiter. Elle doit, en dehors de l'administration civile ou indigène, créer un camp de préservation où les troupes seront évacuées dès le début de chaque épidémie. Le service indispensable incombera exclusivement aux vétérans de la garnison, et encore doit-on réduire les corvées au strict nécessaire, en ayant soin en outre de ne les faire exécuter que pendant les heures les moins chaudes de la journée.

2° *Doit-on permettre l'embarquement des habitants et des étrangers qui se trouvent dans le port atteint?* — On comprend que cette manière de s'éloigner et de fuir le danger paraisse aux intéressés plus rapide, plus sûre et plus radicale. Il est certain aussi que pour quelques fièvres, notamment pour la malaria, c'est le moyen par excellence de se mettre à l'abri. Mais le résultat est tout autre avec la fièvre jaune.

Le vaisseau avec ses conditions d'aménagement et d'encombrement est le milieu qui donne le plus d'intensité à la maladie, et si un passager en incubation s'y introduit, il fera plus de compagnons d'infortune qu'il n'en aurait fait dans un quartier du port.

La culture du miasme dans le vaisseau donne une si grande activité à la maladie qu'on recommande aux navires qui sont surpris en mer par l'explosion de la fièvre jaune, de s'empresser de gagner le port le plus voisin, et de débarquer tout leur personnel dans un campement éloigné des lieux habités.

3° *Quelles sont les mesures d'hospitalisation qu'il convient de prendre?* — En Europe, la fièvre jaune est trop exceptionnelle pour qu'on n'ait pas recours à de simples baraquements temporaires ou à l'appropriation d'un pavillon séparé. En tout cas, il est indispensable de spécialiser et d'isoler. Dans les pays où la maladie est endémique, il est indispensable d'élever des hôpitaux spéciaux et ceux-ci doivent être placés au delà de la ville dans le sens du vent prédominant. On devra en outre les entourer d'un mur élevé.

4° *Les personnes qui sont obligées de rester dans le foyer doivent-elles s'astreindre à quelques précautions hygiéniques?* — En présence d'une affection à miasme spécifique, les mesures d'hygiène générale ne peuvent avoir qu'une influence secondaire, en diminuant les chances de réceptivité ; mais elles n'en doivent pas moins être prescrites. On doit éviter les alcooliques, les ardeurs du soleil, aérer largement les appartements, éviter la constipation, fuir toutes les causes de dépression morale. De son côté l'administration doit diminuer les corvées des militaires et leur procurer plus d'espace dans les casernes et dans les vaisseaux.

5° Les dangers que fait courir à l'humanité la fièvre jaune sont-ils assez considérables pour que l'hygiéniste fasse entendre des protestations, même platoniques, au sujet de la multiplication et du perfectionnement des moyens de communication? Déjà, sous l'influence de la création de routes et de voies ferrées en Amérique, la fièvre jaune a pénétré dans l'intérieur des terres. Le percement de l'isthme de Panama est incontestablement plus à redouter sous ce rapport. Longtemps les côtes américaines de l'océan Pacifique sont restées à peu près indemnes, même à la latitude du golfe du Mexique, parce que les vaisseaux partis de ce dernier ne pouvaient les aborder qu'après avoir con-

tourné le cap Horn et avoir navigué un temps considérable, plus que suffisant pour éteindre une épidémie
survenue à bord et avoir du reste subi un froid capable
de la faire avorter. Par le percement, toutes ces côtes
vont être à la porte même de la fièvre jaune. L'Asie et
l'Océanie vont elles-mêmes en être rapprochées d'une
façon dangereuse. Les routes ont du reste déjà réalisé
le mal en partie, puisque la Californie elle-même vient
d'être cruellement atteinte, et qu'antérieurement
toutes les stations de la voie ferrée entre la Vera Cruz
et Paso del Macho ont été le siège de petites épidémies.
Mais le canal interocéanien va certainement centupler
le danger et le rendre plus général. Car tous les vaisseaux européens qui doublaient le cap sans avoir même
à s'approcher du golfe du Mexique, vont maintenant
traverser le foyer. En outre, le mouvement de la navigation va singulièrement augmenter dans ces parages.
Le monde entier se trouvera menacé. Malgré ces probabilités, devant des œuvres qui doivent donner satisfaction à des intérêts si nombreux et si considérables,
l'hygiéniste ne peut que s'incliner et se contenter d'indiquer la nécessité d'établir des postes de surveillance
aux extrémités et sur le parcours du canal. Il doit recommander aussi une surveillance excessive à l'entrée
de tous les ports qui, de fait, vont être ainsi rapprochés
du foyer ; d'établir en outre un système actif d'infor-
mations télégraphiques à l'aide duquel tous les pays
seront avertis des mouvements de la maladie. Les
mêmes réflexions s'appliquent à un autre projet dont
Rochard a fait entrevoir le danger, mais dont l'exécution est moins assurée. Le chemin de fer transsaha-
rien, en établissant par voie terrestre des communica-

tions directes et rapides entre le Sénégal et l'Algérie, exposera certainement, non seulement notre colonie, mais encore la France et tout le littoral méditerranéen de l'Europe.

Quelles sont les mesures quarantenaires que doivent prendre tous les ports, et en particulier ceux d'Europe, pour se préserver des incursions de la fièvre jaune? C'est d'autant plus un devoir d'exercer dans les ports européens une surveillance complète, que la fièvre jaune venant d'Amérique ou d'Afrique, ne peut nous arriver que par la voie maritime ou fluviale, et que, n'ayant pas à se préoccuper des difficultés de se garder du côté de la terre, on peut arriver facilement à se mettre à l'abri. Un point essentiel est un bon fonctionnement du service des renseignements. Il faut que tous les agents sanitaires de tous les ports soient télégraphiquement tenus au courant des fluctuations de l'endémie et de l'apparition d'un nouveau cas après chaque accalmie.

Lorsque le foyer est en activité et quand bien même il n'existerait qu'un seul cas, tous les vaisseaux en provenant doivent être mis en quarantaine, même ceux qui n'ont pas eu de malades ni au port ni pendant la traversée. Suivant Ballot (1), la durée de la quarantaine peut être réduite pour ces derniers à 12 jours, vu que l'incubation de la fièvre jaune ne dépasse pas 8 jours. Feris (2) pense, au contraire, exiger au moins 23 jours à partir du départ du lieu contaminé ou de la fin de la dernière maladie à bord. Proust voudrait qu'en dehors même des moments d'épidémies, toutes

(1) *Revue d'hygiène.* 1881, p. 548.
(2) *Revue de Hayem.* 1881, janvier.

les provenances d'Amérique fussent toujours l'objet
d'une surveillance rigoureuse, et que celle-ci s'exerçât
aussi bien dans les ports de la Méditerranée que dans
ceux de l'Océan. Je ne pense pas que l'installation, dans
tous les ports, d'étuves dans lesquelles on ferait passer
les vêtements et les bagages puisse, comme on l'a prétendu, permettre de supprimer la quarantaine ou de
la rendre d'une durée insignifiante pour les navires à
patente libre et même à patente brute. Les mesures
d'isolement doivent naturellement être complétées par
celles de désinfection. Ces dernières doivent s'appliquer aux locaux, aux vêtements, aux objets, aux personnes et surtout aux vaisseaux. L'expérience a montré que c'est là surtout que le contage se conserve indéfiniment en augmentant même de puissance. C'est
aussi surtout pour la fièvre jaune que la désinfection
doit se combiner avec le déchargement et accompagner
celui-ci pas à pas (Voir aux généralités, p. 27). Il y a
lieu toutefois d'ajouter ici quelques considérations particulières. On a conseillé de n'employer au déchargement des navires infectés ou suspects que des nègres,
dans les ports où la chose peut se faire, parce que pendant longtemps les faits ont semblé établir que cette
race d'hommes était réfractaire à la fièvre jaune. Mais
aujourd'hui il est démontré qu'elle ne jouit sous ce
rapport que d'une immunité relative. Noirs ou blancs,
il ne faut employer que des ouvriers parfaitement acclimatés, ayant même affronté victorieusement la maladie plusieurs fois. Dans les ports fréquemment visités,
il faut même organiser des escouades spéciales et
aguerries. Dans les ports européens, il me paraît prudent et rationnel d'affecter à cette opération l'équipage

lui-même qui a déjà subi le baptême de l'infection
dans le port de départ et dans le navire, plutôt que des
ouvriers européens qui sont encore dans la virginité de
la receptivité et qui conservent des relations avec la
population. Le Roy de Méricourt a proposé de faire
porter aux débardeurs qui pénètrent dans la cale et
manient les premiers les caisses, des appareils Galibert
qui permettent de respirer dans un réservoir d'air
complètement indépendant du milieu où l'on se meut
et où l'on travaille. Le conseil est excellent, mais on
aurait certainement à lutter contre la répugnance des
ouvriers qui trouvent toujours un côté ridicule à l'emploi de ces instruments.

En dehors des procédés de désinfection par le sabordement, le flambage, les lavages, les fumigations, les
aspersions par le chlorure, le sulfate de zinc, la vapeur
d'eau, etc., dont nous avons parlé dans les généralités,
et qui s'appliquent à toutes les maladies infectieuses,
Murry et Fayet ont proposé pour la fièvre jaune en
particulier d'en paralyser les miasmes dans les vaisseaux
par l'emploi du froid. Une dame a même offert des fonds
pour construire un navire, portant nom *Frigorifique*,
mû par la vapeur et pouvant par conséquent se transporter rapidement là où ses services seraient réclamés,
muni d'un réfrigérateur et d'un ventilateur très puissants, capables d'inonder de froid et d'air l'intérieur du
navire infecté. Son port d'attache devait être la Nouvelle-
Orléans, d'où il aurait pu rayonner vers tous les points
du berceau de la maladie. Le *Frigorifique* a été en effet
construit, mais il ne sert guère qu'à alimenter de glace
les Skating-Ring des grandes cités américaines (1).

(1) *Revue d'hygiène*, t. I, p. 508.

Question de la vaccination. — Le principe de l'atténuation des virus a été théoriquement appliqué à la
fièvre jaune avant même les travaux de M. Pasteur.
De Humboldt, ayant remarqué que la morsure d'un
serpent d'une espèce particulière au Mexique engendrait des symptômes analogues à ceux de la fièvre
jaune, a pensé qu'il suffirait de diluer le venin de cet
ophidien, pour le rendre moins dangereux et capable
de jouer, vis à vis de cette fièvre, le rôle que joue le
cowpox vis à vis de la variole, c'est-à-dire qu'il pourrait donner une maladie non mortelle, susceptible de
remplacer la fièvre jaune, qui ne récidive jamais ou
rarement. Il n'a pas été donné de suite sérieuse à
l'idée. Le mode d'atténuation adopté par l'auteur était,
du reste, de nature à altérer complètement le virus ori-
ginel et même à exposer à des accidents de septicémie.
On devait se contenter de faire mordre par le serpent
un morceau de mou de veau ; puis laisser putréfier ce
dernier jusqu'à ce qu'il fût transformé en un liquide
infect. C'est ce dernier qui devait être inoculé. Aujour-
d'hui, c'est naturellement sur la découverte d'un microbe spécial qu'on fonde des espérances pour la réalisation de la prophylaxie de la fièvre jaune par la méthode des vaccinations. Malheureusement la question
n'est encore que posée. On n'en est pas encore ni à
l'appréciation d'inoculations déjà pratiquées, ni même
à la recherche des moyens d'atténuation. On en est encore à trouver le microbe lui-même. Il est vrai que
Freire (1) a trouvé dans le sang des malades et dans les
matières vomies un proto-organisme qu'il a appelé

---

(1) *Revue de Hayem.* 1881, octobre.

Cryptococcus xanthogenus. Mais en cette matière plus qu'en toute autre, une assertion a besoin de plusieurs confirmations avant de mériter un crédit définitif. Disons toutefois que Fereire (1) ayant continué ses recherches, pense avoir trouvé dans la poule un moyen d'atténuation. Cet animal serait réfractaire aux inoculations du cryptococcus xanthogenus, et il suffirait, après avoir inoculé sur lui les liquides contenant ce microbe de la fièvre jaune, d'inoculer ensuite son sang aux cobayes pour les rendre indemnes à leur tour. Mais cet expérimentateur complique sa théorie pathogénique en annonçant la découverte d'une ptomaine à l'état de butyrate dans le sang et les vomissements des fiévreux. Pour lui, cette xantho-ptomaine serait sécrétée par les microbes eux-mêmes et leur constituerait un milieu favorable à leur pullulation. En outre, ce qui contribue aussi à laisser planer du doute sur cette question mystérieuse, c'est que le Dr Jones (2) a signalé dans le sang des fiévreux la présence à la fois de petits organismes doués de mouvements vibratoires, de bactéries et de filaments d'un champignon très ténu, analogue à celui de la fermentation du sucre.

Peste.

La peste, qui a fait en Europe et en France des ravages si considérables dans les siècles passés, semble aujourd'hui nous menacer beaucoup moins que le

(1) *Études expérimentales sur la contagion de la fièvre jaune,* par Fereire Domingos.

(2) *Revue sanitaire de Bordeaux et du Sud-Ouest* (Laget), 10 mars, 1884.

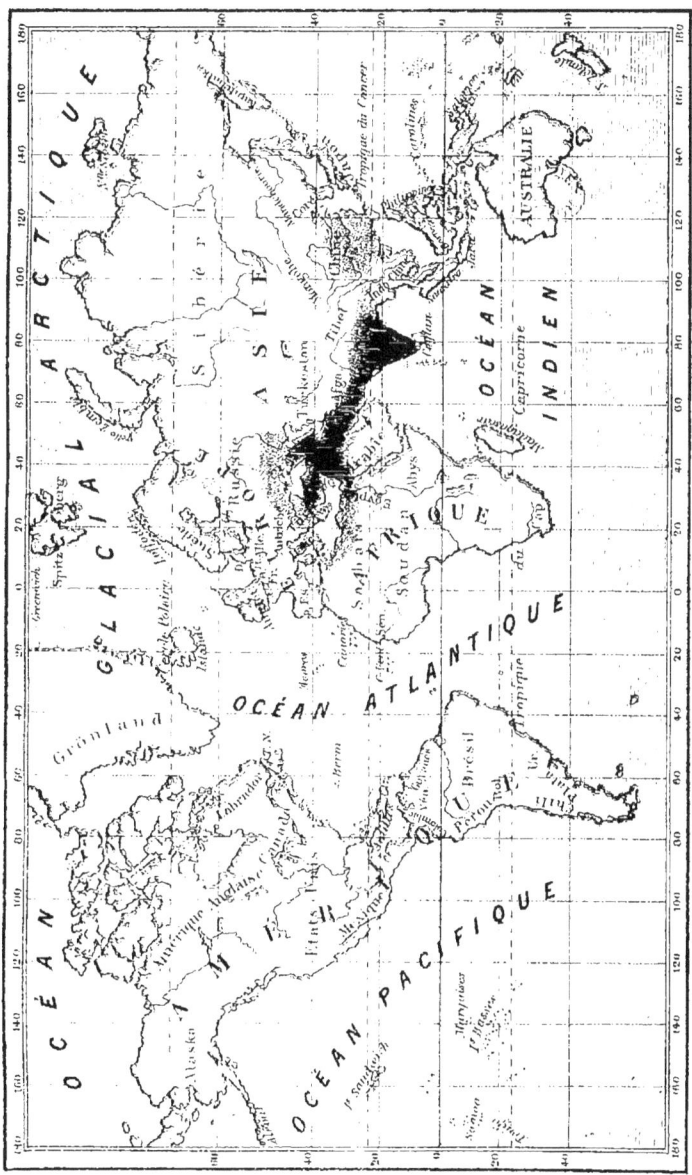

PESTE

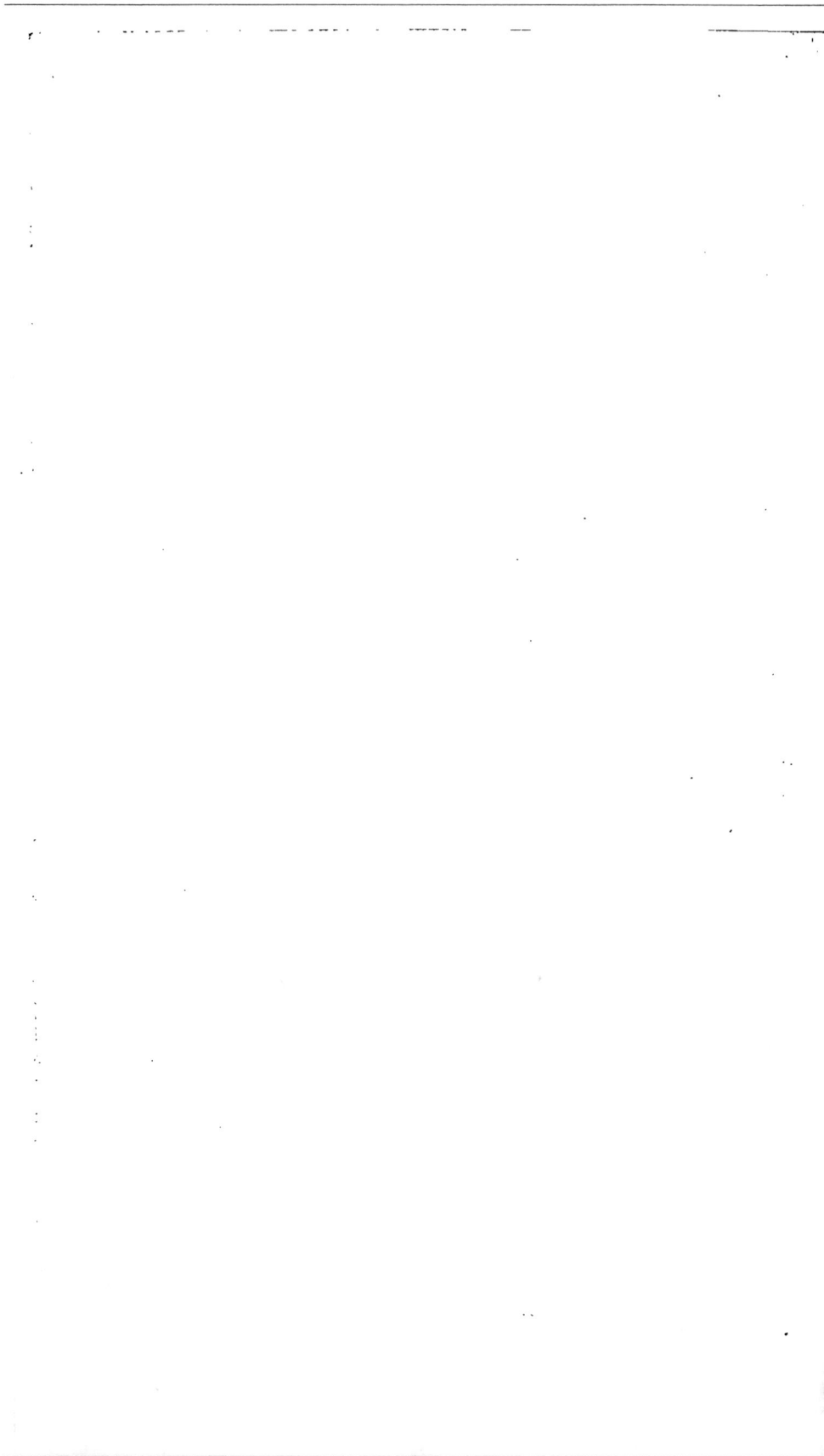

choléra. Il serait néanmoins prématuré de considérer le danger comme à jamais écarté. Car la peste reste presque en permanence aux portes mêmes de l'Europe et nous touche de plus près que le fléau indien. Il ne faut donc pas oublier que si la prévoyance des gouvernements et du corps médical est arrivée à nous en préserver depuis de nombreuses années, la multiplicité actuelle des relations internationales et la propension des peuples modernes aux guerres lointaines pourraient fort bien nous réserver sous ce rapport des surprises pénibles. C'est pourquoi nous ne nous sommes point senti autorisé à écarter la peste de notre cadre.

Géographie. — Comme notre but principal est de faire ressortir les services que les documents géographiques et historiques peuvent rendre à la prophylaxie, nous allons établir quatre groupes distincts s'accusant sur la carte par une décroissance de teinte. Dans un premier groupe nous placerons les contrées où la peste paraît être devenue endémique de nos jours, et sur lesquelles par conséquent l'observation doit être tenue constamment en éveil. Nous leur accorderons le maximum de teinte.

Dans un second groupe nous réunirons les contrées qui ont subi des épidémies dans notre siècle et nous leur donnerons une teinte moyenne.

Dans un troisième nous placerons les contrées qui n'ont été atteintes que dans les siècles passés. Elles offriront sur la carte le minimum de teinte.

Enfin dans un quatrième groupe se trouveront les contrées dans lesquelles la peste n'a pas encore pénétré ou n'a pas encore été signalée. Elles s'accusent sur la carte par une absence complète de teinte.

Les premières sont : l'Asie Mineure, les régions ri-
veraines de la mer Caspienne, la Basse-Égypte, la
Syrie, la Perse et l'Inde. L'Égypte a été autrefois le
foyer le plus dangereux et probablement le foyer initial. Aujourd'hui le centre des opérations de la peste
semble s'être déplacé et s'être porté vers la mer Noire
et la mer Caspienne. Car il n'y a plus eu de grandes
épidémies en Égypte depuis 1844. Mais le mal n'y est
point encore éteint. En effet, de temps en temps on
observe encore des cas isolés sur le delta du Nil. Il
serait donc de la plus grande imprudence de mettre
complètement hors de cause ce volcan soi-disant
éteint, d'autant plus que toutes les maladies infectieuses trouvent là un milieu excessivement approprié,
que le canal de Suez en a fait la voie la plus fréquentée
du monde, que les évènements politiques actuels et
les pèlerinages en font souvent un lieu d'encombrement et que, si jamais il s'y produisait un réveil, il deviendrait très menaçant pour l'Europe. En ce moment
l'Asie Mineure, et particulièrement les villes d'Erzé-
roum et de Trébizonde, constituent un foyer en pleine
activité et beaucoup plus dangereux pour nous. Car
dans la première partie de ce siècle, la peste n'a pour
ainsi dire pas cessé de s'y montrer tous les ans. Les
régions caucasiennes et les bords de la mer Caspienne
peuvent être mis aujourd'hui sur le même rang. C'est
là un foyer plus récent, mais qui n'en est que plus à
craindre; c'est près d'Astrakan que s'est manifestée
en 1878 l'épidémie qui a causé tant d'émotion dans
toute l'Europe. Placée entre l'Égypte et l'Asie Mineure,
la Syrie ne pouvait refuser le droit de domicile au
germe commun, et réclame les mêmes mesures qua-

rantenaires que les deux autres contrées. Infectée autrefois par ses voisines, elle peut aujourd'hui y raviver
à son tour le mal. Pendant la campagne d'Égypte,
sous Napoléon Ier, c'est l'armée française qui a transporté de Syrie sur les bords du Nil les éléments d'un
nouvel accès ; quant à l'Inde, elle n'a pas cessé depuis
quarante à quarante-cinq ans d'être le théâtre d'une
maladie pestilentielle. Mais on peut se demander s'il
ne s'agit pas d'une affection nouvelle et distincte, vu
que s'il existe une certaine analogie avec la peste bubonique sous le rapport des symptômes généraux, les lésions anatomiques sont différentes. Elles siègent particulièrement dans les poumons et rappelent celles de
la péripneumonie.

Il importe toutefois de déclarer que cette détermination des foyers endémiques de la peste ne saurait être
indiquée qu'avec la plus grande réserve. En effet les
difficultés sont telles que les auteurs les plus compétents ne sont nullement d'accord entre eux. Ainsi
Fauvel et Proust regardent la peste comme n'ayant
jamais été endémique en Égypte pas plus qu'en Turquie. Pour eux elle l'est au contraire incontestablement en Perse. Par contre, Tholozan prétend que ce
pays n'a jamais été frappé que par importation.
Bordier, lui, donne à la peste un berceau parfaitement
délimité. Il le place entre le Tigre et l'Euphrate.
Jamais il ne se serait déplacé. C'est là que la peste serait née sous l'influence de l'ancienne civilisation
chaldéenne, et c'est là qu'elle s'entretiendrait encore
aujourd'hui pour se répandre de temps en temps dans
diverses directions. Si nous avons placé l'Égypte dans
la première catégorie, c'est uniquement parce que

nous croyons qu'il ne serait pas prudent de ne pas la maintenir en observation en présence de son passé et des tentatives de réminiscences dont elle est encore de temps en temps le théâtre. Du reste rien ne prouve que la peste n'ait pas aussi bien pris naissance en Égypte qu'en Chaldée ; car il est certain qu'elle a été souvent ravagée avant que la haute civilisation du peuple des Pharaons et peut-être la momification ne fussent venues changer complètement la situation hygiénique du pays.

Pour les mêmes motifs, nous croyons devoir placer aussi dans le même groupe la Perse, malgré les résultats de l'enquête de Tholozan. En admettant que la peste n'y ait jamais été endémique, pas plus qu'en Égypte, elle est en tout cas trop souvent atteinte, par le fait de son voisinage avec l'Asie Mineure et la mer Caspienne, pour qu'elle ne soit pas aussi de son côté un danger presque permanent pour l'Europe. Le trafic que les conquêtes pacifiques de la Russie en Asie reservent à ces contrées la rendent certainement plus dangereuse que l'Égypte, et plus que celle-ci elle a besoin d'être en surveillance autant que le berceau réel de la maladie.

2° Les contrées qui ont encore été envahies dans ce siècle et qui, pour cette raison, ont besoin de se tenir plus particulièrement en état de défense, en même temps qu'elles encourent un certain degré de défiance de la part des autres parties du monde, sont : la Russie méridionale, et particulièrement l'Ukraine, la Crimée et Odessa ; la Turquie d'Europe, et spécialément Constantinople ; la Bulgarie ; la Roumanie ; la Transylvanie ; la Morée ; les îles Ioniennes ; Malte ; la Tripoli-

taine; la Tunisie; l'Algérie et une localité des environs
de Naples.

D'après Rochard, il faudrait ajouter à cette liste du
côté de l'extrême Orient, la Chine et la Birmanie. Du
reste cet auteur fait de ces deux contrées un foyer permanent de la peste. Mais on peut se demander s'il ne
s'agit pas ici de la peste indienne, dont l'identité avec la
peste bubonique n'est pas encore établie.

3° Les contrées qui depuis le siècle dernier ont cessé
d'être envahies par la peste sont : les Russies septentrionale et centrale, l'Austro-Hongrie, la Pologne,
l'Allemagne, la Prusse, le Danemark, la Suède,
l'Italie, l'Espagne, le Portugal, la Suisse et la France.

4° Enfin les contrées qui n'ont jamais été visitées
par la peste sont : l'extrême Nord de l'Asie, de l'Europe
et de l'Amérique, l'Indo-Chine, le Japon, les îles de
l'archipel Indien, celles de la Polynésie, la Haute-
Égypte, la Nubie, l'Abyssinie, le centre et les côtes
orientales, occidentales et méridionales de l'Afrique,
Madagascar, les îles du Cap-Vert et de Sainte-Hélène.

Prophylaxie. — L'utilité des mesures d'isolement ne
saurait être contestée ; car la transmissibilité d'homme
à homme est parfaitement démontrée. Celle-ci n'est
guère mise en doute que par Tholozan (1), qui rattache
la marche des épidémies à des lois plus générales dé-
pendant avant tout des saisons et des constitutions médicales. Suivant Proust, ce qui serait le plus à redouter,
c'est l'air contaminé par les pestiférés. Il serait de beaucoup plus dangereux que le contact et même que
l'inoculation, accidentelle ou volontaire. Toutefois il

(1) *Histoire de la Peste bubonique en Perse et Mésopotamie*, par le
Dr Tholozan. Masson, Paris, 1874.

faut que le séjour dans la chambre du malade soit un peu prolongé. Un médecin qui avait beaucoup observé et qui fut atteint lui-même, le docteur Rigaud, disait : « Venez me voir vingt fois par jour si vous le voulez, mais ne restez pas plus de cinq minutes. Il faut aussi que cet air contaminé soit respiré presque sur place. La diffusion des germes dans l'atmosphère extérieure limite presque de suite leur action. Les vents qui transportent sans trop diffuser ne sont même pas capables de les faire agir au delà du foyer, car tous les pays envahis l'ont toujours été par l'intermédiaire de voyageurs malades.

Ces résultats de l'observation conduisent à deux conclusions pratiques : dans les localités déjà envahies, il faut s'isoler ; dans les contrées non encore atteintes, il faut consigner à la frontière les voyageurs de provenance suspecte.

En raison même du peu de diffusibilité du contage, la cessation absolue de toute relation avec les quartiers contaminés est presque aussi efficace que la fuite, de telle sorte qu'en empêchant les habitants d'une ville atteinte d'en sortir, on n'encourrait plus le reproche de cruauté et on aurait plus de sécurité contre l'exportation. La science possède des faits qui justifient cette assertion. A Smyrne la garnison, qui fut consignée avec la plus grande sévérité, resta complètement indemne dans une caserne qui était entourée de maisons atteintes. A Constantinople, le Palais de France fut préservé par la fermeture d'une simple cour qui le séparait du local d'un corps de janissaires décimé par la peste. Le même genre de précautions assura le salut de l'orphelinat de Saint-Pétersbourg, de l'arsenal de

Marseille et de divers établissements publics du Caire et d'Alexandrie.

Il va sans dire que si chacun en particulier doit se tenir à l'écart des familles et des quartiers atteints, il est d'autre part du devoir de l'administration d'interner les pestiférés. Sous le rapport des dangers de propagation, il est certain que leur isolement dans des hôpitaux spéciaux serait ce qu'il y aurait de mieux. Pour une pareille circonstance, cette séquestration pourrait même être imposée à toutes les classes de la société.

Il est toutefois une considération qui commande des réserves pour la question d'hospitalisation. L'agglomération des pestiférés aggrave leur situation et accroît le danger pour le voisinage, mais ces inconvénients peuvent être atténués par le cloisonnement des salles et par l'évacuation des maisons avoisinantes. Ne devraient-ils pas l'être, du reste, que l'intérêt général exigerait encore un sacrifice, douloureux, mais partiel, plutôt que de centupler les victimes de la contagion par la dissémination des malades dans les familles et les habitations privées.

Il est à remarquer enfin qu'on peut aussi séquestrer les malades dans leur propre domicile en en faisant sortir toutes les personnes non nécessaires aux soins à donner. D'après Lavitzianos (1), cette mesure a été pour beaucoup dans l'étouffement de l'épidémie de 1878.

La défense des frontières nécessite, pour la peste comme pour le choléra et la fièvre jaune, des mesures

---

(1) *Bulletins de l'Académie de médecine*, séance du 5 nov. 1878.

quarantenaires. Comme c'est d'Orient que la peste nous
menace, ce sont évidemment les ports de la Méditerranée qui doivent exercer la surveillance la plus active,
tandis que pour la fièvre jaune qui nous guette à l'Occident, ce sont au contraire nos ports océaniques qui
sont les plus mis en cause.

Les navires de provenance suspecte doivent subir
en France une quarantaine de dix jours, même quand
ils n'ont pas eu de cas à bord. Le délai est suffisant,
car l'incubation paraît ne jamais dépasser huit jours.
Le complément indispensable de ces mesures locales
est le signalement, par les consuls, de l'apparition des
premiers cas et de toutes les partances maritimes.

L'institution actuelle des médecins sanitaires, en
Orient, assure avec plus de compétence encore le service des renseignements sur les faits et gestes de la
peste, et il est évident qu'on est ainsi assez à l'abri de
toute surprise pour qu'on ne consigne à la frontière
les provenances d'Orient que lorsqu'un avertissement
a été transmis au gouvernement.

En présence de ce qui se passe pour le choléra, la
variole et la plupart des maladies contagieuses, il semble que le contage de la peste peut aussi s'attacher
aux vêtements et aux marchandises et qu'on doit aussi
bien se mettre en garde contre ces objets que contre
les pestiférés. Les faits ne démontrent cependant pas
d'une manière péremptoire qu'il en soit ainsi.

On a bien signalé des cas de peste développés à la
suite de l'ouverture de malles expédiées des foyers.
Mais Clot-Bey conteste leur authenticité. Des deux
condamnés que, dans un but d'expérience, des médecins ont roulés dans des couvertures ayant servi à des

pestiférés, l'un mourut, l'autre n'éprouva que des prodromes insignifiants, de sorte que si l'on peut dire que le mal ne saurait frapper à tout coup, on est aussi en droit d'objecter que, l'expérience ayant été faite au foyer même, la première victime a peut-être contracté la maladie dans le milieu général.

Quant aux faits de transmission par des marchandises, ils ne sont pas davantage à l'abri de toute contestation. Aussi Proust se montre-t-il porté à n'admettre que la transmission par les pestiférés en personne. Il est très possible que le contage de la peste, qui ne fait pas partie intégrante des selles comme ceux du choléra et de la fièvre typhoïde, soit moins fixe et moins vivace qu'eux. Mais il reste encore assez de doutes sur cette question pour qu'on n'hésite pas à prendre vis-à-vis des objets les mêmes précautions que vis-à-vis des hommes, d'autant plus que pour les premiers les mesures sont moins onéreuses et moins vexatoires que pour les seconds.

Du moment où l'on est encore autorisé à mettre en suspicion les locaux, les vêtements et les objets, il est évident qu'on doit les soumettre à une désinfection complète avant de s'en servir. Il doit en être de même pour les navires et les marchandises.

L'activité de la contagiosité par l'air a fait penser qu'il y avait lieu pour les médecins et les garde-malades de prendre des précautions exceptionnelles. Il y a même eu à ce sujet des prescriptions d'autant plus ridicules qu'elles figuraient dans un règlement officiel de 1835. Les médecins devaient pendant leur visite se tenir à plus de 6 mètres de distance de la porte d'entrée de l'enclos où se trouvait le malade.

S'ils avaient à lever les couvertures de celui-ci, ils devaient le faire à l'aide d'une perche. Ils devaient être vêtus d'une longue blouse en toile cirée et se faire accompagner de réchauds sur lesquels on faisait brûler des parfums. Disons tout de suite que la plupart des médecins français et européens ont eu le bon goût de ne point s'entourer de cette mise en scène bien faite pour, frapper l'imagination des populations et augmenter leur démoralisation. Ils ont tous abordé leurs malades dans les conditions habituelles, et d'ailleurs leur intervention ne pouvait être utile qu'à ce prix. Il est toutefois un point de cette intervention qui pourrait créer un danger spécial et par conséquent mériter des précautions parfaitement motivées.

Il y a souvent un intérêt réel à ouvrir les bubons suppurés qui constituent un des principaux caractères anatomiques de la peste. On a conseillé de charger le malade lui-même de cette opération, ce qu'il est rarement capable de faire et ce qui est cruel à imposer. On a aussi imaginé des bistouris à très longs manches qui devaient en outre être fixés eux-mêmes à de longs bâtons. Deux qualités professionnelles sont ici la seule et véritable solution, ce sont l'adresse et la prudence. D'ailleurs le danger a été singulièrement exagéré. Car la peste, si contagieuse par l'air, est au contraire difficile à inoculer. Le médecin anglais White a succombé à la peste à la suite d'une inoculation qu'il s'était faite volontairement; mais le médecin français Desgenettes en a été quitte pour un léger processus inflammatoire des piqûres. Il en fut de même pour la plupart des enfants égyptiens inoculés.

A côté de ces mesures défensives applicables en

temps d'épidémie, il faut sans relâche travailler à l'extinction du fléau dans ses foyers. Ces pays présentent tous une hygiène générale tellement défectueuse qu'on comprend qu'on ait attribué à celle-ci la genèse directe de la peste et qu'on ait conçu l'espoir d'empêcher le développement de cette maladie par la suppression de ces conditions hygiéniques particulières. A Erzeroum, dans l'Asie Mineure, les habitations sont de véritables tanières où s'entassent pêle-mêle les gens et les animaux. On s'y chauffe en brûlant des excréments de vaches. Les rues sont remplies d'immondices, de détritus et de cadavres d'animaux en putréfaction. C'est en plein air, dans ces rues, que les bouchers abattent leurs animaux et en débitent la viande.

J'ai déjà eu occasion de parler, à propos du choléra, des inhumations provisoires et du transport annuel des morts vers la terre sacrée, pratiqués en Perse. J'ai en même temps indiqué l'insalubrité des cabanes des Cophtes en Égypte.

Toutes ces conditions, jointes à la malpropreté et à la mauvaise alimentation de ces populations, ne feraient-elles que fournir un terrain de culture éminemment favorable pour un germe spécifique, soit pestilentiel, soit cholérique, que ce serait déjà travailler d'une manière efficace à l'extinction de la maladie que de ne laisser subsister nulle part un pareil terrain. Il est même probable que l'Europe occidentale se trouve aujourd'hui sauvegardée, aussi bien par ses bonnes conditions hygiéniques que par ses mesures quarantenaires; car, dans les siècles passés, elle était aussi misérable que la Perse et l'Égypte actuelles. Il est donc indispensable que les agents sanitaires et consulaires fassent sans aucune trêve le siège de ces institutions et mœurs pernicieuses. Il y a là un intérêt assez universel pour que la haute diplomatie se mette elle-même à l'œuvre.

La doctrine des ferments pathologiques figurés de Pasteur est tellement séduisante qu'a priori, on est porté à penser que toutes les maladies infectieuses et contagieuses ont leur microbe particulier. A force de le supposer, beaucoup finissent par se persuader que la chose a été déjà constatée. Au cas particulier, il y a même un auteur qui affirme que celui de la peste a été trouvé et décrit. Il n'en est rien, on en est encore à le chercher. Mais l'idée de vaccinations préventives a été conçue bien avant celle des ferments. Au Caire un pharmacien, M. Ceniti, en a pratiqué un certain nombre. Valli, ayant cru remarquer que la peste frappait rarement les varioleux, eut la singulière idée d'inoculer un mélange de pus variolique et de pus de bubon pestilentiel. Les vingt-cinq individus sur lesquels il expérimenta en furent quittes pour de simples malaises; mais rien ne prouve qu'ils aient acquis par là une certaine immunité.

LIVRE II

**MALADIES D'ORIGINE ALIMENTAIRE
OU DE RÉGIME**

CHAPITRE PREMIER

CONSIDÉRATIONS GÉNÉRALES SUR LES MALADIES D'ORIGINE
ALIMENTAIRE OU DE RÉGIME

Il ne sera évidemment point question ici des divers
empoisonnements aigus que peuvent engendrer les
matières alimentaires altérées ou contenant des principes toxiques. Quelque fréquents que puissent être
ces empoisonnements, ils n'en restent pas moins des
faits isolés. Nous nous en tiendrons aux affections
ayant réellement pris un caractère épidémique ou endémique, ayant acquis une place typique dans le
cadre nosologique et paraissant reconnaître pour
cause un vice quelconque dans le régime. Il est même
un certain nombre de maladies répondant à ces conditions qui ne méritent plus qu'un souvenir, parce
qu'elles ont probablement à jamais disparu, tout au
moins du monde civilisé.

C'est qu'en effet ces affections constituaient de véritables épidémies de famine. Or, à notre époque la privation de ressources alimentaires va rarement jusqu'à

la disette générale, jusqu'à la calamité publique. On a pu encore observer de nos jours quelques disettes couvrant d'immenses contrées de victimes de la faim et de la maladie, notamment dans l'Inde et en Afrique. Mais ce sont là de ces exceptions qui ne se produisent plus en Europe, ainsi que chez toutes les nations réellement civilisées. Il ne peut plus y avoir que des famines de familles et non des famines nationales. Nous ne verrons plus de ces grandes épidémies d'origine famélique qui ont dépeuplé tant de fois la France pendant le moyen âge, et aux premiers temps de son existence. Grâce à la vigilance des gouvernements, grâce aux progrès de l'agriculture, grâce à la multiplication des moyens de communication et de transport qui rendent faciles les échanges commerciaux entre les différentes régions d'un pays, grâce surtout aux développements pris par le commerce international, l'alimentation des masses se trouve toujours assurée, même dans les cas de mauvaises récoltes. Il n'y a plus de possibles que des faits isolés de famine que l'esprit de charité diminue de jour en jour.

Mais il est évident que ces conquêtes de l'hygiène et de l'économie politique ne seront durables qu'autant que ces sciences continueront à pousser les mœurs, le commerce et l'industrie dans la voie du progrès et vers l'amélioration incessante du bien-être général. Il faut surtout qu'on ne se laisse pas trop entraîner par les idées protectionnistes.

Les ennemis du libre échange, qui trouvent naturellement des défenseurs et de l'écho chez les industriels et les agriculteurs, n'ont probablement jamais songé au côté hygiénique de la question. Ils se laisseraient aller bien certainement à quelques concessions s'ils réfléchissaient que, si le défaut de protection condamne beaucoup de producteurs à ne faire que végéter, que s'il en ruine même quelques-uns, en revanche il est en définitive une des sauvegardes de la santé publique et assure l'existence de la masse.

Les économistes qui ne sont dominés par aucun sentiment de lutte politique et qui abordent la question sans idée préconçue s'accordent à recommander de favoriser la consommation par tous les moyens possibles et sont, en conséquence, partisans du libre échange. L'hygiéniste ne peut que partager la même opinion. Il est toutefois un genre de consommation pour lequel l'accord doit cesser d'exister entre les économistes et les médecins. Il s'agit des boissons alcooliques. Il faut au contraire en rendre la consommation aussi onéreuse que possible.

Mais si l'abaissement des barrières peut être favorable en assurant l'approvisionnement général du pays, il n'en est plus de même de la liberté du commerce intérieur, car celle-ci n'est souvent que la liberté du vol légal ou de l'exploitation du public et le sacrifice de l'hygiène générale. Aussi malgré la répugnance que les nations modernes éprouvent pour tout ce qui est réglementation, les tarifs officiels seraient une bonne chose en matière d'aliments. Quelles que soient les facilités d'approvisionnement à bon marché, il arrive parfois que les fournisseurs, ou petits commerçants intermédiaires, s'entendent pour maintenir les prix de détail trop élevés. La concurrence n'a pas toujours les conséquences admises par les économistes.

Les résultats obtenus, sous le rapport de la solidarité d'approvisionnement des peuples, sont déjà splendides. Mais il reste encore beaucoup à faire. Il reste à répandre davantage l'usage de la viande dans les campagnes. Il n'y a pas longtemps encore que, dans celles-ci, la masse des paysans ne mangeait de la viande de boucherie que trois ou quatre fois par an, les jours de grandes fêtes; pour beaucoup même, une seule fois à Pâques. Aujourd'hui il y a progrès pour les villages qui ne sont pas éloignés des grands centres et pour ceux qui sont devenus le siège d'une industrie. Là, les moins bien partagés en consomment au moins tous les dimanches. Les habitants profitent de ce que les agglomérations ouvrières sollicitent forcément l'installation de boucheries locales. Ici encore l'industrie, tout en ayant l'inconvénient d'enlever des bras à l'agriculture, apporte une certaine compensation hygiénique.

A côté de ce secours indirect, il convient de donner encore plus d'impulsion à cette consommation en encourageant de plus en plus l'élevage, un peu trop négligé en France. Il faut enfin arracher la campagne à la consommation économique, mais trompeuse et malsaine du porc : trompeuse, car le lard n'apporte pas avec lui les véritables éléments constitutifs de la chair musculaire, dont l'économie a besoin. Il ne lui procure que de la graisse, et son seul avantage est d'apporter un peu de variété dans le mode de consommation des légumes ; malsaine, car par sa malpropreté proverbiale, le porc est le plus puissant propagateur du parasitisme.

Pour les classes aisées, chez tous les peuples civili-

sés, surtout dans les villes, on a à lutter contre un
écueil opposé. Une alimentation trop copieuse ou trop
animalisée a ses cachets pathologiques, comme la
disette ou l'insuffisance alimentaire. Si elle ne donne
pas toujours lieu à des maladies proprement dites, elle
crée d'abord un état physiologique anormal qui prépare les vices constitutionnels des générations futures.
Je suis convaincu que, si l'alimentation des classes
inférieures pèche par son insuffisance, celle des classes
aisées a été amenée, d'une manière inconsciente et
insidieuse, au delà des besoins normaux. Sous prétexte qu'un bon appétit est la clef de la santé, on ha-
bitue peu à peu ses voies digestives à une amplitude
de forme et de fonctionnement, et le besoin artificiel
devient bientôt réel. Cette tendance ne peut évidemment qu'augmenter sous l'influence des idées d'anémie
qui, dans ces dernières années, ont reçu un accueil si
empressé et si général dans le public. Elle est regrettable. Car il y a peut-être là un levain de déchéance
plus grave qu'on ne le croit.

Les gouvernements ne doivent pas se contenter
d'assurer les approvisionnements publics et d'empêcher l'exploitation du consommateur par le petit
commerçant, ils doivent aussi surveiller la qualité des
aliments livrés à la consommation. Non seulement les
viandes peuvent introduire subrepticement dans l'économie des germes de trichine, de tænia, etc., etc.,
mais rien que par un léger état de putréfaction, elles
déterminent des accidents septicémiques avec état
typhoïde, parfois sur des populations entières, ainsi
que cela a été observé notamment en Suisse. Les
céréales sont, de leur côté, regardées comme pouvant

exposer à l'ergotisme, à la pellagre, etc., etc. Il est donc indispensable d'organiser une inspection réellement efficace. Pour les importations, les visites, telles qu'elles sont exécutées aujourd'hui à la frontière par des vétérinaires désignés par l'autorité préfectorale, donnent déjà de bons résultats. Il reste seulement à mettre le personnel en rapport avec l'étendue de la tâche, et à moins hésiter, à refuser, même sans examen, toutes les provenances des pays occupés par des épizooties.

Mais la surveillance doit s'étendre et se maintenir à l'intérieur. Il faut arriver à supprimer les tueries particulières par l'installation d'abattoirs cantonaux auxquels serait attaché un vétérinaire qui s'engagerait à ne point faire de clientèle. Tant qu'on ne se sera pas mis, par cette création, en droit d'interdire les tueries particulières, la surveillance même dans les abattoirs des grandes villes sera souvent trompée. Car les animaux refusés dans ces établissements sont abattus et dépecés dans les villages voisins et rentrent dans la consommation urbaine sous forme de viande, dite en quartier. Quelques villes, comme Nancy, reconnaissant le danger, n'autorisent l'introduction de ce genre de viande qu'à une heure déterminée et sur un seul point où le contrôle est exercé par le vétérinaire de l'abattoir. Mais il est des états morbides dont on ne juge bien qu'en examinant l'animal vivant; et d'ailleurs cette mesure serait-elle réellement efficace, qu'elle ne préserverait en rien la campagne, qui verrait même refluer vers elle tout ce que la ville n'accepterait pas.

La prophylaxie générale des maladies d'ordre alimentaire ne doit pas viser seulement la quantité et la qualité des aliments. Elle doit tenir un tout aussi grand compte du travail produit. C'est avec un sentiment de grande vérité que, sous le nom de *Régime*, on a compris à la fois l'alimentation et l'exercice musculaire. Car de la combinaison de ces éléments du roulement nutritif de l'économie, peut résulter la santé ou la maladie. Il faut que la masse alimentaire soit, par sa quantité et sa qualité, proportionnée à la dépense journalière, et, en outre, pour certaines périodes de la vie, qu'elle subvienne aux besoins de la croissance et du développement organique. Le budget des dépenses est réglé par l'activité individuelle qui consomme plus ou moins de calorique, soit comme force mécanique, soit comme chaleur, et qui produit plus ou moins de déchets par l'usure résultant du fonctionnement des rouages de la vie.

Ces réflexions générales nous ont paru utiles, parce qu'elles s'appliquent à toutes les maladies alimentaires, parce qu'elles comprennent des mesures que commandent plusieurs affections et qu'il eût été oiseux de développer plusieurs fois.

Nous rapporterons les affections d'origine alimentaire à quatre groupes :

1° Les affections attribuables aux céréales altérées;

2° Les affections attribuables aux viandes altérées ;

3° Les affections attribuables aux boissons;

4° Les affections attribuables à un régime défectueux.

CHAPITRE II

Ergotisme.

Historique et géographie. — Cette maladie, qui se manifeste tantôt par des gangrènes pouvant entraîner la perte de membres entiers, tantôt par des accès convulsifs, tantôt enfin par une association de ces deux ordres de symptômes, et qu'on s'accorde aujourd'hui à attribuer à un empoisonnement par un champignon pouvant envahir les grains de toutes les céréales, mais plus particulièrement ceux du seigle, a fait dans les siècles passés un grand nombre de victimes. Aujourd'hui, grâce aux progrès incessants de l'agriculture et de l'hygiène, les épidémies d'ergotisme sont devenues excessivement rares et restreintes. Mais cette maladie est loin d'être complètement éteinte. Quelques contrées de la France ont présenté de véritables épidémies en 1855, et on voit encore apparaître de temps en temps des cas sporadiques, très clairsemés, qui le plus souvent échappent à la science écrite.

L'ergotisme a probablement existé de tout temps. Mais ce n'est qu'en 590 qu'il a été décrit pour la première fois. Depuis cette époque jusqu'au siècle actuel, les épidémies se sont succédé à de courts intervalles et ont été au moyen âge désignées sous les noms de

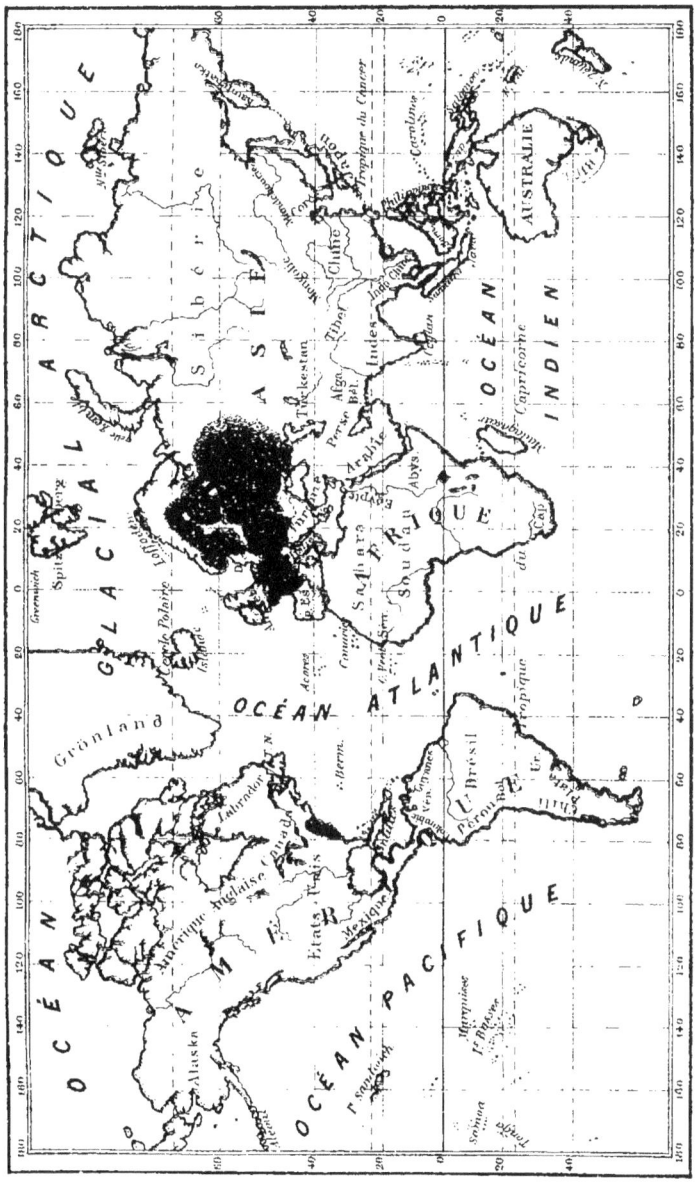

ERGOTISME

Les pays où l'Ergotisme existe encore sont en ROUGE FONCÉ;
ceux où il a disparu depuis ce siècle sont en ROUGE PALE.

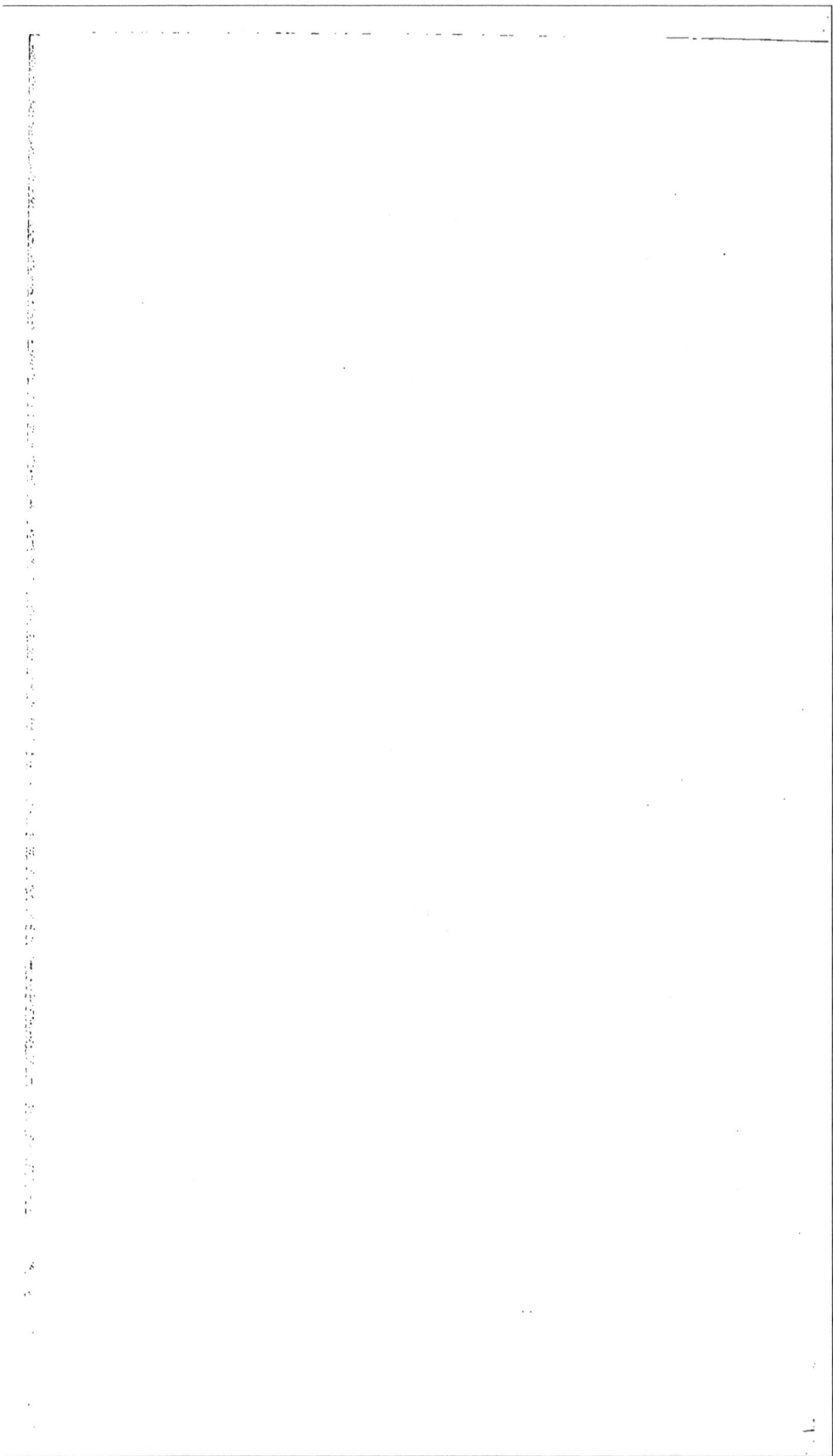

feu Saint-Antoine, de *feu Saint-Marcel*, de *mal des Ardents*, etc. L'histoire a enregistré en tout 238 épidémies, sur lesquelles 193 ont eu lieu dans les siècles précédents, et 45 seulement dans le dix-neuvième siècle.

Voici la liste des épidémies les plus marquantes dans leur ordre chronologique et avec l'indication de leurs sièges respectifs.

Tableau des épidémies d'ergotisme.

LOCALITÉS.	DATES.	NOMBRE d'épidémies.
	France (591).	
Limoges...............	591.........................	1
Paris.................	945, 1140	2
Périgord..............	993	1
Angoumois	993	1
Limousin.............	993	1
Lorraine.............	996, 1085, 1089, 1180........	4
(France)..............	1039	1
»	1041	1
Dauphiné.............	1089, 1099, 1109, 1709, 1710....	5
(France)..............	1094	1
Orléans..............	1109-1694	2
Chartres.............	1109	1
(France)..............	1125	1
»	1128	1
»	1151	1
»	1205	1
»	1214	1
Poitou...............	1236	1
Marseille	1254	1
Bretagne	1347	1
(France)..............	1373	1
Sologne	1630, 1650, 1660, 1664, 1670, 1694, 1709, 1747, 1770............	9
Guyenne..............	1650, 1670...................	2
Gâtinais	1650, 1675..................	2
Montargis	1674	1
(France)..............	1676	1
Orléanais	1710	1
Languedoc............	1710........................	1
Artois................	1747, 1764..................	2
	A reporter...............	49

LOCALITÉS.	DATES.	NOMBRE d'épidémies.
France (suite).		
	Report..................	49
Flandres...............	1747, 1749.....................	2
Bordeaux...............	1747...........................	1
Béthune................	1749...........................	1
Arras..................	1764...........................	1
Douai..................	1764...........................	1
Maine..................	1770...........................	1
Tours..................	1770...........................	1
Anjou..................	1770...........................	1
Saône-et-Loire.........	1813...........................	1
Allier.................	1813...........................	1
Isère	1813, 1816, 1854, 1855.........	4
Côte-d'Or..............	1813...........................	1
Lyon	1813, 1816.....................	2
Drôme..................	1816...........................	1
Loire..................	1854, 1855.....................	2
Haute-Loire	1854, 1855.....................	2
Ardèche	1854, 1855.....................	2
Rhône..................	1854, 1855.....................	2
	Total..................	76
Allemagne (857).		
Provinces rhénanes	857, 1595, 1596, 1756, 1757......	5
»	1125, 1702, 1716, 1717, 1722, 1736.	6
»	1128..........................	1
»	1486..........................	1
Lunebourg	1581..........................	1
»	1587..........................	1
»	1592..........................	1
Westphalie	1595, 1596, 1672, 1675, 1687, 1741, 1805....................	7
Brunswick..............	1595, 1596, 1855, 1856.........	4
Hanovre................	1595, 1596, 1702..............	3
Holstein...............	1595, 1596, 1716, 1717.........	4
Saxe...................	1595, 1596, 1716, 1717, 1832.....	5
Hesse..................	1595, 1596, 1600, 1687, 1855, 1856, 1879....................	7
Brisgau................	1595, 1596.....................	2
Cologne	1687..........................	1
Forêt-Noire............	1693..........................	1
Hartz..................	1699..........................	1
Thuringe	1700..........................	1
Lausitz	1716, 1717....................	2
Schleswig..............	1716, 1717....................	2
Silésie................	1722, 1723....................	2
Poméranie..............	1722, 1723....................	2
Potsdam................	1750, 1831, 1832..............	3
	A reporter..	63

LOCALITÉS.	DATES.	NOMBRE d'épidémies.
Allemagne (suite).		
	Report	63
Allemagne du Nord....	1770	1
Stolberg	1794	1
Trèves	1801	1
(Prusse)	1805	1
Schweinitz	1831, 1832	2
Mersebourg	1831, 1832	2
Luckau	1831, 1832	2
Braunsdorf	1832	1
Nassau	1850, 1856	2
Chemnitz	1867	1
Frankenberg	1879	1
	Total	78
Espagne (999).		
Province de Léon	999	1
(Espagne)	1180	1
Salamanque	1256	1
(Espagne)	1565	1
(Espagne)	1590	1
Majorque	1230	1
	Total	6
Hollande (1089).		
Flandres	1089, 1092, 1094, 1095	4
Utrecht	1128, 1129	2
Frise	1595, 1596	2
	Total	8
Angleterre (1110).		
Angleterre	1110, 1128, 1676	3
Italie (1460).		
Sicile	1460	1
Crémone	1710	1
Toscane	1785	1
Turin	1789	1
Foggia	1793	1
Capitanate	1793	1
Milan	1795	1
	Total	7

LOCALITÉS.	DATES.	NOMBRE d'épidémies.
Suisse (1650).		
Berne................	1650, 1674, 1716.............	3
Zurich...............	1650, 1674..................	2
Lucerne.............	1650, 1674, 1676, 1709.........	4
(Suisse).............	1716......................	1
Total................		10
Russie (1710).		
Provinces baltiques....	1710.....................	1
Moscou..............	1722, 1723.................	2
Nowgorod...........	1722, 1723, 1835, 1836, 1844, 1879.	6
Kiew...............	1785, 1787.................	2
Minsk..............	1804, 1852, 1853............	3
Podolie.............	1804......................	1
Ukraine.............	1804.....................	1
Volhynie.............	1704.....................	1
Wjatka.............	1819.....................	1
Dunabourg..........	1824.....................	1
Lac Onéga...........	1837.....................	1
Total................		20
Autriche (1736).		
Bohème..............	1736, 1737, 1821, 1829, 1844.....	5
Elbogen.............	1844......................	1
Prague..............	1854, 1855.................	2
Brünn...............	1855, 1856.................	2
Total................		10
Suède (1745).		
Elfsborg.............	1745.....................	1
Lund................	1746, 1747.................	2
Smaland............	1754, 1765, 1766............	3
Blekinge............	1754, 1785.................	2
Kroneberg...........	1785, 1851, 1852, 1867........	4
Christianstadt........	1785, 1804.................	2
Kalmaz.............	1844.....................	1
Nerike..............	1848.....................	1
Jünkoping...........	1851, 1852.................	2
Total................		18
Amérique (1825).		
New-York............	1825.....................	1
Hongrie (1857).		
Transylvanie (Est.......	1857.....................	1
Total général.............. 238		

Cette répartition se trouve exprimée graphiquement dans la carte qui donne en teinte rouge foncé les pays qui ont encore été atteints dans le dix-neuvième siècle, et en rouge clair les pays qui ne l'ont été que dans les siècles passés.

Si, donc, on s'en tient aux documents écrits, on est conduit à n'accorder à l'ergotisme qu'un domaine géographique assez restreint. L'Europe en aurait presque le monopole. Car parmi les autres contrées du globe, une seule, l'Amérique septentrionale, paraît avoir connu cette affection, et encore tout s'est borné à une petite épidémie qui a frappé exclusivement New-York. En Europe même, le cercle d'occupation s'est singulièrement rétréci. Avant le dix-neuvième siècle, l'ergotisme s'y est montré partout, excepté dans un seul État, le Danemarck, qui jusqu'à présent est toujours resté indemne. Depuis le commencement de ce siècle, il a complètement disparu de six États : l'Angleterre, où il ne s'est plus montré depuis le douzième siècle, la Hollande, qui en est débarrassée depuis trois siècles, l'Espagne, l'Austro-Hongrie, la Turquie et la Grèce. L'extinction peut être considérée comme acquise pour ces pays, surtout pour les deux premiers. C'est là bien certainement l'œuvre de l'hygiène, et la surveillance prophylactique a le droit d'y être moins active ; cinq pays n'ont été frappés que dans ce siècle, ce sont : la Belgique, la Norwège, la Finlande, l'Allemagne et New-York. Il est évidemment nécessaire d'y apporter une grande vigueur dans l'application des mesures prophylactiques. Toutes les autres contrées européennes ont présenté des épidémies dans les temps passés et dans les temps présents; mais la

France a payé son tribut infiniment plus dans le moyen âge qu'actuellement. Le contraire a eu lieu pour la Russie et l'Allemagne, et l'attention des hygiénistes doit s'y tenir en éveil encore plus qu'en France. En comprenant toutes les époques, on peut dire que les États les plus frappés ont été, par ordre de décroissance : la France, la Russie, la Suède, l'Allemagne et la Suisse.

Prophylaxie. — La voie dans laquelle la prophylaxie doit s'engager ou se maintenir est toute tracée aujourd'hui. Nous ne sommes plus au temps où l'on pouvait voir dans le *feu de Saint-Antoine* une punition du ciel. La maladie ne peut être, non plus, attribuée d'une manière directe à la misère ou aux conditions météorologiques. La chose est bien fixée. Le véritable et l'unique ennemi est le champignon appelé ergot.

On a bien accusé aussi diverses graines parasites qui se mélangent fréquemment avec les céréales, entre autres le *Melampyrum* auquel Linné attribuait spécialement la forme convulsive. Mais ce point de pathogénie n'aurait pas été jugé autrement par tous les autres observateurs, qu'il n'y aurait encore là aucun intérêt pratique. Car les moyens capables d'éliminer l'ergot sont aussi propres à débarrasser les céréales de toutes les graines étrangères qui les souillent.

C'est donc vers l'expulsion minutieuse et rigoureuse de ce parasite, avant la mouture et la panification, que tous les efforts doivent porter. Mieux encore, on doit travailler à l'extinction définitive et complète de l'ergot, comme on a pu le faire déjà pour bien d'autres espèces nuisibles.

Il est vrai que l'hygiène devra, sous ce rapport, accepter les réserves qu'impose la thérapeutique à laquelle il serait fâcheux d'enlever une de ses armes les plus puissantes. Mais le commerce, comme la clinique, ne pourrait que gagner à ce que l'ergot devînt l'objet d'une culture spéciale et réglementée. En attendant, il est bon de prévenir le paysan du gain qu'il peut tirer des grains envahis. Il sera plus disposé à l'extraire par le triage que s'il s'agissait simplement d'éviter une prohibition possible, mais non certaine. Une considération qui est aussi capable de fort toucher le paysan, c'est que le grain ergoté frappe aussi bien les bestiaux et les animaux de basse-cour que les hommes. On a observé fréquemment l'ergotisme convulsif chez les canards, les dindons et les porcs. La forme gangreneuse s'est présentée souvent chez ces derniers. On en a vu qui avaient perdu ainsi les oreilles et même les quatre pieds.

Il faut par tous les moyens possibles, par l'affichage d'instructions officielles, par des conférences et même par de simples conversations, faire connaître aux cultivateurs tous les dangers auxquels expose la présence de la farine d'ergot dans le pain et les mesures qu'il convient de prendre pour les écarter. Ils travailleront d'abord à ce but d'une manière très efficace en ayant soin de n'employer pour l'ensemencement que de la graine tout à fait pure. Ils devront ensuite, même au prix d'un labeur pénible, purger leurs champs de tous les épis malades et de toutes les plantes hétérogènes, qui d'année en année accaparent une étendue de terrain de plus en plus grande.

C'est grâce aux soins minutieux que les Anglais

apportent dans leur culture, à la pureté qui est désormais acquise à leurs champs de céréales et qui étonne les voyageurs, que leur pays doit de ne plus avoir présenté d'épidémies d'ergotisme depuis le douzième siècle. La Hollande, qui, en vertu de l'instinct de propreté qu'elle montre en toutes choses, a adopté les mêmes errements en culture, est aussi délivrée de ce fléau depuis trois siècles. Enfin les cultivateurs devront, pour le nettoyage du grain destiné à la consommation, ne se servir que des trieurs perfectionnés que possède aujourd'hui l'arsenal agricole, quand, au besoin, ils devraient s'associer entre eux pour l'achat et l'emploi de l'appareil.

Mais ce serait s'abuser singulièrement sur l'esprit des populations rurales que de compter sur le résultat de simples conseils. Il est indispensable d'établir une sanction pénale en interdisant la vente des céréales contaminées. Cette prohibition devra être assurée par une surveillance sévère exercée sur les marchés et dans l'intérieur des moulins.

Les arrivages de l'étranger combleront toujours facilement les déficits qui pourraient en résulter pour la consommation, et il n'y aurait pas à se préoccuper de la possibilité d'une disette dans les contrées frappées. Serait-il juste et nécessaire d'indemniser les cultivateurs dont on aurait confisqué la récolte? En principe ce serait certainement équitable, mais, administrativement, ce serait peut-être fâcheux. Sans doute l'agriculture a besoin et mérite d'être protégée. Mais il ne faut pas qu'en mettant les cultivateurs à l'abri de tout risque, on les affermisse dans l'esprit d'inertie et de routine auquel ils ne sont déjà que trop enclins.

S'ils se sentent couverts, ils ne s'astreindront pas aux soins de culture et d'exploitation qui peuvent écarter le danger pathologique.

Les mœurs commerciales modernes, qui tendent à centraliser la vente des céréales dans les mains de quelques intermédiaires, et qu'on a pu accuser, avec une certaine raison, d'engendrer parfois les abus inhérents aux hautes spéculations, constituent cependant un progrès au point de vue de l'hygiène. Autrefois les grains se consommaient pour ainsi dire sur place. Chacun portait sa récolte au moulin le plus voisin où les opérations d'épurement étaient nulles ou mal faites. Chacun exigeait en farine le rendement intégral de ce qu'il avait apporté, n'admettant pas même un déchet motivé par un triage consciencieux.

Aujourd'hui heureusement, le cultivateur préfère se décharger de toutes ces manipulations consécutives à la culture proprement dite. Il vend ses grains, en masse, à des commerçants qui ont tout intérêt à ne pas acheter de la marchandise avariée, ce qui force le producteur à être plus soigneux lui-même. La mouture se fait dans des moulins de commerce bien outillés et se prêtant mieux, pour l'avenir, à une surveillance officielle. Ces mêmes grands industriels font appel sur une large échelle à la production étrangère, ce qui, tout en supprimant les anciennes conséquences des mauvaises récoltes, leur permet d'être difficiles sur le choix. En outre la surveillance serait des plus faciles à exercer sur ces arrivages exotiques. Ces mœurs commerciales, qui n'ont évidemment pas d'autre origine que l'esprit de spéculation, n'en profitent

pas moins à l'hygiène et ne peuvent qu'être encoura-
gées sous ce dernier point de vue.

Il est encore une nouvelle habitude qui tend à se
répandre chez les paysans dans un certain rayon autour des villes, et qui est aussi propre à diminuer les
chances d'ergotisme. C'est celle qui consiste à ne plus
fabriquer de pain de ménage et à s'approvisionner
près des boulangers de la ville qui ont organisé des
moyens de transport à domicile et à de longues distances. Le danger semble donc en grande partie refoulé
vers les villages éloignés, les hameaux perdus dans
les hautes et étroites vallées des montagnes. Dans ces
dernières, il y a en outre cette condition aggravante
que le seigle peut seul y être cultivé. Les grandes
fermes méritent encore plus la surveillance que le
campagnard petit propriétaire, ou même manœuvre.
C'est à la ferme qu'on a encore intérêt à faire le pain,
surtout pour les domestiques auxquels on réserve naturellement le grain de moins bonne qualité.

Comme l'ergot et par suite l'ergotisme sont favorisés
dans leur développement par les terrains humides
et les années pluvieuses, il y a lieu de recommander,
pour l'ergotisme comme pour la malaria, l'assainissement par des travaux de remblais, de canalisation
et de drainage.

Le seigle étant plus sujet que les autres céréales à
se laisser envahir par l'ergot, il serait bon, en vue de
la prophylaxie, de restreindre la culture et la consommation de cette graminée. Il existe en effet une certaine concordance entre le chiffre de cette consommation et la fréquence de l'ergotisme. Les départements
qui ont été frappés par l'épidémie de 1854 et 1855

figurent tout justement parmi ceux où les habitants consomment le plus de pain de seigle. D'après l'enquête décennale publiée en 1862 par le ministre de l'agriculture et portant sur la période de 1852 à 1862 inclusivement, tandis que pour la presque totalité des départements la consommation du pain de seigle a varié de 62 à 200,000 hectolitres par an, elle a atteint 574,883 dans la Loire, 646,841 dans la Haute-Loire, 673,614 dans la Haute-Vienne. Il est vrai qu'elle n'a été que de 257,563 dans l'Isère, qui, cependant, a été fortement atteint, et que le maximum, 905,899, a été offert par le Puy-de-Dôme, qui a été respecté. Mais pour que la maladie apparaisse, il faut, avant tout, que les circonstances ambiantes aient fait apparaître l'ergot, et l'intensité de la consommation ne fait qu'augmenter le nombre de victimes, quand la première condition, qui est *sine qua non*, se trouve réalisée. Je n'ai point trouvé de données positives sur la consommation du seigle dans les siècles passés; mais on peut affirmer qu'elle était de beaucoup plus considérable. A mesure que les progrès de l'agriculture ont permis de faire pousser le blé dans les terrains qui s'étaient d'abord montrés réfractaires, la culture du seigle a perdu de plus en plus de son importance. Dans les derniers siècles, elle était encore moitié de celle du blé. Aujourd'hui elle n'en est plus que le tiers. En outre la plus grande partie de la récolte est destinée aux animaux et à la distillation des eaux-de-vie de grains, tandis qu'autrefois cette industrie n'existait pas et le seigle ne servait qu'à l'alimentation. Il est à remarquer aussi qu'on continue à le cultiver beaucoup en Suède, en Russie et en Prusse, en raison même de la nature des terrains. Il y a en effet des terres maigres et poudreuses, impropres à la culture du blé et dont le seigle s'accommode parfaitement. Mais, même avec de meilleures terres, les populations se laissent souvent entraîner par les promesses d'une plante qui résiste aux hivers les plus rigoureux, qui arrive à maturité beaucoup plus vite que le blé, et dont les tiges peuvent être fauchées à un certain moment, fournir du fourrage, puis repousser et donner enfin l'épi. Mais l'hygiène doit se donner la mission de mettre les cultivateurs en garde contre ces qualités agricoles séduisantes. Car en dehors même de la menace d'ergotisme, le pain de seigle, malgré ses propriétés gustatives et rafraîchissantes, ne répond qu'imparfaitement aux besoins de la nutrition. Même au moyen âge, on reconnaissait qu'il ne constituait qu'un pain fort médiocre. Le seigle ne devrait plus être cultivé que là où il est seul possible, ou en vue de la distillation.

Pellagre.

Beaucoup de médecins aliénistes qui observent dans leurs asiles, où l'alimentation n'a rien de défectueux, des affections analogues, parfois même identiques à la pellagre, seront étonnés de voir cette maladie classée parmi les affections d'origine alimentaire. Mais je ferai observer que, non seulement cette maladie ne règne endémiquement d'une façon sérieuse que dans des contrées où l'alimentation offre des conditions particulières que nous déterminerons, mais encore que l'éruption qui la caractérise étant due à une intoxi-

PELLAGRE

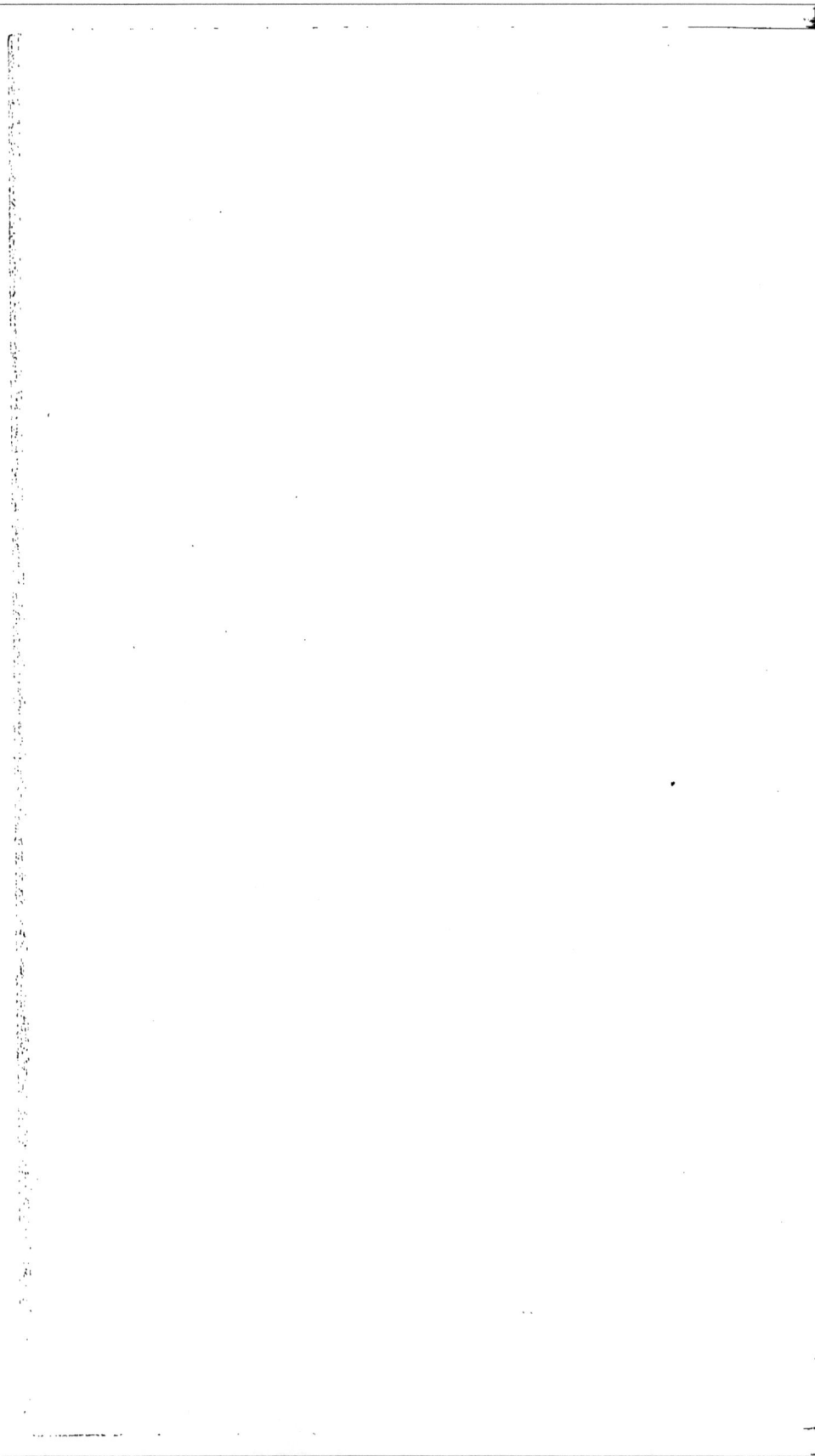

cation du système nerveux, il n'est pas étonnant de
rencontrer des effets semblables dans des hospices
affectés à des maladies d'ordre cérébral.

Géographie de la pellagre. — C'est en Italie que la
pellagre s'est montrée ou du moins a été décrite pour
la première fois, et ce royaume constitue encore aujour-
d'hui la contrée la plus frappée. La maladie paraît y
avoir fait son apparition dès 1558. Quoiqu'elle se
montre dans toutes les parties de l'Italie, on peut dire
que de tout temps c'est dans la Lombardie qu'elle a
fait les plus grands ravages, au point qu'on a dû y
créer des hôpitaux spéciaux.

Après l'Italie, c'est l'Espagne qui est le plus frappée.
Les premières relations remontent à 1750, mais l'affection y a d'abord été désignée sous le nom de *mal de la
rosa*. On peut aussi placer sur le même rang les provinces Danubiennes.

La France occupe le troisième plan, si on tient
compte de toute sa superficie et de sa population
totale. Mais comme la maladie s'y trouve limitée à peu
près à 6 ou 7 départements, on peut dire que, là où
elle règne endémiquement, elle ne ménage pas plus
les populations qu'en Italie et en Espagne. D'après
Henri Gintrac, le véritable domaine de la pellagre
française comprend plusieurs cantons de la Gironde,
les deux tiers du département des Landes, une partie
de ceux de l'Aude, des Basses-Pyrénées, des Hautes-
Pyrénées, de la Haute-Garonne, et elle s'étend même
dans les Pyrénées-Orientales.

Il est encore une contrée de l'Europe qui a eu le
triste privilège de connaître la pellagre, c'est la Pologne.
Mais elle ne l'a subie que momentanément, à la suite

de la disette de 1848. Toutes les autres nations européennes sont restées jusqu'à présent indemnes, particulièrement la Belgique, l'Angleterre et l'Allemagne.

L'absence de documents autorise jusqu'à nouvel ordre à admettre qu'en dehors de l'Europe, la pellagre ne se montre que dans des points assez restreints de l'Afrique septentrionale. On ne l'a signalée jusqu'à présent que dans les environs de Constantine et de la Calle, de telle sorte qu'on peut dire qu'elle a presque son siège exclusif dans les provinces méridionales de l'Europe.

Prophylaxie de la pellagre. — Pour toutes les maladies, et pour la pellagre plus que toute autre, la direction à donner à la prophylaxie dépend de l'idée qu'on se fait de sa nature et de son origine. Or, il existe à ce sujet trois courants distincts qui ont entraîné, tous trois, un plus ou moins grand nombre de convictions.

Les uns y voient le résultat pathologique d'un ensemble de mauvaises conditions hygiéniques comme sol, comme air, comme habitation, comme vêtement, comme soins de propreté et surtout comme alimentation, celle-ci péchant à la fois par son insuffisance et sa mauvaise qualité. Ces conditions, qui dans les villes engendrent la scrofule, la phthisie, etc., pourraient à la campagne produire la pellagre. C'est ce qu'on a exprimé en disant qu'elle était l'œuvre de la *misère rurale*.

D'autres accusent exclusivement l'action électrochimique de la radiation solaire et assimilent l'érythème pellagreux à un coup de soleil.

Enfin un troisième groupe de pathologistes regarde la pellagre comme un empoisonnement qui doit être

classé à côté de l'ergotisme et qui est dû à l'envahissement des graines de maïs par un champignon appelé
verdet. Celui-ci apparaît à l'œil nu sous forme d'une
poussière verte, accumulée sous un point de l'épiderme
aminci du grain. Le microscope y fait reconnaître des
spores et un mycélium caractéristiques.

Logiquement les premiers doivent s'en tenir à une
prophylaxie tout à fait générale, consistant dans l'assainissement et l'amendement du sol, la multiplication
des voies de communication, le développement de
l'agriculture, de l'industrie, du commerce et de l'instruction ; en un mot, tout ce qui peut atténuer la
misère publique.

Pour les seconds, la prophylaxie doit se réduire aux
moyens capables de protéger les téguments contre une
action trop exagérée de la puissance chimique du soleil,
tels que s'abstenir des travaux des champs; ne pas
travailler les jambes et les bras nus; se servir d'un
couvre-nuque, etc.

Pour les troisièmes, l'objectif est unique et des plus
nets : supprimer la consommation du maïs, ou, tout
au moins, combattre le développement du verdet.

Il est difficile de se prononcer pour l'une ou pour
l'autre de ces trois théories et, par suite, pour l'un ou
pour l'autre des trois systèmes de prophylaxie qui en
découlent. Les problèmes de pathogénie sont toujours
si complexes, les règles générales, en matière d'étiologie, comportent tant d'exceptions, que chaque
opinion trouve toujours un grand nombre de faits à
son service, lesquels, présentés d'une manière exclusive,
surprennent facilement les convictions. Dans ces conditions, l'opinion qui compte le plus de faits à son actif

et qui, en même temps, donne plus satisfaction aux conceptions de la raison en répondant mieux aux lois de la pathologie, a bien des chances d'être la vraie.

Or, il me semble assez peu rationnel d'attribuer la genèse d'une maladie, qui n'occupe qu'une bande de terre si restreinte dans tous les sens, à une condition aussi générale que la misère rurale, laquelle existe sur toutes les latitudes et sur toutes les longitudes. Les Landes et la Lombardie sont loin d'avoir le monopole de l'existence précaire. Elles n'occupent même pas le premier rang sous ce rapport. La détérioration de l'économie produite par la misère physiologique ne peut que préparer le terrain à mieux recevoir la pellagre comme tant d'autres maladies.

La théorie de l'action électro-chimique, qui se recommande déjà par son caractère spécial, offre certainement une grande résistance à la critique. La pellagre règne presque exclusivement sur les travailleurs des champs, c'est-à-dire chez ceux qui restent toute la journée exposés au soleil, les bras et les jambes nus. Dans les Landes H. Gintrac (1) a même observé que les bûcherons et les résiniers, qui sont cependant dans les mêmes conditions sociales, mais qui travaillent sous le couvert des forêts, jouissent d'une immunité remarquable. Le coup de soleil dont l'origine est incontestable consiste en un érythème qui se rapproche jusqu'à un certain point de celui de la pellagre. On peut aussi provoquer un érythème du même genre en exposant une personne à 50 centimètres d'une forte pile de Bunsen. Si l'éruption pellagreuse se ravive au

____

(1) *Nouveau dictionnaire de médecine et de chirurgie pratiques*, t. XXVI, art. PELLAGRE.

printemps, chaque année, c'est qu'à cette époque le soleil déverse relativement plus de rayons chimiques et moins de rayons calorifiques. Pour la même raison, le soleil excessif de la zone torride ne produit point la pellagre, tandis que le soleil tempéré du Midi de l'Europe la détermine. Ce seraient les conditions moyennes de radiation solaire qui caractériseraient le climat nécessaire à cette affection. Quant à ce dernier argument, les variations de la quantité des rayons chimiques suivant les latitudes n'ont pas encore reçu, je crois, de démonstration scientifique. Et d'ailleurs la végétation si luxuriante des tropiques prouve que l'action chimique du soleil est loin de dégénérer dans ces zones exemptes de pellagre.

Le fond même de la théorie a le défaut de ne paraître accorder à la maladie que la valeur d'une manifestation purement locale et de faire bon marché des symptômes nerveux. Toutefois ce dédain est bien gratuit, car l'innervation est fréquemment mise en cause dans le simple coup de soleil, et même parfois d'une façon excessivement grave. J'ai même eu l'occasion d'observer une petite fille chez laquelle l'érythème d'insolation fut suivi d'une paralysie infantile. Il semble que, dans ces circonstances, il peut s'établir une métastase, ou bien que l'irritation ressentie par le réseau sensitif périphérique vient retentir sur l'état matériel et fonctionnel des cellules motrices de la moelle. Théoriquement ce ne serait donc pas sortir du vraisemblable que de regarder la pellagre comme un coup de soleil qui serait ravivé tous les printemps.

Malgré cela, je crois que, des trois causes invoquées, celle qui, dans l'état actuel de la science, doit être retenue comme étant réellement responsable, c'est le verdet du maïs. Tandis qu'on est obligé de tourmenter l'action solaire pour expliquer pourquoi la maladie n'occupe qu'une zone modérément favorisée par le soleil, la géographie de la pellagre s'adapte au contraire très bien à celle de la culture du maïs. Il semble aussi y avoir une certaine concordance historique, puisque la pellagre s'est montrée pour la première fois en Italie quelque temps après l'introduction du maïs dans ce pays. Je sais qu'on a objecté que dans plusieurs contrées, où on consomme beaucoup de maïs, notamment en Grèce, on ne rencontre pas de pellagreux, et que d'autre part on en observe en dehors de toute consommation de ce végétal.

Pour ce dernier cas, on est parfaitement en droit de répondre que, non seulement les erreurs de diagnostic ont dû être très fréquentes, mais encore que l'affection étant transmissible par hérédité (ce que personne ne conteste) peut, par cette voie, être transportée au loin et paraître y naître sur place. Quant à la première objection, elle est loin d'avoir la puissance qu'on lui prête, du moment où il peut s'agir d'un empoisonnement par une maladie du maïs qui exige certaines conditions d'humidité et de sol ne se rencontrant pas partout et qui nécessite surtout un ensemencement préalable, pouvant faire défaut. Il en est de la pellagre comme de l'ergotisme, qui ne s'observe que là où le seigle consommé avait été accidentellement envahi par l'ergot. Si la pellagre a plutôt des allures endémiques qu'épidémiques, cela tient probablement à son caractère héréditaire, qui l'entretient dans les localités où le recrutement matrimonial se meut forcément au milieu d'un certain nombre de pellagreux.

Dans cet ordre d'idées, les mesures prophylactiques se trouvent tout naturellement indiquées. Il faut travailler à substituer partout la consommation du blé à celle du maïs. Aujourd'hui la multiplicité et les facilités des moyens de communication, le développement acquis par le commerce, les progrès de la culture, rendent la chose possible. Il y a d'autant plus lieu de le faire que, même en dehors de la question de la pellagre, le maïs constitue un aliment des plus défectueux. Avec lui la réparation azotée est presque nulle. L'apport des féculents et des matières grasses est au contraire surabondant. De là des difficultés de digestion et la tendance à l'embonpoint. En attendant que ce genre de culture soit abandonné, il convient de faire connaître aux populations les dangers auxquels elles s'exposent et l'intérêt qu'elles ont à opérer un bon triage du grain afin d'écarter tous ceux qui sont suspects de verdet. D'autre part, par son influence morale, le médecin doit s'opposer, dans la mesure du possible, aux unions projetées entre des familles de pellagreux.

Acrodynie.

Il est encore une affection que l'on s'accorde à considérer comme un empoisonnement produit par un cryptogame ayant pour substratum les céréales, c'est l'acrodynie. Des observations faites en Espagne paraissent même avoir fait mettre la main sur le corps du délit qui serait probablement l'*uredo caries*. Le genre d'intoxication semble se spécialiser aussi par son siège et sa symptomatologie. Tandis que dans l'ergotisme ce sont les centres moteurs qui sont mis en jeu, ici ce seraient les centres sensitifs. Au lieu de mouvements convulsifs, ce sont des douleurs névralgiques intenses qui se produisent. Malgré cette physionomie assez caractéristique, nous ne croyons pas devoir consacrer à cette affection une étude spéciale. Sa géographie ne saurait en effet être fixée, parce que l'acrodynie a marqué sa trace plutôt dans le temps que dans l'espace, qu'elle s'attache plutôt à des collectivités puisant leurs céréales dans un même magasin qu'aux agriculteurs d'un même pays et qu'elle accuse plutôt un vice de conservation qu'un vice de terroir. C'est ainsi qu'en 1828, 1831 et 1843, elle s'est montrée à Paris dans les casernes et les hospices ; qu'à Constantinople elle a frappé, en 1854, l'armée française à son retour de Crimée ; qu'en 1866 elle a fait apparition au Mexique qu'en 1871 ce fut le tour de l'Algérie en insurrection. Il n'y a guère que le Soudan qui semble être pour elle un théâtre, sinon permanent, du moins habituel. Mais les procédés de conservation adoptés dans cette contrée ont bien pu en faire un lieu d'élection pour l'acrodynie. La prophylaxie, de son côté, ne saurait prendre pour cette maladie une direction particulière, ou plutôt elle doit être celle des deux affections précédentes. Elle se résume dans ces mots : renoncer à un approvisionnement que l'explosion d'une épidémie vient de condamner ; exercer une surveillance constante sur le nettoyage et la vente des céréales ; enfin, employer toujours les meilleurs moyens de conservation. Cette dernière condition, qui s'impose au point de vue de toutes les maladies de cet ordre, acquiert peut-être une importance plus grande encore au point de vue de l'acrodynie.

Lathyrisme.

On peut aussi faire rentrer dans le même groupe l'affection à laquelle la grande autorité scientifique de Proust vient de conférer une certaine importance sous le nom de lathyrisme (1). Elle paraît être engendrée par une altération d'une espèce de pois chiches dont les Kabyles font un fréquent usage, le *lathyrus clymenum*. Ce qu'il y a de plus saillant dans la symptomatologie de cet empoisonnement, c'est une paralysie ataxique. Du reste, Grandjean (2) a eu l'occasion de faire une autopsie dans laquelle il a constaté l'existence d'un ramollissement considérable de la moelle au-dessus du renflement lombaire. Cette affection qui est fréquente en Algérie a été aussi observée dans l'Inde, dans le duché de Modène, dans les Abruzzes et à Parme. L'indication prophylactique est formelle. Il faut supprimer ce genre de culture jusqu'à ce qu'on soit arrivé à connaître et à prévenir les altérations de la plante.

(1) *Bulletin de l'Académie de médecine*, 3 juillet 1883.
(2) *Archives de médecine et de pharmacie militaires.* 1 vol. 1883, p. 95.

CHAPITRE III

La consommation de la viande expose à des troubles pathologiques nombreux et variés. Elle peut engendrer la tuberculose, le charbon et probablement plusieurs autres maladies contagieuses, par voie d'absorption digestive. Par le fait d'une putréfaction plus ou moins avancée, elle peut faire naître des accidents d'ordre septicémique qui en ont souvent imposé pour de véritables fièvres typhoïdes. Par celui des moisissures, elle peut produire des empoisonnements que les uns comparent à l'empoisonnement par les champignons et que d'autres attribuent au développement d'acides gras encore indéterminés. Enfin, elle peut introduire dans l'économie divers parasites proprement dits. A tous ces dangers la prophylaxie doit opposer avant tout une règle générale et absolue : c'est de ne consommer que des viandes saines et fraîches et de rendre toujours celles-ci, quelle que soit leur intégrité apparente, incapables de nuire en les soumettant préalablement à une coction complète. A côté de cette mesure fondamentale, il est d'autres indications qui s'appliquent à quelques-uns de ces troubles pathologiques et qui nécessitent d'être justifiées ou infirmées par la discussion. Les troubles capables de soulever la question de ces mesures spéciales doivent trouver place ici, à la condition en outre de constituer des situations morbides parfaitement déterminées et distinctes. Nous n'avons par conséquent pas à nous occuper dans ce chapitre de la transmission possible des diverses maladies contagieuses que nous avons déjà étudiées antérieurement.

Les intoxications par les viandes putréfiées ou moisies sont trop variables dans leur aspect pour former des types et ne sauraient encore constituer dans la science autre chose que des observations isolées. Restent donc seulement comme appropriées à notre plan les maladies dues à l'introduction des parasites proprement dits. Encore y a-t-il lieu de laisser de côté les helminthes dont les œufs ne nous arrivent guère que par l'eau et les végétaux en état de crudité, d'autant plus que leur présence ne crée même pas une véritable entité morbide.

Il en est de même, en partie du moins, pour les tænia. Eux aussi ne développent point un appareil symptomatique constant et caractéristique. Eux aussi peuvent pénétrer dans une économie animale par l'intermédiaire de l'eau et sous forme d'ovule. Toutefois, vis-à-vis de l'homme, leur moyen de transport est la viande qui les transmet sous une forme intermédiaire, à l'état de cysticerques. Leur répartition géographique ne me paraît pas motiver une carte, parce que pour eux, ou l'ubiquité existe déjà ou elle est susceptible de se réaliser et surtout parce que leur distribution sur le globe est liée, non au sol et au climat, mais au genre de viande consommée à l'état cru. Disons seulement, pour mémoire, que l'homme peut être atteint de trois espèces de tænia :

1° Le *Tænia solium* ou à crochets, dont le cysticerque nous est fourni par la viande de porc, qui est très fréquent parce que c'est une viande qui est le plus souvent consommée après une coction nulle ou insuffisante, qui se retrouve à peu près dans toutes les contrées du globe parce qu'on mange du porc à peu près partout, qui abonde naturellement dans les pays où la charcuterie entre pour une large part dans l'alimentation, comme en Allemagne et aux États-Unis, qui est au contraire très rare là où dominent les musulmans et les juifs ;

2° Le *Tænia inerme* ou dépourvu de crochets, dont l'embryon nous est apporté par la viande de bœuf, qui naturellement domine dans les immenses contrées habitées par des musulmans, que les médecins ont eux-mêmes travaillé à répandre un peu partout en prescrivant l'usage de viandes crues ou saignantes, de telle sorte qu'en réalité sa surface géographique est encore plus étendue que celle du précédent.

3° Le *Tænia bothriocéphale* qui probablement est apporté à l'homme par des poissons et qui, lui, a conservé jusqu'à présent un domaine géographique assez limité, comprenant : les pays qui circonscrivent la mer Baltique, la Hollande, les rives des lacs de Suisse, l'île de Ceylan, le Japon et quelques points du Jura.

La prophylaxie à opposer aux tænia ne nécessite pas non plus de grands développements, parce que la surveillance établie sur les frontières par les nations civilisées, relativement à l'importation des porcs, est un fait acquis et parce que l'impossibilité de constater la ladrerie du bœuf ne laisse plus qu'une ressource, qui est toutefois radicale, c'est la coction. Malheureuse-

TRICHINOSE

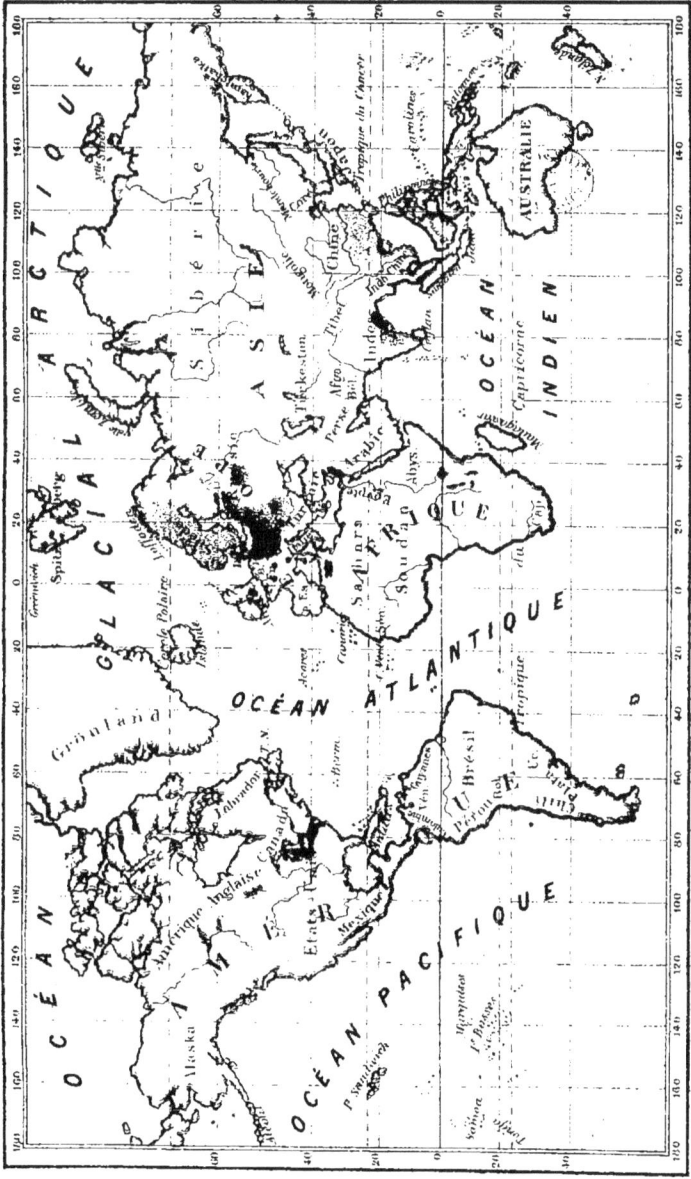

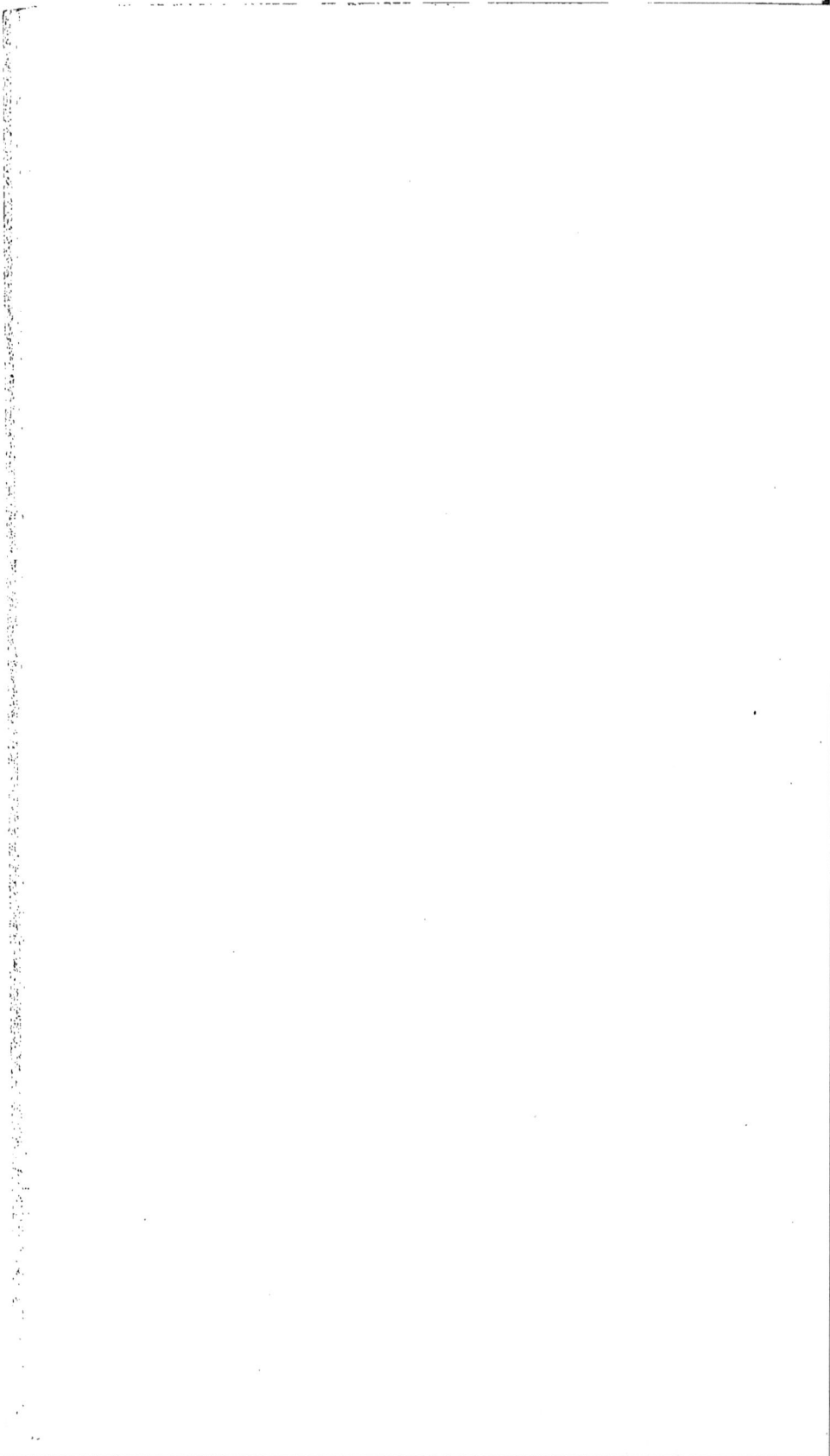

ment il serait difficile de faire renoncer les médecins aux avantages hygiéniques et thérapeutiques des viandes crues ou au moins saignantes. Une seule maladie parasitaire me semble avoir droit à une étude particulière, faite à notre double point de vue, c'est la trichinose en raison même du retentissement qu'elle a eu récemment dans l'opinion publique et des débats qu'elle a encore naguère provoqués dans le monde savant.

Trichinose.

Répartition géographique. — Il est plus que probable que la trichine a toujours existé et qu'elle a toujours fait des victimes dans l'espèce humaine aussi. Mais ce n'est qu'en 1835 que ce parasite fut découvert par Richard Owen et ce n'est qu'en 1860 que Zenker posa la symptomatologie de la trichinose. Ce n'est donc qu'à cette dernière date que scientifiquement on peut faire remonter l'histoire et les notions géographiques de la trichinose humaine.

C'est incontestablement l'Allemagne qui, jusqu'à présent, a été le pays le plus frappé. En dehors des cas sporadiques et des cas méconnus, elle a compté déjà 28 épidémies locales, dont voici la liste :

Localités.	Dates.	Localités.	Dates.
Korbach	1861	Hadersleben	1865
Leipzig	1852	Zoppot	1865
Würzbourg	1862	Lübeck	1865
Calbe	1862	Konitz	1865
Plauen	1861-1863	Chemnitz	1865
Magdebourg	1863	Neudorf	1865
Hettstatt	1863-1864	Weimar	1865
Quedlinburg	1864	Hesse	1865

Localités.	Dates.	Localités.	Dates.
Heidelberg.	1866	Hoff.	1877
Berlin.	1867	Westphalie	1877
Schönebeck	1868	Minden, cas nombreux	1866-1878
Erlangen.	1870	Nuremberg.	1878
Heidelberg.	1870	Bamberg.	1878
Rorenden	1872	Crailsheim.	1878
Lobau.	1872	Barmen	1880
Pankor, près Berlin. . .	1873	Cologne.	1882
Neustadt	1874	Thorn. . . . . . , ...	1882
Erfurt.	1874	Emersleben	1884

Après l'Allemagne vient l'Amérique, mais à une certaine distance, du moins comme trichinose humaine. Neuf épidémies locales ont été signalées aux États-Unis, savoir :

Localités.	Dates.	Localités.	Dates.
New-York.	1864	Indiana	1870
Marion.	1866	Virginie occidentale.	1870
Springfield.	1866	Michigan	1775
New-York.	1868	Chicago.	1879
Philadelphie	1869		

Au troisième rang se trouve la Russie avec cinq épidémies, savoir :

Localités.	Dates.	Localités.	Dates.
Saint-Pétersbourg. . . .	1873	Moscou	1878-1879
Moscou.	1874-1876	Riga.	1879
Lotz	1878-1779		

Arrive avec trois épidémies :

	Dates.
L'Autriche, à Brünn.	1866
— à Prague.	1866
— à Vienne	1867-1876

Puis avec deux épidémies :

	Dates.
Le Danemark, à Copenhague.	1866-1867
— à Fühnen	1866-1867

L'Angleterre, à Workington dans le Cum-
berland................ 1871
— à bord du vaisseau-école
sur la Tamise.......... 1879

Avec une seule épidémie :

La France, à Crespy en Valois.......... 1879
Alger............................... 1867
La Syrie............................. 1880

Enfin on a signalé des cas isolés, plus ou moins
nombreux, en Suède, en Chine et dans l'Inde.

En Espagne, en Italie, à Valparaiso la trichine n'a
été signalée que chez des animaux. Est-ce à dire pour
cela qu'il n'y a pas eu de trichinose humaine dans ces
derniers pays et probablement un peu partout? Je ne
le crois pas.

Je suis persuadé que, dans tous les pays, beaucoup
de cas isolés d'infection restent méconnus, soit parce
que l'envahissement a été assez faible pour ne provoquer aucun accident apparent, soit parce que les effets
pathologiques ont donné lieu à des erreurs de diagnostic. Je n'en veux pour preuve que ce hasard qui
a fait découvrir à Cruveilhier, Richet, Sappey, pendant des dissections purement anatomiques, des trichines dans les muscles de cadavres morts avec toute
autre étiquette que celle de trichinose.

Je pense même avec quelques-uns qu'il a pu y
avoir de petites épidémies locales mises sur le compte
de la fièvre typhoïde. Sans doute la symptomatologie
de l'épidémie d'Emersleben a été assez accentuée,
assez caractérisée et assez distincte de celle de la fièvre typhoïde type pour qu'à leur retour de cette localité MM. Brouardel et Grandcher se soient sentis par-

faitement autorisés à déclarer que la confusion n'était pas possible pour un médecin exercé. Mais en est-il toujours ainsi? Quand à travers les années on a vu beaucoup de malades en dehors des hôpitaux, on est bien vite obligé de reconnaître que les descriptions des traités de pathologie ne sont que des types dont les malades peuvent s'écarter beaucoup. Tout en appartenant à tel ou tel type, chaque maladie se présente avec une physionomie particulière. La physionomie pathologique varie autant que la physionomie du visage. Suivant des lois qu'on arrivera peut-être à déterminer plus tard, beaucoup de maladies tendent à se modifier sans cesse à travers le temps et les mutations sociales. La vie d'un praticien suffit déjà pour lui faire apprécier ce fait.

En ce qui concerne la fièvre typhoïde surtout, ne fait-on pas, sur le terrain pratique, rentrer dans ce groupe une foule de fièvres qui n'ont souvent de commun que leur continuité et l'absence de phlegmasies auxquelles on puisse les attribuer. Que de fois le praticien se trouve en face de cas vagues, indéterminables presque, pour lesquels on a cru, par conscience professionnelle, devoir créer les mots de fièvre muqueuse, de synoque, de fièvre inflammatoire, etc. Le contrôle des autopsies fait naturellement défaut. Rien ne vient jamais détourner des errements habituellement suivis. Rien ne vient faire naître la pensée qu'il pouvait peut-être s'agir de tout autre chose. La confusion est d'autant plus facile que parfois ces fébricules s'accompagnent de douleurs musculaires et articulaires qui font même croire au début d'un rhumatisme articulaire. J'estime donc que, lorsque les symptômes

ne sont pas très accusés, et quand la marche de la
maladie est irrégulière, les douleurs abdominales et la
diarrhée dues à la phase intestinale de la trichine
peuvent très bien être mises sur le compte d'une do-
thinentérie et que le gonflement et les douleurs des
membres dus à la phase musculaire du parasite peuvent très bien être attribués à de la courbature ou à du
rhumatisme.

Prophylaxie. — Quand il s'agit de se prémunir
contre un danger, il faut d'abord s'assurer de l'existence de ce danger et en déterminer la mesure. Il ne
saurait être nié, car ce qui se passe en Allemagne
prouve que l'ingestion de viandes infectées de trichines peut déterminer une maladie toujours sérieuse et
parfois mortelle. Reconnaissons toutefois que le danger n'est pas aussi considérable que pourrait le faire
penser l'émotion de ces derniers temps qui a été singulièrement exaltée par des débats parlementaires
regrettables.

Quand on voit dans une seule localité comme à
Emersleben éclater subitement une épidémie frap-
pant 260 personnes, c'est-à-dire le quart de la population, et en tuant 50, cette émotion se comprend;
mais un examen d'ensemble vient bientôt l'atténuer.
En Allemagne, c'est-à-dire dans le pays où la trichinose paraît avoir concentré presque toute son activité,
on ne compte que 33 décès par trichinose sur un
million d'habitants, tandis qu'en France, la variole
fait 10,000 victimes par an sur 38 millions d'habitants.
Approximativement sur la totalité des malades connus
jusqu'à présent, la proportion des morts est de 5 à 6
p. 100.

La valeur du danger étant appréciée, il faut encore savoir par quelles voies il menace le plus de nous atteindre.

Parmi les animaux qui nous entourent, il en est plusieurs qui se montrent fréquemment atteints de trichines. Mais de tous, celui qui nous menace le plus, c'est le porc, parce que la trichine ne peut pénétrer en nous que par la voie alimentaire et que de tous les animaux comestibles, c'est celui qui en est le plus souvent et le plus largement infecté. Mais il est encore une autre raison, c'est que de toutes les viandes, c'est celle du porc que l'art culinaire emploie le plus à l'état de crudité ou de semi-crudité. Enfin elle forme la nourriture presque exclusive de la majorité des populations, c'est-à-dire des paysans et même de la classe ouvrière. En France l'élevage national est même loin de suffire à la consommation. En 1881, il est entré en France 51,760 porcs allemands; en 1882, 15,885; en 1883, 10,260, et il est à noter qu'en Allemagne on compte un trichiné en moyenne sur 2000 porcs. L'Amérique de son côté nous expédiait, dans ces derniers temps, sous forme de viande salée, près de 40 millions de kilogrammes.

C'est à tort qu'on a prétendu que la trichine n'existait jamais que dans les muscles, que le lard proprement dit n'en renfermait jamais, et que par conséquent, il n'y avait aucun danger à le manger, même quand il provenait de porcs infectés. Chatin y a rencontré plusieurs fois des kystes. On doit même se défier des boyaux, employés à entourer des préparations de charcuterie, car ils peuvent aussi en renfermer dans leurs parois. Enfin la salure, même quand elle a eu le temps d'agir, comme cela a lieu pour la viande de porc d'Amérique, ne donne pas encore une sécurité complète. Car on a pu voir dans des jambons américains quelques trichines encore douées de mouvement, surtout avec l'aide d'une température de 40 à 42 degrés.

Le bœuf est resté jusqu'à présent beaucoup moins redoutable et a paru même pouvoir être négligé jusqu'à nouvel ordre. Il est certain qu'expérimentalement on n'arrive à le trichiner qu'avec beaucoup de peine. Mais les résultats négatifs ne sont probablement point exclusivement dus à une inaptitude liée à l'espèce. Le bœuf n'est point organisé pour digérer de la viande et lorsqu'on le force à en ingérer, celle-ci traverse l'appareil de la digestion, à peu près comme un corps étranger, sans que les sucs digestifs dissocient suffisamment les fibres musculaires, et arrivent à mettre les trichines en liberté par la dissolution des kystes ; ne pourrait-il pas y avoir des circonstances où des selles contenant des trichines libres viendraient maculer le fourrage des herbivores? La sécurité ne saurait donc être tout à fait absolue de ce côté, d'autant plus que les mœurs médicales actuelles propagent l'usage du bœuf cru ou saignant.

Le lapin, quoique non carnivore aussi, est plus à craindre. Lui, est moins difficile à infecter, ce qui diminue considérablement, je le reconnais, la portée de la réflexion qui précède. Mais il est à remarquer que l'appareil digestif du lapin ne se distingue plus anatomiquement de celui des carnivores comme celui des ruminants. Quoi qu'il en soit, le fait existe ; et au cours d'une épidémie, alors que les trichines peuvent être semées de toutes parts, il ne faut pas perdre de vue qu'il y a là une voie indirecte dont il faut aussi se défier. En tout cas, à ces moments, les lapins plus encore que les bœufs doivent être éloignés des porcheries.

Le cheval au point de vue du danger qui nous occupe doit être placé sur le même rang que le bœuf.

Les oiseaux, les poissons et les grenouilles restent réfractaires à la véritable trichinose. Les trichines qu'ils ingèrent ne vont jamais se fixer dans leurs muscles. Mais elles acquièrent dans leurs intestins la liberté, s'y accouplent, multiplient les embryons et le tout est rejeté avec leurs fèces qui peuvent rendre dangereux les fourrages et d'autres véhicules. En sorte que si leur chair peut toujours être mangée impunément, leur rôle dans le roulement de la trichine peut n'être point innocent. Ces animaux peuvent ingurgiter accidentellement des débris de viandes trichinées, rejeter avec leurs excréments des trichines toutes préparées par eux à s'engager dans la phase musculaire et le hasard peut, par la boisson ou par les matières alimentaires, les introduire dans l'économie des animaux dont la viande est susceptible de transmettre la maladie à l'homme. En ce qui concerne les oiseaux la filiation a pu être suivie. On en a vu becqueter de la viande trichinée et infecter des fourrages par leurs excréments. La conclusion pratique à tirer de là, c'est qu'on ne doit jamais laisser traîner des débris de viandes trichinées ou supposées l'être. Il faut les détruire par la crémation.

Le chien et le chat dont les muscles, du reste, se trichinent difficilement n'entrent jamais ouvertement dans l'alimentation européenne. Mais par leurs déjections ils peuvent aussi concourir à l'infection des porcs, d'autant plus que comme ces derniers ils engouffrent volontiers toute espèce de détritus.

Mais l'intermédiaire le plus redoutable est incontestablement le rat. Il est le pivot principal du roulement de la trichine. Il est peut-être l'animal le plus trichinisable. Il est l'hôte habituel des étables. Il dévore les excréments des porcs, qui peuvent déjà être atteints, et il est dévoré à son tour par ces derniers animaux, après avoir fait pulluler les parasites dans son tissu musculaire. Il rend au centuple ce qu'il a reçu et ses allures vagabondes l'exposent à aller contaminer d'autres étables. Aussi, même au point de vue de la trichinose, le mot d'ordre de la prophylaxie doit être : la guerre aux rats, partout et toujours. Si les éleveurs américains tenaient mieux leurs étables, ils auraient évité à l'humanité bien des victimes et à eux-mêmes les déboires dont il vient d'être fait tant de bruit.

Nous connaissons maintenant les points géographiques où la maladie sévit le plus et, par conséquent, ceux où la trichine est le plus répandue partout, la mesure du danger et quels sont, parmi les êtres qui nous entourent, ceux qui peuvent nous l'apporter. Établissons maintenant les moyens de défense. Il peut y avoir deux ordres de mesures : 1° les mesures extérieures qui ont pour but la défense des frontières ; 2° les mesures intérieures dirigées contre les germes déjà introduits dans le pays.

Mesures extérieures. — Avant de juger la nature et la nécessité des mesures qui peuvent être prises en vue de l'importation, reconnaissons qu'en raison

même de ce qui précède, elles ne sauraient porter
que sur une seule espèce animale, le porc; tous les
autres animaux ne peuvent qu'aider indirectement à
la propagation du mal dans l'intérieur du pays. Il est
clair aussi qu'elles sont particulièrement nécessaires
vis-à-vis des provenances notoirement suspectes, c'est-
à-dire, d'après ce que nous enseigne la géographie
médicale de la trichinose, vis-à-vis de celles de l'Allemagne et de l'Amérique. Mais il est certain aussi que
ces pays ont, *a priori*, intérêt à s'opposer de leur côté
à de nouvelles importations pour ne pas aggraver leur
propre situation.

A la frontière, trois partis seulement peuvent être
pris : la prohibition absolue, l'admission après vérifi-
cation, enfin le laisser faire, en s'en remettant entièrement à l'efficacité des moyens intérieurs.

La prohibition ou refus de laisser pénétrer les porcs
de certaines provenances supposées dangereuses a
paru, au premier abord, une mesure tout à fait radicale et vient d'être appliquée par l'Allemagne, la
France, l'Espagne et le Portugal dans des conditions
tout à fait irréfléchies. Il y a eu là un moment d'entraînement d'autant plus regrettable qu'il menace de
donner lieu à des représailles très préjudiciables au
commerce européen.

Évidemment la prohibition ne saurait être efficace
qu'à la condition d'être générale, c'est-à-dire adoptée
par toutes les puissances intéressées, sinon on risque
de laisser passer sous une autre marque de provenance
ce qu'on croyait consigner à la frontière. Or, non
seulement on n'a établi qu'une prohibition partielle,
mais on l'a tout justement appliquée à ce qui nous

menace peut-être le moins, aux viandes salées d'Amérique. La France, l'Espagne, l'Italie, touchent à une contrée où la trichinose donne lieu à des épidémies fréquentes et fait de nombreuses victimes, où la trichinose porcine est en permanence, dont les importations sont nombreuses, se font souvent à l'état de vie et toujours en pleine puissance de virulence et ce n'est pas contre elle qu'on songe à prendre des mesures. Les porcs vivants que l'Allemagne nous envoie continuellement, non seulement peuvent nuire en servant eux-mêmes d'aliment, mais par leurs déjections et ultérieurement par les débris de leurs cadavres, ils peuvent contribuer à infecter les porcs et les étables français.

Les pièces de charcuterie, que ce pays nous envoie, nous arrivent après une coction nulle ou insuffisante, avec une salaison incomplète, et en tous cas trop récente pour avoir éteint la vitalité des trichines.

L'Amérique, au contraire, ne peut nous envoyer que des viandes de porc conservées, c'est-à-dire salées, et cela après un temps d'enmagasinement et de transport dont la durée tend à rendre la salaison plus efficace. Sans doute, même dans ces conditions, la salaison ne tue pas toujours la trichine. Mais il ne s'agit là que d'exceptions excessivement rares et qui n'introduisent plus que des germes agonisants et peu capables de nuire. Cela est du moins à supposer, puisque non seulement en France, en Italie et en Espagne, mais encore en Allemagne, on en est encore à chercher un cas de trichinose humaine nettement imputable aux viandes américaines.

S'en serait-il produit quelques uns, y en aurait-il

eu de méconnus, qu'il n'en resterait pas moins évident que si l'on doit appliquer une prohibition partielle, c'est encore plutôt aux provenances allemandes qu'aux provenances américaines.

La mesure déplorable qui a été prise n'a même pas eu le mérite d'éloigner de nos marchés les viandes américaines. L'Angleterre et la Belgique, qui ne les ont point prohibées, nous les réexpédient sous le titre de jambons d'Yorck, et nous les recevons sans le moindre contrôle, tout justement parce que la prohibition est considérée comme rendant inutile toute autre mesure de précaution.

Enfin, ce qui est plus grave encore, elle a enlevé à la consommation générale une ressource immense et à bon marché, de sorte qu'elle a compromis singulièrement l'alimentation des classes les plus nécessiteuses.

Somme toute, la prohibition sacrifie tout et ne sauve pas toujours. Aussi moi qui, comme on va le voir, ne suis point partisan du laisser-faire, je n'hésite pas à la condamner, générale ou partielle. Elle fait beaucoup plus de mal que de bien.

Si je rejette la prohibition comme étant une mesure à la fois trompeuse et dangereuse, je ne suis pas non plus partisan de l'abstention de toute mesure à la frontière, thèse qui a cependant réuni la grande majorité des voix dans les mémorables débats qui ont eu lieu à l'Académie de Médecine et à la Société de Médecine publique. Ce qui a le plus entraîné les convictions, c'est l'argument puissant que fournit l'observation clinique elle-même. Des quantités prodigieuses de viandes trichinées ont été introduites avant et depuis le décret de prohibition, en France, en Espagne, en Italie, et ces importations répétées ne sont pas encore arrivées à développer la trichinose humaine dans ces pays. A quoi bon interdire une introduction qui paraît incapable de nuire. On n'a pas été jusqu'à attribuer l'immunité de ces contrées à une inaptitude de race, quoiqu'une vague saveur de ce genre se devinât dans quelques-unes des phrases qui ont été prononcées au sein de ces assemblées. On l'a attribuée, ce qui était tout à fait rationnel, à l'habitude qu'ont les races latines de soumettre à la coction même les pièces de charcuterie, tandis que les Allemands préfèrent consommer le porc à l'état de crudité.

En présence du fait et de son explication, on a pensé que, s'il devait y avoir intervention de l'autorité, elle pouvait se borner à répandre le plus possible, par la presse, par voie d'affiches et de circulaires, une instruction recommandant aux populations de bien cuire la viande de porc avant de la consommer. Cette recommandation a paru à quelques-uns d'autant plus nécessaire que très souvent la coction reste incomplète, même en France, et qu'en outre beaucoup d'ouvriers se mettent à manger le lard cru.

Tout en reconnaissant que la coction est la mesure la plus efficace et qu'elle pourrait parfaitement suffire si elle était toujours poussée au degré voulu, je crois qu'on aurait tort de négliger les autres moyens d'action, même de s'abstenir de toute surveillance à la frontière.

Il est incontestable que celle-ci se heurtera toujours devant des difficultés et même des impossibilités dans la pratique. Il est certain aussi que, si bien elle soit réalisée, elle ne donnera jamais qu'une sécurité incomplète et bien inférieure à celle que procure la coction, vu que forcément elle laissera toujours passer bien des viandes dangereuses, mais aussi elle exercera toujours une influence heureuse sur les éleveurs. Ce sont eux qui, en ne soignant pas leurs étables, en les laissant malpropres, en ne détruisant pas les rats qui y pullulent, en ne faisant point visiter leurs porcs de temps en temps, en conservant des animaux qu'ils savent malades et en nourrissant même de leur chair des animaux sains, concourent le plus à la propagation incessante de la trichine. Or, les commerçants sont toujours excessivement sensibles aux pertes d'argent. Si tous les États s'entendaient pour leur retourner, à leurs frais, les caisses que les hasards de l'examen auraient fait reconnaître atteintes, il est probable que quelques exemples, de temps en temps, suffiraient pour modifier complètement les mœurs des éleveurs. La douane, aussi, laisse passer bien des marchandises en fraude. Est-ce à dire pour cela que sa surveillance soit inutile ? Non ! car elle diminue considérablement l'activité de la contrebande. Les mesures prises contre la syphilis n'empêchent point les syphilitiques d'être encore très nombreux ; mais il y en aurait encore beaucoup plus sans elles. De même les quelques trichines arrêtées à la frontière diminueraient d'autant les chances d'explosion de la trichinose. M. Libert (1) a signalé une difficulté que les mœurs commerciales apporteraient dans l'organisation d'une inspection. Les errements établis avec les

(1) *Revue d'hygiène*, mai 1884.

producteurs américains sont tels que le paiement est
effectué avant l'arrivée des viandes en Europe et qu'on
n'a pas le droit de ne plus les accepter, quel que soit
leur état de conservation ou d'altération. Mais au fond,
il n'y aurait qu'à modifier ces habitudes. Du reste, l'inconvénient disparaîtrait même avec les décisions que
M. Libert indique comme ayant déjà été prises par le
syndicat des importateurs français. Les viandes expédiées doivent être accompagnées d'un certificat d'inspecteurs fonctionnant en Amérique même, et dans le
cas où la viande ne répondrait pas aux conditions attribuées dans le certificat, le syndicat propose, au commerce du Havre, de Bordeaux et de Marseille, de
frapper d'interdiction leurs maisons, leurs marques et
leur ministère pendant un temps plus ou moins long.

La surveillance à la frontière ayant donc une certaine utilité, en quoi consistera-t-elle et comment doit-
elle être organisée ?

Beaucoup des hygiénistes qui n'exigent que la coction pensent toutefois qu'il y aurait intérêt à n'admettre que les viandes américaines portant l'étiquette
Fully-Cured, parce que ce sont les seules qui soient
parfaitement salées et dont la conservation soit bien
soignée. Ils adoptent aussi la création de quelques inspecteurs s'en tenant à un simple examen à l'œil nu et
chargés d'éloigner tous les morceaux mal salés ou dont
la conservation paraîtrait laisser à désirer. Il y aurait
là déjà des éléments de sécurité. Mais on ne serait
jamais en droit d'accuser ces morceaux de renfermer
des trichines, et l'effet moral sur les éleveurs serait
manqué. Il faut en plus un examen microscopique. Il
n'est nullement nécessaire d'avoir, comme on l'a dit,

une armée de micrographes, parce que même avec cette armée il serait matériellement impossible de passer tout en revue, d'autant plus qu'avec les salaisons on a perdu la ressource de s'en tenir aux muscles qui sont pour les trichines un lieu de prédilection. Il suffirait de quelques examens journaliers faits au hasard et permettant de mettre de temps en temps la main sur des occasions de sévir. Il suffirait dans chaque port et dans chaque gare douanière d'un seul micrographe bien exercé. Ce fonctionnaire ne serait pas plus coûteux et serait au moins aussi utile qu'un commissaire dont la plus importante occupation consiste à battre l'asphalte des quais. En tous cas, il conviendrait qu'il tînt compte des observations suivantes : toutes les fois que les pièces le permettront, il fera porter ses recherches particulièrement, sur le diaphragme, les muscles intercostaux, le psoas, le couturier, les muscles du larynx. Il fera cinq à six coupes sur chacun de ces muscles. Pour faciliter ses recherches, il se servira du chariot de l'opticien Schmidt de Berlin qui permet de passer rapidement en revue tous les points de la préparation. S'il en a le temps, il fera macérer le tissu dans de l'acide acétique qui rend les kystes plus apparents.

Cette surveillance doit même redoubler de vigueur et devenir presque absolue pour les provenances voisines qui arrivent sans salure et peu de temps après le sacrifice. Il y a même un intérêt tout particulier à le faire pour les porcs vivants dont le rayon d'infection peut devenir beaucoup plus considérable. Pourquoi ne se servirait-on pas du harpon? On l'a bien appliqué sur des malades dans les hôpitaux.

A l'intérieur, je crois qu'il y aurait aussi avantage à procéder de temps en temps, dans les grands centres d'agglomération, à un examen microscopique, afin de tenir en haleine la sollicitude des éleveurs du pays et la sévérité des débitants vis-à-vis de leurs fournisseurs. Depuis que dans plusieurs villes on a saisi les vins fuschinés, il n'est pas un seul commerçant en gros qui ne fasse les frais d'une analyse pour chaque envoi et qui ne fasse lui-même poursuivre son expéditeur, près duquel, du reste, il s'abstient désormais de s'approvisionner. Quelques exemples ont suffi pour faire cesser cette fraude très rapidement et à peu près complètement. Si de temps en temps un inspecteur ou le bureau d'hygiène prenait au hasard quelques pièces chez les charcutiers et si, dans le cas de constatation de trichines, le fait était porté à la connaissance du public, tous ces commerçants, se sentant ainsi menacés dans leur clientèle, imiteraient bientôt les marchands de vins. Ils seraient les premiers à réclamer un examen, même à leurs frais. Cette inspection d'origine privée serait même plus efficace qu'une inspection officielle pratiquée à l'abattoir, car le mirographe se trouverait aussi intéressé vis-à-vis des charcutiers qui lui accorderaient leur confiance que ceux-ci vis-à-vis de leur clientèle.

Comme complément indispensable, il faudrait que les éleveurs fussent eux-mêmes avertis par des instructions officielles qu'il est de leur intérêt de ne point dissimuler les maladies de leurs porcs, qu'il ne faut les nourrir avec des débris animaux qu'après les avoir soumis à une forte coction.

Mais la mesure la plus fondamentale est d'afficher

partout, particulièrement chez les charcutiers, sur les marchés et dans les brasseries, des instructions indiquant qu'il ne faut consommer la viande de porc qu'après une coction dont la durée sera calculée sur une heure par kilogramme; que pour assurer la coction des parties centrales, il est utile de pratiquer des incisions sur le morceau; qu'il est bon d'ajouter au liquide de coction un peu de vinaigre qui, en ramollissant les muscles, permet à la chaleur d'agir plus efficacement sur les kystes, que le consommateur ne doit pas accepter un morceau donnant encore du jus rosé par quelques-uns de ses points sans rejeter toutefois la viande dont la fibre seulement est restée rouge, car une coction suffisante ne fait pas disparaître cette couleur due au chlorure de sodium et au nitrate de potasse. Ces affiches devront aussi insister sur la gravité du danger et même présenter des dessins reproduisant le parasite dans son nid musculaire.

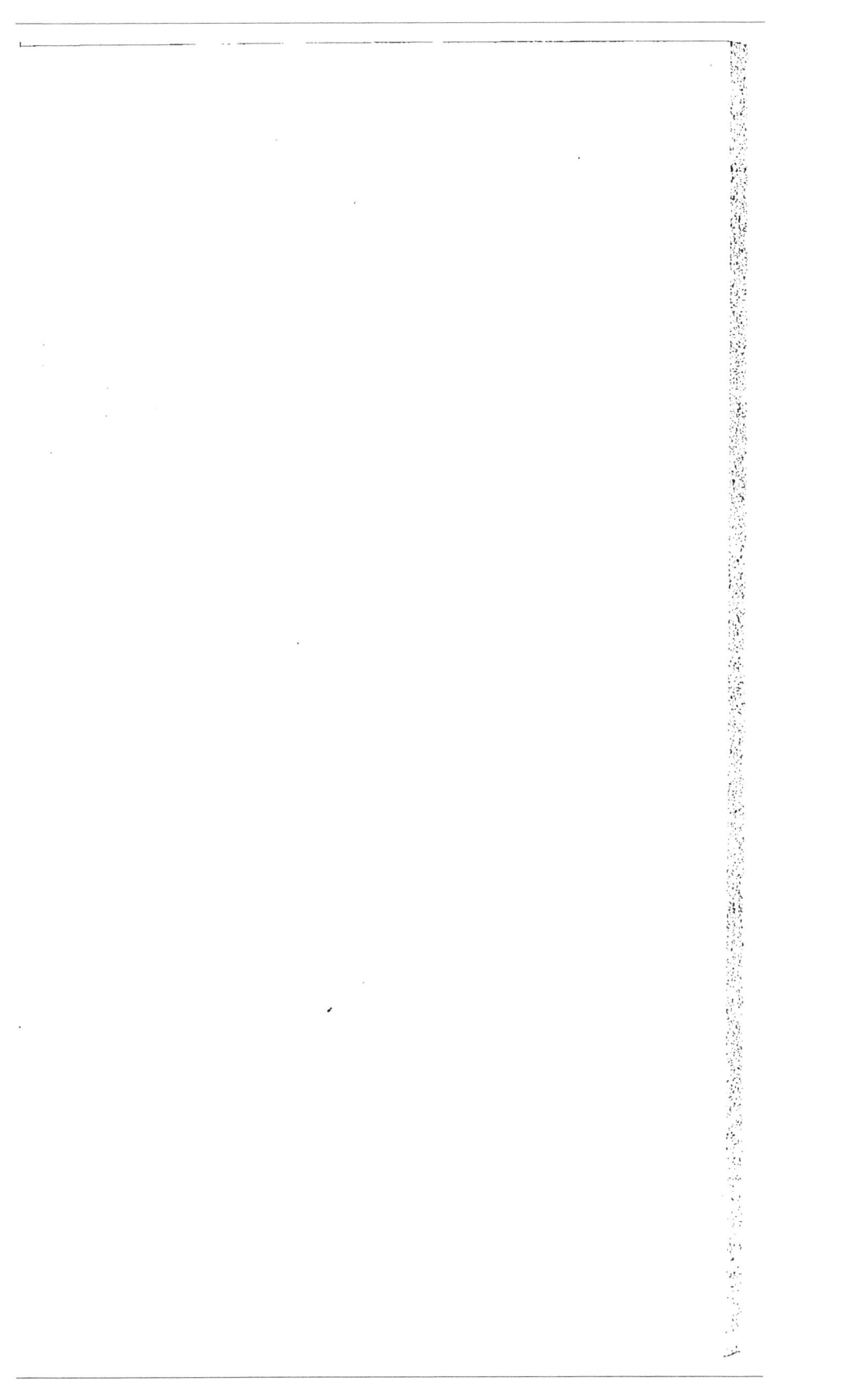

ALCOOLISME

CHAPITRE IV

Alcoolisme.

L'alcoolisme est une question qui relève de l'hygiène, plus que toute autre maladie d'origine alimentaire. Je ne devais donc pas la laisser dans l'ombre. Mais évidemment je ne puis lui accorder qu'une place insuffisante dans un cadre qui doit comprendre la géographie et la prophylaxie d'un grand nombre d'affections. Les publications ont été si nombreuses, le sujet est tellement connu de tous que je me contenterai d'esquisser à grands traits la prophylaxie à opposer à l'ivrognerie, convaincu que je suis de ne pouvoir, au cas particulier, apporter qu'un intérêt purement cartologique.

Géographie (1). — En Europe, les contrées les plus ravagées par l'alcoolisme sont la Suède et la Norwège. Étant privés de vin, les habitants de ces pays ne consomment pour la plupart que de l'eau-de-vie, et ils le font largement sous prétexte que cette substance leur est nécessaire pour entretenir leur activité et leur permettre de lutter contre leur climat relativement rigou-

---

(1) Ces renseignements ont été particulièrement puisés dans le travail du Dr Picque (*Annales d'Hygiène*, 1877, t. XLVII, 2º série).

familles devenues indigentes par suite de l'ivrognerie de leurs chefs. A Genève, il y a un débit pour 80 habitants. La France, heureusement, cède le pas aux États précédents. Elle ne compte en moyenne que 2,000 victimes par an. Mais la consommation y est très inégalement répartie, de telle sorte qu'il est des régions qui ne le cèdent en rien aux pays les plus entachés, et d'autres où règne une sobriété remarquable. Les départements où l'ivrognerie est le plus répandue sont la Seine-Inférieure, le Calvados, la Manche, le Pas-de-Calais, les Côtes-du-Nord, le Finistère, la Meurthe et les Vosges. Rien qu'à Rouen on consomme annuellement 5 millions de litres d'eau-de-vie. On a calculé qu'à Amiens on boit par jour 8,000 petits verres. L'Auvergne fait aussi une tache assez prononcée au centre de la France. Partout ailleurs la consommation est très modérée et dans tout le midi on est d'une sobriété remarquable.

Quoique beaucoup d'auteurs donnent la France comme occupant le dernier rang dans la consommation des alcooliques, il est certain qu'on rencontre une bien plus grande sobriété en Autriche, en Turquie, en Grèce, en Italie, en Espagne et même dans le Danemark. Dans l'empire d'Autriche, on ne consomme de l'eau-de-vie d'une manière notable qu'en Gallicie. La Bohême frappe particulièrement par sa sobriété. Les gens riches ne consomment que de la bière aux repas et les paysans n'en boivent que le dimanche, c'est-à-dire que toute la population se limite à la boisson la moins chargée en alcool. En Turquie les Mahométans suivent les prescriptions du Coran d'une façon plus rigoureuse que sur le continent africain. En Italie, en

Grèce et surtout en Espagne l'alcool est antipathique aux mœurs. L'ivrognerie y est franchement considérée comme le vice le plus honteux. Il semble d'après tout ce qui précède qu'on peut poser en principe que le froid prédispose à l'ivrognerie, tandis que les climats chauds prédisposent à la sobriété. Mais, il y a là plutôt une influence de mœurs et d'éducation, car en Danemark l'alcoolisme n'est réellement connu qu'à Copenhague et la campagne n'a rien à envier à l'Espagne. En outre nous allons voir qu'en Afrique l'alcoolisme fait de profonds ravages.

En Afrique, si l'on excepte la Tunisie et le Maroc où la loi du prophète est assez bien observée, la Cafrerie où l'on ne boit guère que de l'eau, la Nubie et la Haute-Égypte où les Cophtes sont d'une sobriété sévère, on peut dire que partout ailleurs l'ivrognerie est la passion dominante des Africains. Elle acquiert même chez eux un caractère bestial. On a accusé à tort les commerçants européens d'avoir fait naître et d'avoir développé ce vice chez eux par intérêt. Qu'ils préfèrent les eaux-de-vie fabriquées dans les pays civilisés, c'est possible. Mais les Européens ne leur ont rien appris, car toutes ces peuplades préparaient elles-mêmes depuis longtemps des boissons enivrantes variées. Dans le Soudan, la Guinée, le Congo, les habitants se sont toujours enivrés avec du vin de palmier et de la bière fabriquée avec du millet. En Abyssinie la boisson nationale consiste en un hydromel qu'on rend alcoolique par l'addition de feuilles de Jershoa. L'Algérie présente, pour ainsi dire, un terrain mixte au point de vue de l'alcoolisme, comme au point de vue des nationalités. Tandis que la plupart des Arabes observent assez bien les prescriptions de Mahomet, et que la plupart de nos nationaux y conservent les habitudes françaises, les colons européens d'origines étrangères, qui du reste ont été recrutés d'une façon déplorable, abusent considérablement des boissons.

Le point de l'Asie où l'ivrognerie fait le plus de ravages est situé aux pieds des monts Ourals et habité par une population d'origine finnoise, les Vogoules. Elle y est tout à fait générale et n'y respecte ni âge, ni sexe. Viennent ensuite l'Indo-Chine et la Birmanie. On y boit avec excès l'eau-de-vie de riz. Celle-ci est aussi souvent consommée avec excès dans le Japon. Il est dans la Turquie d'Asie des populations qui haïssent profondément les Mahométans, leurs maîtres et qui, pour les braver dans leur religion, se sont adonnées à l'ivrognerie, tels sont les Assyriens ou Kourdes qui consomment énormément de vin, les Maronites et la tribu des Yézides.

Les populations les plus sobres de l'Asie sont les Arméniens, les habitants de la Perse et ceux de l'Arabie.

Chez tous les autres peuples asiatiques l'ivrognerie se montre d'une manière modérée. On consomme cependant beaucoup d'eau-de-vie de grains en Chine ; mais la population est si dense dans cet immense empire que ce chiffre de consommation n'arrive pas à y rendre l'alcoolisme apparent, car on ne rencontre jamais d'ivrognes dans la rue. Les habitants du Turkestan et de l'Afghanistan, tout en étant mahométans, se sont organisés en secte particulière qui n'observe l'abstention des liqueurs fermentées et distillées que pendant le carême. Aussi consomment-ils assez largement du vin qu'ils fabriquent avec du raisin, des pê-

ches et des mûres, ainsi que de la bière préparée avec
de l'orge et du millet. Enfin les Kirghiz, les Mongols
et les Tongouses boivent souvent avec excès une eau-
de-vie confectionnée avec du lait de jument.

En Océanie, l'alcoolisme fait des ravages considérables même parmi les insulaires les plus sauvages. Il
concourt pour une très large part à l'extinction de la
race australienne. Les Taïtiens en sont venus à extraire
de l'eau-de-vie de tous leurs fruits, des oranges, de la
pomme de Cythère, de l'ananas, etc.

Les indigènes des îles Fidji consomment avec fré-
nésie une liqueur, appelée kava, qui ne saurait être
rangée parmi les liqueurs alcooliques, mais qui n'en produit pas moins des effets désastreux. Elle agit en vertu
d'un principe analogue à celui du chanvre indien, en
déterminant un état de stupeur ou de somnolence continue. Dans toute l'Océanie, il n'y a absolument que les
Calédoniens et les habitants des îles Sandwich qui soient
restés sobres.

En Amérique les États-Unis sont devenus, pour ainsi
dire, la terre classique de l'alcoolisme. Il y frappe également les Indiens, les Nègres et les Européens. Parmi
ceux-ci les Allemands, les Hollandais et les Anglais y
passent pour les plus rudes buveurs. Toutes les classes
de la société partagent les mêmes excès. Le sexe féminin
le cède à peine au sexe masculin. Dans une maison de
santé affectée spécialement aux alcoolisés, il est entré
en cinq ans 1,387 demoiselles de familles riches. La
Californie, avec les aventuriers et les déclassés de toutes
les nations qui la peuplent aujourd'hui, en est arrivée
à dépasser les États-Unis en matière d'alcoolisme. Le
Canada, l'Amérique russe, la Nouvelle-Bretagne ne le

cèdent en rien aux États-Unis. Il faut remonter jusqu'au Groënland pour trouver la sobriété nationale. Vers le Sud de l'Amérique du Nord on rencontre chez les Mexicains une sobriété relative. Mais s'ils ne font pas un grand abus de l'eau-de-vie, ils boivent, sous le nom de pulqué, une liqueur qui est fabriquée avec la résine d'une Liliacée et qui produit une ivresse furieuse, rend le caractère méchant et apathique et détermine de l'embonpoint. En regard du Mexique, les Antilles se font remarquer par la grande consommation de tafia et d'absinthe qui s'y fait.

Dans l'Amérique du Sud, il n'y a absolument que deux contrées où l'alcoolisme soit très rare, ce sont la République Argentine et Buenos-Ayres. Dans les Guyanes c'est l'absinthe qui est l'objet d'une grande consommation. Au Brésil, c'est l'eau-de-vie et le rhum. Au Paraguay, c'est une liqueur faite avec l'herbe dite du Paraguay. Au Pérou, on consomme surtout une eau-de-vie obtenue par la distillation du manioc. Elle produit une ivresse furieuse avec convulsions violentes et vociférations effrayantes. On trouve fréquemment, dans les champs, des Indiens morts d'ivresse.

Prophylaxie. — Il est d'autant plus urgent d'apporter un frein à l'ivrognerie, que non-seulement elle est devenue une plaie générale ne respectant, pour ainsi dire, aucune contrée d'après ce que nous venons de voir, mais que dans chacune d'elles le mal a fait des progrès considérables pendant le dix-neuvième siècle. Toutefois l'empoisonnement par l'alcool donne lieu à des altérations si nombreuses et si variées ; ses effets se font sentir à si longue échéance qu'on a longtemps méconnu la véritable origine des symptômes que l'on observait. Aussi est-il possible que les progrès de l'alcoolisme dans le monde civilisé soient plus apparents que réels ; que l'alcoolisme ne soit jugé plus fréquent que parce qu'on le connaît mieux. Il est cependant une circonstance industrielle qui a pu réellement augmenter les désastres dus à l'abus des alcooliques et même en aggraver les caractères cliniques et anatomiques. Autrefois on ne consommait que de l'alcool de vin. Aujourd'hui les eaux-de-vie de grains et de betteraves forment la consommation presque constante des classes ouvrières et entrent même frauduleusement dans la composition de celle des classes aisées. Or, ces eaux-de-vie renferment des substances éminemment toxiques, telles que : aldéhydes éthylique et butylique, alcools amylique et isopropylique. Quoi qu'il en soit, il est parfaitement établi que l'alcoolisme est la cause la plus efficace de la déchéance physique et morale de l'humanité. On peut même lui attribuer un tiers des cas de folie. Aussi faut-il absolument agir avec vigueur et célérité.

Ce qui précède indique déjà à la prophylaxie un premier but à atteindre, ce serait d'exclure de la consommation ces produits de l'industrie moderne. Malheureusement on ne pourrait y arriver qu'en défendant leur fabrication, et celle-ci reste indispensable pour certains usages industriels ; il serait du moins utile de dépouiller ces eaux-de-vie des principes qui leur confèrent une nocuité plus grande. De nombreux efforts ont été tentés dans ce but. Par des distillations fractionnées, on est arrivé à diminuer la quantité de ces principes. On a essayé d'arriver à des résultats plus complets par l'emploi du froid, de l'ozone, par des insufflations d'air dans les phlegmes, mais, il faut le dire, un procédé réellement satisfaisant est encore à trouver.

Suivant Roulet, un moyen de restreindre l'addition de l'alcool amylique serait d'augmenter l'impôt sur les boissons renfermant cet alcool, on ne saurait frapper directement ce dernier produit, puisqu'il trouve un grand nombre d'autres applications dans l'industrie et le commerce. On ne peut le poursuivre qu'en mélange dans les boissons alcooliques elles-mêmes. De là la nécessité d'analyses chimiques et d'un système de surveillance qui serait facilement et souvent trompé, mais qui apporterait des entraves suffisantes pour restreindre cette habitude commerciale dangereuse.

En tous cas j'estime que si l'on se contentait d'une simple aggravation d'impôt, le résultat serait bien faible en regard du danger, qu'il ne serait nullement en rapport avec les aspirations légitimes de l'hygiène et avec les difficultés d'organisation d'une pareille surveillance. C'est l'interdiction vigoureuse de l'addition de ces substances dans les boissons qu'il faudrait poursuivre.

Les boissons aromatiques sont encore plus dangereuses que les eaux-de-vie, parce que à l'action toxique particulière de l'alcool vient s'ajouter celle des huiles essentielles des plantes employées à leur fabrication. Le danger est encore augmenté par ce fait que ces boissons étant obtenues par la distillation d'alcool du commerce sur des plantes aromatiques, elles se trouvent sous un même volume renfermer plus d'alcool que les eaux-de-vie. Déjà concentré par la distillation du vin, l'alcool se concentre encore sous l'influence d'une nouvelle distillation de ces produits distillés. En outre il arrive souvent qu'on emploie à cette fabrication des eaux-de-vie de grains ou de pommes de terre venant ajouter l'action si nocive de l'alcool amylique. Les industriels sont d'autant plus portés à le faire que le goût si désagréable de ces eaux-de-vie se trouve complètement masqué par l'arome des plantes.

L'absinthe jouit particulièrement d'une mauvaise réputation parfaitement méritée : car elle conduit très rapidement aux hallucinations, au delirium tremens, à la paralysie générale, à la démence et même à l'épilepsie. La chartreuse qui est devenue une liqueur de bon ton et qui a obtenu son entrée journalière dans les salons est d'autant plus dangereuse qu'on la croit innocente et même hygiénique. Elle est pour beaucoup dans le nervosisme dont souffrent bien des femmes du monde et dont elles font souffrir leur entourage. L'alcool menace encore d'une manière insidieuse le consommateur sous le couvert de principes amers qui sont considérés à tort comme toniques et comme ne pouvant qu'être favorables à la santé. Tel est, par exemple, le bitter qui, en outre des accidents alcooliques ordinaires, peut déterminer de l'hyperesthésie, des névralgies violentes et des éruptions cutanées lorsque la consommation date de loin et est exagérée.

Ces données, qui n'auraient pas pu dépasser les proportions d'un simple énoncé sans devenir la reproduction d'un ou plusieurs chapitres d'un traité d'hygiène alimentaire, suffisent pour établir que la production de l'alcoolisme est plus à craindre avec les boissons distillées qu'avec les boissons simplement fermentées, comme le vin, la bière et le cidre, et que le danger augmente encore quand elles résultent d'une

seconde distillation opérée sur des plantes aromatiques.
De là la conclusion toute naturelle que les mesures
dirigées contre l'ivrognerie doivent viser surtout, et de
la manière la plus sévère, les eaux-de-vie et les liqueurs alcooliques.

Les responsabilités relatives des diverses boissons
étant ainsi rappelées, restons maintenant au point de
vue général qui, seul, est dans le véritable tempéra-
ment de cet article et apprécions les mesures qui ont
été proposées contre l'ivrognerie, sans considération
de son mode de production.

On peut admettre deux ordres de mesures : 1° celles
qui ont un caractère plus ou moins public et s'adressent
à une collectivité ; 2° celles qui restent purement individuelles. Les premières consistent avant tout dans des
associations, des institutions, des lois et des règlements.
Les secondes consistent dans un véritable traitement
moral et physique de chaque ivrogne en particulier.

Mesures administratives et collectives. — Y a-t-il lieu
de prendre des mesures de cet ordre? Quelques économistes et quelques hygiénistes prétendent que non, et
ils appliquent à cette question la doctrine du laisser-
faire. Ils s'appuient sur deux arguments qui sont certainement insuffisants. Ils prétendent d'abord que le
vice ne frappe qu'une infime minorité parfaitement
négligeable de la nation. Ce serait presque vrai s'il
n'y avait à tenir compte que de l'ivrognerie grossière
s'étalant scandaleusement au grand jour. Mais les
traces matérielles de l'alcool se rencontrent tout aussi
bien chez ceux qui se contentent de bien vivre et surtout chez ceux qui, dans la classe ouvrière, croient que
c'est à ce prix qu'on peut suffire à la dépense muscu-

laire du travail. Du reste, la nation ne doit jamais négliger l'intérêt des minorités. Le second argument est que
nous pouvons bien accepter une plaie qui est insignifiante chez nous à côté de l'ulcère rongeant dont souffrent la Russie, la Suède et même les États-Unis. Mais
le médecin doit donner tous ses soins à une plaie plus
encore qu'à un ulcère, parce qu'il est encore plus sûr
du succès. Du reste, il est un fait qui rend l'alcoolisme
particulièrement dangereux en France. L'alcool altère
le centre intellectuel beaucoup plus souvent chez le
Français. Est-ce là un caractère de race ? Bergeron ne
le croit pas, sous prétexte que les polygénistes eux-
mêmes ne sont pas encore parvenus à différencier les
races par les aptitudes. Je ne suis pas éloigné de penser
que c'est là la conséquence du degré d'activité cérébrale qui est un des caractères de la nation française ;
sans doute il y a bien des nations aussi intelligentes,
mais les autres peuples travaillent avec plus de calme,
le rendement y est moins rapide. En France, l'intelligence est toujours sous haute pression ; on y surmène
son cerveau. Cet organe, déjà maintenu dans une espèce de congestion physiologique par une activité
presque fièvreuse, devient plus facilement le siège d'un
travail de prolifération de la névroglie sous l'influence
des impulsions répétées de l'alcool. Enfin il y a peut-
être lieu de tenir compte aussi de ce que le Français est
généralement un petit mangeur. Chauffard attribue
l'immunité des Anglo-Saxons à ce qu'ils mangent beaucoup et à ce qu'ils boivent rarement sans manger, de
telle sorte que l'absorption de l'alcool s'exécute à dose
filée.

Quoi qu'il en soit de ces explications, le fait existe et

il n'est pas un seul gouvernement qui n'encoure une grande responsabilité en n'avisant pas. Car si pour l'individu l'alcoolisme, c'est l'ineptie, la maladie, la misère et la mort, pour l'humanité c'est la dégénérescence, et pour les nations, la déchéance. C'est dans l'alcool qu'il faut aller chercher la cause première des aberrations intellectuelles et morales des anarchistes, des nihilistes, etc.; et même de ces grèves insensées qui ruinent l'industrie d'un pays en même temps que l'avenir de la classe ouvrière.

Il est d'autant plus urgent d'aviser qu'il est incontestable que le nombre des victimes de l'alcoolisme va sans cesse croissant, ce qui tient sans doute à la puissance du mauvais exemple, à l'augmentation de la richesse, de la plus grande facilité de transport qui rend partout la consommation plus facile. Il y avait peut-être autrefois autant d'hommes ivres, mais moins d'alcoolisés, autant de scandale dans la rue, mais moins de faits cliniques et d'autopsies imputables à l'alcool. Sans doute on peut invoquer les progrès de la science médicale qui méconnaissait autrefois bien des faits existants; mais je crois qu'il faut aussi tenir compte de l'espèce de vitesse acquise à travers une série de générations ayant abusé plus ou moins des boissons alcooliques, Il se crée ainsi un fond de cachexie alcoolique, un capital acquis qui, en grossissant de génération en génération, peut atteindre un niveau pathologique qu'acquiert beaucoup plus difficilement un individu sans antécédents héréditaires. C'est une œuvre pathologique qui s'est faite avec le temps. Nos ancêtres n'avaient encore que des troubles fonctionnels. L'écart de régime laissait peu de traces matérielles.

Parmi les institutions capables d'exercer une influence heureuse sur l'ivrognerie, on a cité les *Caisses d'épargne* et les *Caisses de retraite*. Je crois que c'est un leurre, du moins en ce qui concerne ceux qui ont déjà contracté de mauvaises habitudes. Jamais on ne les amènera à mettre de l'argent de côté et ils retireraient plutôt celui déjà déposé. Quant aux livrets accordés, à titre de récompense, à des apprentis, il est possible qu'ils fassent naître, chez quelques-uns, l'amour de l'épargne et que celui-ci leur serve dès lors de frein. Mais il faut reconnaître que la clientèle des caisses d'épargne est surtout formée par des femmes célibataires, ouvrières ou domestiques.

Les caisses de retraite n'ont aussi qu'une valeur contestable ou plutôt presque négligeable ; car les instincts vicieux étouffent complètement toutes les pensées de prévoyance, et ceux que l'instinct de l'économie a poussés vers cette institution l'auraient probablement satisfait tout aussi bien d'une autre manière.

Les *Sociétés de prévoyance* et de *Secours mutuels* ont certainement une efficacité plus notable, parce qu'en dehors des ressources matérielles pour le présent et pour l'avenir, elles mettent en jeu le sentiment de dignité, l'esprit de solidarité, l'amour-propre surtout; car quelle que soit la vivacité des passions, on est toujours un peu retenu par la honte d'être expulsé d'une association dont on fait partie.

Les *Sociétés de tempérance* qui ont été inaugurées en Amérique en 1813, et dont les membres s'engagent à ne boire que de l'eau et à faire une propagande active par l'exemple, les conversations et même, pour quelques-uns, par des publications et des prédications, donnent incontestablement de meilleurs résultats. Ce qui fait avant tout leur force, c'est qu'elles reposent sur un principe tout à fait radical : l'abstention absolue de toute boisson alcoolique. Celle-ci finit par amener l'indifférence, l'oubli et même l'aversion, tandis que les demi-mesures qui ne répriment que l'excès et tolèrent la consommation modérée, laissent la porte trop entr'ouverte aux désertions. C'est tellement vrai que la première association de ce genre qui admettait l'usage modéré a dû reconnaître elle-même son inutilité ; et l'idée serait restée perdue à jamais, si onze ans plus tard il ne s'était formé à Boston une nouvelle société exigeant l'abstention complète. Toutes celles qui sont nées depuis ont admis cette condition *sine qua non*.

Malgré cette grande sévérité, elles ont toujours groupé rapidement un grand nombre de prosélytes. En Amérique ils atteignaient le chiffre de 3 millions, dès l'année 1840. C'est qu'en effet l'esprit d'association est pour ainsi dire inné chez l'homme, et le rôle d'apôtre le séduit toujours. Se dévouer à une cause qu'on juge grande et belle, avec une mission commune, c'est-à-dire des frères et non des complices, tout cela exerce une grande attraction sur l'esprit des hommes. L'associé se sent quelque chose. Il est relevé à ses propres yeux. Il éprouve les joies secrètes que donne à la conscience le sentiment du devoir accompli sans ostentation. C'est dans ces conditions qu'on rencontre même l'héroïsme du martyr. Ce caractère de l'esprit humain éclate dans l'ordre politique comme dans l'ordre religieux, chez les nihilistes comme chez les prosélytes des religions persécutées, et il a trouvé dans les sociétés de tempé-

rance un moyen de satisfaction sur un terrain réellement pratique et utilitaire.

L'exemple de l'Amérique a été suivi de bonne heure,
mais peut-être sur une moindre échelle en Angleterre,
en Suède, en Russie, en Finlande, en Allemagne et
en Suisse. On a objecté à ce propos que les pays, où ces
sociétés sont organisées et prospèrent, se trouvent être
ceux où l'alcoolisme fait le plus de victimes. Mais c'est
tout justement parce que le mal public y était plus
considérable qu'on y a plus senti le besoin d'y remédier;
et le remède y a eu un effet heureux, puisqu'en Amérique la mortalité est descendue de 24 1/6 à 17 1/2 sous
l'influence de cette création.

En France on n'est pas encore entré dans cette voie.
Ceux-là mêmes qui se sont le plus préoccupés des
ravages de l'ivrognerie ont toujours reculé devant des
essais de ce genre qu'ils jugeaient condamnés à l'avance,
en raison même du caractère léger et indiscipliné des
Français. Il est probable en effet qu'au début une
pareille tentative pourrait bien n'avoir chez nous qu'un
succès de ridicule. Il faut reconnaître aussi que l'institution a trouvé dans les pays qui la possèdent aujour-
d'hui un terrain mieux préparé, au milieu de populations protestantes qui affectent des allures sévères et
dont la religion cherche à parler plus à la raison qu'au
sentiment. Mais il ne faut pas oublier non plus qu'en
France l'esprit gouailleur n'est jamais que le résultat
d'un premier mouvement et que la raison y reprend
bien vite ses droits. Aussi ne puis-je que regretter qu'on
ait renoncé tout à fait à tenter l'aventure. Car l'entreprise n'arriverait-elle à réunir qu'un très petit nombre
d'adeptes qu'elle aurait du moins l'avantage de démon-

trer au peuple qu'on peut rester vigoureux, actif et bien portant en ne buvant que de l'eau.

Quelques-uns ont pensé qu'en France il serait plus sûr de substituer aux sociétés de tempérance l'appât de prix et de récompenses honorifiques à ceux qui auraient renoncé à leurs habitudes d'ivrognerie. La municipalité de Versailles a affecté à cet objet une somme annuelle de 1000 francs depuis 1851. Je ne sais s'il est à désirer qu'elle rencontre beaucoup d'imitateurs, car une pareille mesure me paraît ne pouvoir fournir que des résultats minimes, presque négligeables. Il n'y a jamais qu'un ou deux récompensés sur la masse et les concurrents malheureux finissent par renoncer à la lutte et en même temps à la sobriété. Les prix de vertu décernés par les sociétés d'encouragement au bien constituent une œuvre des plus louables et des plus respectables. Mais je crains bien qu'elle n'améliore pas beaucoup la moralité générale. Elle engendre parfois de la vertu de commande et même l'hypocrisie. Parmi les sociétés et institutions qui peuvent exercer ici une influence indirecte, mais heureuse, il faut aussi compter les sociétés coopératives, les cuisines populaires, les restaurants économiques, etc., en un mot tout ce qui peut concourir à procurer à l'ouvrier le bien-être à bon marché, le retenir chez lui, lui donner le goût des choses et des besoins réellement utiles, les jouissances hygiéniques.

Les cercles d'ouvriers, dégagés de tout but politique, pourraient certainement rendre des services, en procurant les distractions des réunions, sans exposer aux entraînements du cabaret.

La proposition qu'a faite Bergeret de proscrire la

vigne des terrains propres spécialement aux céréales et
aux plantes fourragères me paraît condamnée à l'a-
vance, car non seulement ce serait tarir une des principales sources de richesse de la France, mais le but ne
serait nullement atteint, car le vin est, de beaucoup,
moins dangereux que l'eau-de-vie de grains et de
pomme de terre dont le peuple ferait immédiatement
un plus grand abus. La géographie nous a fait voir que
les accidents alcooliques sont beaucoup plus grands et
beaucoup plus fréquents dans les pays privés de la
vigne. On peut même dire que c'est à celle-ci que la
France doit d'être relativement privilégiée sous le
rapport de l'alcoolisme, surtout en ce qui concerne les
campagnes.

Lombard conseille de recourir à la *monopolisation*
de la vente des boissons alcooliques parce que cette
mesure a donné de bons résultats en Suède et parce
qu'on peut mettre dans le cahier des charges que la
Compagnie fermière sera tenue de faire des avantages
pécuniaires aux tenanciers qui s'attacheraient à vendre
le moins possible de liqueurs distillées et à limiter la
consommation du vin à celle qui est nécessaire à une
bonne alimentation ; parce qu'enfin il est plus facile de
surveiller une seule et grande administration qu'une
multitude de petits débitants indépendants les uns des
autres.

Dans le même ordre d'idées, la Société de Gothenburg
devrait trouver de nombreux imitateurs. Elle a acheté
la plupart des cabarets de la région, leur a accordé tout
le confortable et tout le luxe nécessaire pour les rendre
propres à exercer de l'attraction sur les consommateurs
et à relever leurs goûts. Les employés ont pour consigne

d'offrir toutes sortes de consommations de nature non alcoolique. Pour en assurer l'exécution, ces employés reçoivent de forts appointements et en outre une prime proportionnelle à la consommation hygiénique qu'ils sont parvenus à faire accepter. Du reste l'élan paraît être déjà donné. Des sociétés analogues fonctionnent aujourd'hui en Suède, en Norwège et en Russie. L'idée est en train de germer, en Angleterre, dans le Danemarck et en France.

La barrière la plus anciennement et la plus généralement opposée par les gouvernements et les municipalités aux progrès de l'alcoolisme, est l'impôt sur les boissons dans lequel, du reste, il faut le reconnaître, les financiers ont vu avant tout une grande ressource fiscale. En France, dans ces dernières années, l'impôt a vu, à plusieurs reprises, ébaucher son procès politique. Plusieurs orateurs, dont quelques-uns ont pu réellement être convaincus, ont commis la faute de se faire l'écho des réclamations intéressées des marchands de vin. Sous prétexte que les boissons alcooliques sont indispensables à l'ouvrier pour remédier à l'insuffisance de son alimentation et pour maintenir ses forces au niveau du travail qu'il est obligé de fournir, ils ont émis un vœu en faveur de la suppression des droits sur la vente dans les débits de boissons. Ils ont même dénoncé cet impôt comme injuste et vexatoire.

L'intérêt des classes deshéritées exigerait plutôt la suppression des droits d'octroi sur les bestiaux et la viande. On leur rendrait alors un véritable service, au lieu de les exposer à un danger qui se cache derrière de fallacieuses qualités hygiéniques.

Nous n'avons pas à nous placer au point de vue

fiscal. Deux questions seulement nous intéressent. Le
vin est-il nécessaire à la santé et a-t-il réellement une
certaine valeur hygiénique? L'impôt sur les débits
a-t-il diminué la consommation et par suite l'alcoolisme?
S'il est nécessaire, ou même simplement utile, il est
évident qu'il faut tout au moins favoriser la consommation dans la famille. Si l'impôt n'a point retréci la
plaie de l'alcoolisme il n'a plus qu'un intérêt fiscal et
nous pouvons nous désintéresser de la question.

Il est difficile de juger des effets de l'impôt sur les
progrès de l'alcoolisme par des chiffres; d'abord parce
qu'il n'existe point de terme de comparaison, puisqu'il
n'y a jamais eu de période de dégrèvement; ensuite
parce qu'il est impossible d'apprécier l'influence de
l'augmentation des salaires et de la tendance qu'on
observe dans toutes les classes à vivre de plus en plus
largement.

Mais si l'appréciation des chiffres fait défaut, le
raisonnement permet de se créer une opinion. Il est
certain que ceux qui sont dominés par la passion ne
sont nullement arrêtés par un surcroît de dépense, tant
qu'ils ont des ressources suffisantes; ou que tout crédit
ne leur est pas encore refusé: mais même pour ceux-là,
le prix élevé des consommations épuise bien plus vite
leurs ressources et leur crédit, et leur impose plutôt et
plus souvent des moments de jeûne favorables. Pour le
consommateur qui se domine encore et qui obéit
encore à tous les mobiles honnêtes de la vie, chez
lequel les instincts d'économie parlent encore, qui considère avant tout les dépenses utiles, l'efficacité de l'impôt est incontestable. Pour lui, si le bon marché ne le
tente pas toujours, la cherté le fait hésiter et souvent

reculer. A l'époque où l'on croyait, dans les réjouissances publiques, devoir verser gratuitement des flots de vin au peuple, on a pu constater que pour les masses, l'absence d'un déboursé abaissait facilement les barrières de la sobriété.

Théoriquement on peut déclarer que l'alcool n'est nullement indispensable, qu'il n'est même pas nécessaire. Il ne saurait y avoir d'indispensables pour n'importe quel organisme que des aliments naturels, or, l'alcool n'est qu'un dérivé artificiel du raisin qui lui, au cas particulier, représente l'aliment naturel. Voilà pourquoi cette substance se conduit dans l'organisme à la manière d'un corps étranger et même d'un poison. Il est vrai que, malgré les expériences de Perrin, plusieurs physiologistes prétendent qu'une partie de l'alcool introduit est réellement brûlée et vient prendre une certaine part au rôle des aliments dits respiratoires. Je ne crois pas qu'il en soit ainsi, sans être toutefois en mesure de le nier d'une façon absolue. Il est vrai qu'on a dit aussi que l'alcool ralentissait le travail de désassimilation et qu'il pouvait ainsi permettre de diminuer le contingent nécessaire d'aliments solides. Mais ce rôle d'*aliment d'épargne* n'a pas encore reçu une démonstration expérimentale suffisante. En outre on ne saurait le comprendre sans un déficit proportionnel dans le rendement comme travail.

Il est vrai, enfin, qu'à côté de l'alcool, le vin renferme quelques principes qui ont été donnés comme étant nutritifs. Mais ils y sont en si petite quantité que ce serait une singulière économie de remplacer par ces parcelles alimentaires la masse d'aliments ordinaires qu'on pourrait se procurer pour le même prix.

En réalité les boissons alcooliques n'ont d'autre mérite que d'exercer sur l'économie une action stimulante qui dans certaines circonstances peut avoir quelque utilité. Elles peuvent ainsi activer la digestion, donner un certain entrain dans le travail, à titre de simple coup de fouet qui oblige à employer les forces que l'on possède, mais qui n'en donne point. J'ajouterai qu'il y a là encore une habitude acquise qu'en hygiène il faut aussi prendre un peu en considération. A travers les siècles, l'espèce humaine s'est créé sous ce rapport une nouvelle nature, et au milieu de l'activité de la société moderne ce stimulant est peut-être devenu utile. Mais cette influence heureuse n'existe qu'à la condition que les boissons alcooliques ne soient consommées qu'en faible quantité, sinon le remède devient un poison.

L'impôt, paraissant être un frein d'une certaine valeur, doit être maintenu en principe, à titre de mesure fiscale. Mais comme la consommation modérée, pendant les repas, peut avoir une certaine utilité, il importe d'organiser cet impôt de façon à ce qu'il frappe surtout, sinon exclusivement, l'excès et même la consommation inutile. C'est ce qu'en France on a pensé réaliser en greffant sur les droits d'entrée des droits de débit.

Grâce à cette combinaison, en s'approvisionnant près des producteurs ou des marchands en gros, on peut consommer chez soi du vin qui coûte moins cher que celui du cabaret. Mais au fond on ne favorise ainsi la consommation de famille que pour les classes aisées. Les ouvriers et toutes les classes nécessiteuses ne peuvent avoir à leur disposition les fonds nécessaires pour effectuer ces approvisionnements, et ils en sont réduits à aller acheter chaque jour, chez le débitant, la ration d'un ou deux repas, en supportant par conséquent pour le vin de famille l'aggravation d'impôt du droit de débit.

Il y a là une injustice qu'un hygiéniste peut fort bien ne peut pas trop regretter, au fond, parce qu'il sait qu'elle frappe tout justement les classes qui sont le plus portées à abuser de l'alcool, mais qu'il convient cependant d'atténuer parce qu'elle blesse d'une manière trop criante le sentiment d'équité !

Malheureusement la difficulté est presque insurmontable et on n'a pas encore trouvé de modus satisfaisant. On a bien songé à reconnaître deux sortes de débitants, les uns, les cabaretiers proprement dits, livrant des boissons à consommer sur place, les autres ne pouvant livrer que du vin à emporter, les premiers restant seuls soumis aux droits de débit. La chose existe même de fait, toutefois sans distinction au point de vue fiscal. Mais l'exonération appliquée aux marchands ne pouvant vendre que du vin à emporter resterait dangereuse à la fois pour le fisc et pour l'hygiène. Car bien des cabaretiers pourraient envoyer chercher en détail chez les premiers des bouteilles qu'ils serviraient ensuite chez eux. D'autre part les excès pourraient alors s'effectuer à domicile au lieu de se faire dans un lieu public. On n'aurait plus que l'avantage d'éviter les entraînements du cabaret.

Bergeret a proposé de créer des associations analogues à celles qui ont déjà fonctionné pour le blé, pendant la disette de 1846. Les administrateurs délégués par les associés achèteraient en gros des vins de bonne origine et de bonne qualité et ils livreraient aux associés, à des prix modérés et même au-dessous du cours moyen, des lots de 20 à 25 litres qui seraient renouvelés au fur et à mesure de leur épuisement; à condition que la consommation ne paraisse pas exagérée par son peu de durée. Une mesure très efficace serait d'exclure de l'association tout membre convaincu d'ivresse ou de fréquentation du cabaret.

On a proposé de substituer aux droits de débit un droit d'entrée de 5 ou 10 centimes dans les cafés et les cabarets. Chaque consommateur ne pourrait pénétrer que par un guichet où son pied abaisserait forcément une planche qui inscrirait mécaniquement une unité de plus dans un compteur dont l'employé de la régie aurait seul la clef. Le maître de l'établissement serait tenu de verser la somme indiquée par l'aiguille. Ce moyen n'a pas encore été appliqué. Mais je le crois peu pratique, car les personnes de la maison auront toujours besoin d'une entrée particulière par laquelle on pourrait faire passer clandestinement des consommateurs. En outre, cela ne ferait jamais que substituer un mode de taxe à un autre et les visiteurs ne seraient nullement arrêtés par un endroit d'entrée aussi minime.

Bergeret a encore demandé qu'on limitât le nombre des cafés et des cabarets. En 1851, il y en avait déjà plus de 300,000 en France. Aujourd'hui ce chiffre est de beaucoup dépassé. Il est à noter que l'augmentation de la concurrence, loin d'avoir diminué les prix pour le consommateur, n'a fait que les élever.

La répression est déjà mise en pratique par le fait de la loi sur l'ivresse. Elle a, quoi qu'on en dise, donné plus qu'on n'en espérait a priori. Non seulement elle a à peu près fait disparaître le scandale sur la voie publique et, par suite, l'influence de la propagande par le fait et par l'esprit d'imitation ; mais elle a réellement entravé la marche de l'alcoolisme : car c'est une exagération de dire qu'elle ne fait que substituer l'ivresse à domicile à l'ivresse dans la rue ; il est possible que l'ivresse accidentelle dans la maison se rencontre un peu plus souvent qu'autrefois. Quant à l'ivresse journalière au logis, elle tient à une dégradation morale qui reste indifférente à la liberté de la rue. Grâce à cette loi, le débitant se voit forcé lui-même, à un moment donné, de refuser de nouvelles consommations. Aussi, d'une manière générale, les excès n'atteignent plus un aussi haut degré qu'autrefois. Pour tous et dans toutes les circonstances de la vie, la perspective d'être arrêté et conduit au poste fait réfléchir même ceux qui ont le sentiment de la dignité très émoussé.

C'est surtout dans l'armée que la répression devient une arme indispensable, car la boisson y détruit la discipline. Il faudrait peut-être abaisser la trop grande sévérité de la punition réglementaire, mais ne jamais fermer les yeux et toujours l'appliquer. Jeannel demande aussi pour les officiers qui jusqu'à présent, en cette circonstance, ne sont passibles d'aucune punition, d'abord un simple avertissement pour le premier excès apparent, puis le traitement de réforme, la mise à la retraite dans le cas de plusieurs récidives, enfin l'incorporation comme simple soldat dans le cas d'habitude réellement invétérée. Cette dernière mesure me paraîtrait fâcheuse : car, quand on en est arrivé à un si profond degré de dégradation, on est incorrigible et on ne peut plus être qu'une honte pour

l'armée. Mieux vaut se débarrasser d'un pareil sujet.
Pour les sous-officiers, il demande l'amende, mesure qui est appliquée en Angleterre depuis longtemps. On en fait ressortir deux mobiles à actions
inverses en distribuant aussi les sommes amassées aux
sous-officiers restés sobres. Les récidives entraîneraient la dégradation et l'incorporation dans les compagnies de discipline. Pour les simples soldats, il
ajoute l'interdiction momentanée de porter le sabre,
les corvées et la prolongation du service militaire.

Pour toutes les situations, il demande que l'ivresse
ne soit plus considérée comme circonstance atté-
nuante. Mais malheureusement il ne conviendrait pas
de se montrer trop absolu dans l'application de ce
règlement, car un individu peut être insciemment
enivré par un mauvais plaisant ou par un malinten-
tionné.

Mais c'est surtout sur la culture intellectuelle qu'il
faut compter. Le fait des déclassés qui tombent forcément dans les abus alcooliques ne parle nullement
contre l'action salutaire de l'instruction. Ces exceptions sont dues à des circonstances tout à fait indépendantes. Si les effets de l'instruction ne sont pas plus
assurés, c'est qu'on ne lui donne pas toujours la direction nécessaire et qu'elle n'est pas mise à profit
par ceux qui l'ont reçue. Il ne suffit pas d'apprendre
au peuple à lire, écrire et compter, et de le rendre
ainsi plus à même de gagner sa vie ; il faut lui donner
le goût de la lecture utile. Non seulement on lui
créera parfois un moyen de bien employer ses loisirs,
mais il finit par être travaillé par un sentiment de
curiosité salutaire et par rechercher lui-même tout

ce qui peut l'éclairer sur les choses de ce monde.

Au cas particulier, il convient donc d'éveiller et de développer ses goûts et surtout de les mettre à profit en publiant des ouvrages à allures claires et intéressantes, et en faisant aussi des conférences sur les effets et les dangers que peuvent engendrer les boissons alcooliques. Il ne faut en effet rien négliger. Les résultats partiels, si faibles qu'ils soient, contribuent toujours à diminuer l'étendue du mal. Sans doute les conférences et les publications spéciales n'ont guère de chance d'être suivies ou lues que par ce qu'on peut appeler l'aristocratie ouvrière, par des contre-maîtres ou par cette catégorie d'ouvriers pour lesquels le genre de travail nécessite une certaine instruction inséparable, du reste, d'une meilleure éducation première, et crée naturellement un milieu déjà plus élevé. Pour eux, en dehors d'une satisfaction intellectuelle, ils tirent déjà de ces conférences et de ces lectures un certain profit personnel. Ils apprennent ainsi que les excès ne sont pas seuls à redouter; qu'une consommation journalière d'une petite quantité d'eau-de-vie et même de bière agit à la longue comme la gouttière qui creuse le marbre, alors que celui-ci résisterait à l'effort d'un torrent. Mais en outre l'exemple du contre-maître n'est pas perdu pour tous ses inférieurs. Par ses conversations, il les éclaire et il fait à son tour de la propagande souvent très efficace. En passant par sa bouche, les conseils ont plus de chance d'être écoutés. Il joue le rôle du sous-officier entre l'ouvrier et le conférencier.

La distribution gratuite de brochures et de journaux spéciaux est loin aussi d'être infructueuse. Les illettrés forment aujourd'hui l'infime minorité. Ce qui est imprimé frappe bien plus le peuple que toutes les observations verbales d'un médecin. Là est le secret du succès des remèdes à réclame. Mais il importe, pour que la lecture fasse une impression plus profonde, que la rédaction se mette à la portée de la classe ouvrière et qu'elle multiplie les exemples sous forme d'histoires individuelles.

Jusqu'ici la répugnance personnelle a seule opposé quelques difficultés au mariage des alcoolisés. Et cependant l'alcoolisme fait encore plus de ravages par le mariage que la syphilis. S'il ne retentit pas, comme celle-ci sur le conjoint, si elle ne produit pas comme elle sur les enfants des traces matérielles souvent hideuses, ses effets héréditaires frappent surtout l'être moral et intellectuel, et au point de vue social, c'est la pire déchéance de l'humanité. L'idiotie, la folie, l'épilepsie, les névroses de toute nature, voilà l'héritage qui attend les malheureuses et innocentes victimes de la passion paternelle. Il importe donc que le médecin mette à l'occasion son influence au service de la défense de leur cause. Il faut que les médecins, les conférences et les publications éclairent les classes ouvrières, où l'alcoolisme est plus facilement accepté par les femmes, sur les dangers auxquels il expose les enfants. Beaucoup de femmes qui acceptent la situation pour elles reculeraient peut-être devant l'avenir réservé à leurs enfants.

Mesures individuelles. — Il faut non seulement combattre l'ivrognerie, mais encore guérir l'ivrogne, traiter le malade, en même temps que préserver les masses. Le traitement consiste naturellement à arra-

cher le dypsomane à ses mauvaises habitudes. Pour
rendre le sacrifice moins pénible et pour être plus sûr
de l'obtenir, on a conseillé de diminuer progressivement le chiffre de la consommation journalière. Pour
procéder ainsi, on s'est surtout appuyé sur le danger
qu'il y avait à troubler l'accoutumance de l'organisme
par une brusque suppression.

La clinique semble, de son côté, donner raison à
cette manière de voir, puisque la plupart des praticiens
ont reconnu l'utilité d'administrer de l'alcool aux
alcoolisés, pendant le cours des phlegmasies les plus
intenses. La méthode est bonne lorsque le malade peut
être vigoureusement surveillé et rationné. Mais si l'on
doit compter sur sa seule raison et sur ses promesses,
on obtiendra encore plus facilement une rupture
complète qu'une cure progressive qui laisse à la conscience trop de compromis et à la passion trop d'occasions de se raviver.

Il est déjà moins illusoire de conseiller de diminuer
la force de la boisson en substituant d'abord le vin à
l'eau-de-vie, puis d'ajouter de l'eau au vin, ou de
remplacer encore celui-ci par de la bière, et même,
s'il est possible, par de la limonade. Mais il faut pouvoir compter sur une fermeté de caractère et une per-
sistance dans la lutte qui se rencontre bien rarement
chez les alcoolisés. On a aussi proposé d'ajouter au
vin de l'eau sucrée qui procure bien vite la satiété.
Mais il faut pouvoir mettre le sujet tout à fait dans
l'impossibilité de se procurer ailleurs et subrepticement la saveur plus forte dont on veut le priver. En
Suède, on imprègne les aliments d'huile de graines,
et l'alcoolisé, retrouvant là sous une forme exagérée

et dégoûtante la saveur particulière qu'il recherchait, finit par la prendre en horreur. Cela peut certainement réussir chez des paysans qui, habitant des métairies isolées et disséminées, sont forcés de consommer ce que leur fournit la famille. Partout ailleurs, le cabaret rendrait la mesure inutile en procurant des boissons alcooliques d'une autre saveur.

La suppression de la pipe ne saurait avoir qu'une influence partielle en diminuant la soif. Mais le véritable ivrogne a une passion assez violente pour pouvoir se passer de ce stimulant accessoire. L'addition d'émétique dans le vin ne peut se continuer longtemps et ne fait le plus souvent que pousser à des vengeances dangereuses. En principe, il est réellement utile de créer des occupations aux ivrognes oisifs. Mais s'il peut en résulter des avantages pour ceux qui commencent à faire des excès de boisson pour oublier les ennuis de l'oisiveté, il n'en est plus de même pour les ivrognes invétérés chez lesquels la paresse n'est que la conséquence même de leur passion maîtresse. Le changement de profession peut avoir aussi une certaine efficacité, lorsqu'il ne s'agit que d'une habitude inhérente à la profession et plus ou moins causée par le genre de travail. Mais il faut que l'habitude n'ait point encore pris de profondes racines.

En Irlande, le clergé a eu recours, pour combattre l'ivrognerie individuelle, à un moyen que le médecin doit réprouver, c'est de remplacer les boissons alcooliques par une petite quantité d'éther sulfurique. J'ai eu l'occasion de donner des soins à deux personnes chez lesquelles la passion de l'éther était née sous l'influence d'un usage thérapeutique, et j'ai pu constater que cette substance produisait très rapidement une encéphalite diffuse, à marche très aiguë.

Il est une mesure mixte qui affecte à la fois un caractère privé et un caractère public : privé, parce qu'elle vise la mise en traitement de certaines personnalités ; public, parce qu'il s'agit d'établissements qui, comme les hôpitaux, pourraient devenir des institutions municipales : ce sont les *asiles pour les ivrognes*. Ces asiles, qui fonctionnent déjà depuis plusieurs années en Amérique, sont actuellement l'objet de nombreuses critiques qui ne sont réellement motivées qu'en raison du caractère industriel donné à l'institution. Au lieu de maisons soumises à une discipline sévère, on a établi des pensions accessibles seulement aux gens riches qu'on a intérêt à retenir en fermant les yeux sur tout ce que les domestiques se sentent tacitement encouragés à introduire. Mais il est évident que les fraudes deviendraient tout à fait exceptionnelles dans de véritables hospices, relevant de l'assistance publique, s'adressant aux classes dans lesquelles l'ivrognerie fait tout justement le plus de ravages et où l'internement pourrait même être rendu obligatoire pour certains cas. Au double point de vue économique et hygiénique, ces asiles devraient prendre la forme de colonies agricoles. Il est malheureusement trop vrai que dans les bas-fonds de la société, le sentiment de la dignité humaine est généralement éteint et qu'on y est même insensible à la réprobation publique. Mais la crainte de l'internement et de la déconsidération aurait au moins une certaine prise sur les couches voisines.

Terminons par une remarque qui ne s'adresse plus

aux ivrognes, mais à tous les consommateurs. La sobriété a besoin de devenir même scrupuleuse chez
ceux qui vivent dans une oisiveté passive, ou qui ont
des occupations sédentaires ou intellectuelles, surtout
chez ceux qui sont obligés de déployer une grande
activité cérébrale. Le manœuvre qui travaille en plein
air peut supporter avec moins de danger une certaine
dose d'alcool. Dans ces conditions, l'activité de la
ventilation pulmonaire débarrasse, par exhalation, l'é-
conomie d'une partie de la substance introduite. L'intelligence se maintenant dans une inertie relative,
l'excitation produite s'use avant tout dans les manifestations de centres moteurs. La dépense musculaire
sert pour ainsi dire de détente. Mais pour l'homme de
cabinet, chez lequel ces moyens d'élimination et d'utilisation font défaut, chez lequel en outre le cerveau est
déjà en état de suractivité et même d'excitation, il
faut peu de stimulant alcoolique pour que le cerveau
s'engage dans la voie pathologique.

moins en ce qui concerne ses habitants, car le scorbut a été observé sur des vaisseaux restés en rade : c'est là un fait qui plaide en faveur de l'origine alimentaire de la maladie ; l'Abyssinie, les îles Canaries, celles du Cap-Vert, des Açores, de Sainte-Hélène, de Ceylan et de la Polynésie.

2° Les contrées qui paraissent être aujourd'hui affranchies du scorbut sont : la Suède, le Danemark et la côte occidentale de l'Afrique. Mais pour ce dernier point la disparition ne date que de l'époque de la suppression de la traite, et des événements récents pourraient bien laisser renaître ce honteux commerce.

3° Les contrées où le scorbut s'est atténué sans disparaître complètement sont : l'Islande, qui doit incontestablement ce résultat à l'introduction des légumes dans la consommation de ses habitants ; les îles Féroé, le nord de la Norwège, la Hollande, la Belgique, l'Angleterre, la France, l'Italie, l'Espagne, le Portugal, l'Allemagne, le Canada, les États-Unis, l'Égypte, surtout vers le Haut-Nil, le Cap, l'Algérie, le centre de l'Afrique, où Cameron l'a contracté sans qu'on puisse savoir toutefois si les indigènes en sont quelquefois atteints ; les îles de Madagascar, Maurice, Saint-Martin, le nord du Japon, l'Australie et la Nouvelle-Zélande.

4° Les contrées où le scorbut règne encore avec intensité sont : la Russie, particulièrement la Finlande, Saint-Pétersbourg, la Crimée et Astrakan ; la Hongrie, particulièrement sur les rives du Danube et de la Theiss, le Banat, la Galicie, la Roumanie, la Turquie d'Europe et la Grèce ; les Guyanes, le Brésil, la Palestine, la Syrie, la côte de l'Arabie, particulièrement

Aden; l'Inde, surtout à Bombay, la Cochinchine, la Chine, surtout Pékin.

Prophylaxie. — La direction principale à donner à la prophylaxie du scorbut dépend essentiellement de la doctrine pathogénique adoptée. Or, la science n'est pas encore tout à fait fixée sur ce dernier point. Les uns regardent, avec Lind, cette maladie comme étant créée par l'humidité. D'autres l'attribuent au froid. Avec ces deux manières de voir, le scorbut devrait trouver place parmi les maladies d'origine météorique et ce serait surtout contre le froid et l'humidité que devraient être dirigées les mesures prophylactiques. Il est un certain nombre de pathologistes qui accusent l'encombrement. Quelques-uns supposent même l'existence d'un miasme spécial. A ce compte le scorbut aurait dû figurer parmi les affections d'origine miasmatique et on devrait recourir surtout à la ventilation et à la dissémination des agglomérations humaines. Grenet prétend que cette maladie puise sa source véritable dans l'état moral des sujets. Pour lui, elle existe dans toutes les circonstances capables d'amener la démoralisation des masses. Le plus grand nombre des auteurs accusent le mode d'alimentation, et le classement que j'ai adopté prouve que je partage leur manière de voir. Mais il n'existe pas encore d'accord au sujet du genre de vice de l'alimentation à incriminer. Colin accuse l'insuffisance de l'alimentation, comme quantité, et l'encombrement n'interviendrait que parce qu'il force à répartir les ressources alimentaires d'un pays sur un plus grand nombre de personnes. D'autres trouvent, encore aujourd'hui, l'appui de l'opinion du public extra-médical, en attribuant le scorbut à l'usage immodéré et presque exclusif des viandes salées. Ce camp comprend du reste des divisions portant sur l'interprétation du mode d'action de la salure. Pour quelques-uns, elle nuirait en substituant les sels de soude aux sels de potasse qui sont indispensables à la constitution de notre sang et de notre chair musculaire. Pour d'autres, elle agirait en augmentant l'alcalinité naturelle du sang. Un troisième groupe suppose qu'elle a pour résultat de dissoudre les hématies et de permettre ainsi à l'hématosine de transsuder. Enfin beaucoup de médecins contemporains, entre autres Delpech, ne voient la cause génératrice du scorbut, ni dans l'insuffisance de la masse de l'alimentation, ni dans la salure, mais dans l'absence de végétaux frais. C'est à cette dernière opinion que nous croyons devoir nous ranger.

Quand on voit le scorbut être endémique et fréquent en Syrie, en Arabie, en Chine, au Maroc; avoir régné autrefois au Sénégal; être beaucoup plus fréquent dans le sud de la Russie que dans le nord, pouvoir prendre naissance spontanément, en Algérie, en Tunisie et même au centre de l'Afrique, on est obligé de reconnaître que la thèse du froid ne peut être soutenue. La répartition géographique de la maladie me semble juger de la même façon la thèse de l'humidité. L'encombrement ne saurait non plus jouer ici le rôle principal. Car c'est là un fait très fréquent, et, en général, il n'engendre que la fièvre typhoïde. Delpech a fait observer avec raison qu'au moment où le scorbut s'est déclaré à la prison de la Santé, cet établissement renfermait beaucoup moins de monde que d'habitude. Rien n'est venu jusqu'ici confirmer l'hypothèse de Villemain

qui fait de cette affection une maladie zymotique et
contagieuse. Elle n'en a pas les allures et le microbe
est encore à trouver. La démoralisation prépare certainement le terrain à toute espèce de maladie. Mais
ce n'est pas une raison pour qu'elle puisse créer le
scorbut de toutes pièces. Car c'est là une condition
morale qui se rencontre à chaque pas, partout, sans
qu'il en résulte un état morbide de ce genre. Les
défenseurs du fort de Bicêtre, les marins de la *Casti-*
glione sur la mer Blanche, avaient toutes les raisons du
monde d'être fatigués et d'être plongés dans une profonde tristesse, les premiers par suite de la situation
critique de la patrie, les seconds par la monotonie d'un
horizon brumeux. Mais, à la Santé, la vie était ce
qu'elle était d'habitude, et bien des épidémies n'ont été
nullement précédées de circonstances déprimantes.
D'ailleurs une maladie qui fait de nombreuses victimes dans une agglomération est bien faite pour y
engendrer la démoralisation, et il est souvent difficile
de dire ce qui a été cause ou effet. L'alimentation
insuffisante peut se rencontrer avec le scorbut; mais
dans tous les pays, il y a des classes déshéritées qui
sont constamment vouées à une disette relative. Elles
ont généralement la misère physiologique, mais non
le scorbut. L'inanition expérimentale ne produit, non
plus, rien d'analogue. La tendance que le scorbut présente à éclater à bord des vaisseaux, dans les villes
assiégées et dans les pénitenciers où l'on consomme
souvent des viandes salées, plaide certainement en
faveur de l'accusation dirigée contre les salaisons, d'autant plus que pour la première circonstance il vient
s'ajouter l'action d'une atmosphère saturée de chlorure

de sodium. Mais en France et dans bien d'autres pays, le paysan ne consomme point de viande de boucherie. Il est vrai que le lard, qui fait la base de son alimentation animale, est fumé ; mais on ajoute généralement la salure à la fumure. En outre, les extra portent sur de la chair musculaire exclusivement conservée dans du sel. Dans les villes, la classe ouvrière, pour sa commodité, se nourrit avant tout de charcuterie. En Amérique, on consomme énormément de porc salé et c'est un des pays où l'on observe rarement le scorbut.

Avec l'idée de l'absence de végétaux verts comme cause principale du développement du scorbut, on se heurte contre bien moins d'objections et d'exceptions qu'avec toutes les autres théories pathogéniques. On s'explique la prédilection de cette maladie pour les vaisseaux où l'équipage vit de conserves. On comprend pourquoi elle respecte les habitants des côtes maritimes, pendant qu'elle ravage le personnel des navires ancrés à quelques centaines de mètres, quoique la température, l'humidité et la salure de l'atmosphère soient les mêmes pour les uns et les autres et que la consommation du poisson de mer soit à peu près équivalente à celle de la viande salée ; parce que sur la terre ferme, il y a presque toujours des ressources suffisantes de légumes frais, tandis qu'à bord on trouve plus économique d'user les approvisionnements de conserves. On comprend aussi pourquoi le fait se produit surtout dans les longues expéditions, puisque l'abstention de légumes frais se trouve être plus prolongée ; pourquoi cela s'observe plus souvent dans les mers du Nord où l'inclémence du climat ne permet pas de profiter des relâches pour faire intervenir un instant des végétaux frais dans l'alimentation ; sur les côtes habitées par des populations sauvages, quelle que soit la latitude, parce que les échanges sont plus difficiles. On s'explique encore pourquoi en France on n'a guère observé la maladie que dans les prisons où on écoule souvent des approvisionnements faits en prévision de l'avenir ; pourquoi, on la voit souvent naître dans les armées en campagne qui suppléent à l'insuffisance des ressources du pays par les conserves que fournit l'intendance, pourquoi, pendant le siège de Paris, les Prussiens qui subissaient l'influence du froid et de l'humidité plus que les défenseurs du fort de Bicêtre et les pensionnaires de la Santé, sont restés indemnes, parce qu'ils avaient à leur disposition les ressources de la campagne, tandis que les assiégés en étaient réduits à l'usage exclusif des conserves ; pourquoi, au contraire, à Sébastopol, le scorbut a respecté les assiégés et frappé les assiégeants, parce que les Russes continuaient à recevoir des aliments végétaux par la voie de terre non investie, tandis que les Français et les Anglais n'étaient ravitaillés que très imparfaitement par la mère-patrie ; pourquoi enfin les bateliers de la Néva n'ont jamais le scorbut chez eux où, à côté de morue salée, ils consomment des raves, des choux, des oignons et des pommes de terre, tandis qu'ils l'ont fréquemment à Saint-Pétersbourg, où, par économie, ils n'achètent jamais de légumes et se contentent de poissons conservés. D'autre part il est évident que l'absence d'aliments végétaux frais doit apporter un trouble considérable dans l'équilibre de la nutrition. Nous sommes nés omnivores et l'on ne saurait supprimer sans de grands inconvénients une des bases principales

de l'alimentation humaine. Mais ce qui pour moi constitue le meilleur argument en faveur de cette interprétation, ce qui a surtout entraîné ma conviction, ce sont
les heureux résultats qu'on obtient en faisant intervenir des tissus végétaux frais, même quand ils ne sont
ni nutritifs, ni comestibles. C'est là un moyen presque
certain de guérir les scorbutiques et de faire cesser
l'épidémie. Il y a longtemps qu'en Islande les habitants luttent avec succès contre le scorbut en mangeant du pissenlit; qu'à Terre-Neuve on se préserve
souvent en buvant une espèce de bière qu'on appelle
Sapinette et qu'on fabrique avec des feuilles de sapin.
Dans une foule de circonstances, le cochléaria, le cresson, de simples citrons ont souvent sauvé la situation.

D'après ce qui précède, il est évident que la prophylaxie doit avoir pour objectif principal et indispensable de conseiller à tous de faire usage de végétaux
frais, ou au moins de leurs sucs, dans les endroits
compromis, ou exposés à l'être, de procurer dans la
mesure du possible ces ressources à ceux dont l'État
a la responsabilité. Dans les expéditions lointaines, on
fera tous les sacrifices possibles pour procurer aux
militaires et aux marins des végétaux frais chaque
fois que les occasions se présenteront ou pourront être
provoquées. On engagera les soldats à créer et à entretenir de petits jardins autour de leurs tentes. Quand
on est pris au dépourvu, il faut se rappeler et dire à
tout le monde que la provenance végétale la plus insignifiante peut rendre d'immenses services et qu'on
doit s'adresser au besoin à toutes les plantes possibles,
pourvu qu'elles ne soient point toxiques. Sur mer on
se créera une excellente ressource en embarquant des

pommes de terre et des oignons qui occupent peu de place et qui, mangés crus, peuvent être d'un très grand secours. Mais ce sont surtout les citrons qui paraissent doués d'une puissante action préventive. Tout vaisseau se rendant dans une contrée sans végétation possible devra emporter un chargement de citrons. En Angleterre, depuis un grand nombre d'années, sur tous les vaisseaux, on fait entrer le jus de citron dans la ration journalière à dater de 15 jours après la sortie du port. Les résultats ont été si complets qu'aujourd'hui la même mesure est devenue réglementaire aussi dans la marine française. A l'exemple de l'Angleterre, le citron naturel est remplacé par un produit commercial appelé *Lim Juice* et préparé avec du sucre et du jus de citron. On donne à chaque matelot, au repas de midi, 14 grammes de cet électuaire avec 42 grammes de sucre et 112 grammes d'eau. Il reste à imiter l'Angleterre jusqu'au bout et à assurer l'exécution de la précédente mesure en rendant le capitaine pécuniairement responsable des infractions commises. De l'autre côté de la Manche, quand des cas de scorbut ont éclaté même à bord d'un navire du commerce, on procède à une enquête, et s'il est prouvé que le capitaine s'est montré négligent, il est condamné à une amende. En France, c'est tout au plus si un officier de la marine de l'État encourt une réprimande. Quant à la marine marchande, en dehors des munitions thérapeutiques qui lui sont imposées, elle échappe complètement à la surveillance administrative.

De ce que l'aliment végétal frais est l'agent de prophylaxie par excellence, il ne s'en suit pas qu'on doive renoncer complètement aux mesures indiquées par les autres théories pathogéniques, car si toutes les autres circonstances pathologiques invoquées ne jouent pas le rôle principal, elles ont du moins pour effet d'apporter un certain concours à l'élément générateur direct. A côté de la question alimentaire il faut donc aussi se préoccuper d'éviter l'encombrement et de satisfaire à tous les besoins d'une bonne hygiène générale. On ne surmènera pas les hommes par le travail. On ne les laissera pas non plus dans une inaction dépressive. On leur procurera des distractions de bon aloi et, sous ce rapport, l'institution des musiques de régiment et de bord constitue un véritable instrument d'hygiène. On évitera de les laisser constamment confinés dans un espace mal aéré. La discipline s'attachera à ne pas être d'une sévérité extrême et tracassière. On veillera à ce que la propreté soit toujours parfaite. On cherchera à atténuer l'action du froid et de l'humidité. On procurera aux hommes des vêtements suffisants et bien compris. Mathelin réclame aussi avec raison qu'on exerce un contrôle efficace sur la marine marchande. Avant le départ du navire, on devrait s'assurer par une inspection rigoureuse de la qualité et de la quantité des vivres, de la bonne installation du bord et du parfait équipement des hommes.

Enfin, quoique dans le monde savant on n'admette pas en général la contagiosité du scorbut, il ne faut pas oublier que le public n'en doute pas et que souvent la science s'est vue, à la longue, obligée de lui donner raison ; il faut songer qu'il en a été ainsi déjà pour la tuberculose. Pourquoi, dès lors, ne pas prendre certaines précautions faciles et non onéreuses, telles que : beaucoup de propreté et de surveillance dans l'usage des ustensiles ; réunir dans une infirmerie ou dans une partie du bâtiment les hommes déjà atteints et supprimer autant que possible les relations avec les hommes sains ; dans le cas de débarquement, placer tous les scorbutiques dans une même salle de l'hôpital, pendant que les valides se dissémineront dans la ville ou la campagne, pour y trouver de bonnes conditions d'alimentation et d'aération. Pour justifier ces derniers conseils, je pourrais m'appuyer sur les assertions de Pétrone qui dit avoir observé des cas de contagion, et sur les expériences de Murri qui, après avoir inoculé du sang de scorbutique à des animaux, a vu se former des macules hémorrhagiques sur leurs oreilles et des foyers sanguins dans divers viscères (1). Mais il est à remarquer que ces animaux avaient été tués par le bulbe et que d'autre part, en clinique, la filiation est souvent difficile à établir.

Béribéri.

En regard du scorbut, que nous venons d'attribuer à la privation de végétaux frais, on peut placer le béribéri qui paraît, lui, être dû au contraire à un régime végétal exclusif et peut-être aussi à l'absence de sel. Cette affection, dans laquelle la note dominante est du côté de la moelle, qui paraît être le siège d'une forme particulière de myélite, offre une surface géographique assez notable.

(1) *Riv. clin. di Bolosi*, avril 1881.

Elle est fréquente à Sumatra, à Java, à Banka, à Amboine, dans les Célèbes et les Moluques, dans le Japon, l'île de Ceylan, sur les côtes du Malabar et de Coromandel dans l'Inde ; à Bahia, à Cuba et dans le Brésil.

Elle se montre aussi, mais rare, en Chine, à Aden, à Maurice.

Partout, les races colorées paraissent plus exposées que la race blanche.

Le rapprochement que je viens de faire entre le béribéri et le scorbut pourra bien être infirmé dans l'avenir. Car l'idée de Leroy de Méricourt et de Rochard, qui regardent le béribéri comme un empoisonnement analogue à l'ergotisme, n'est nullement irrationnelle. Si l'on en croit Lacerda (1), le béribéri pourrait même rentrer dans la catégorie des maladies à microbes. La culture du sang des malades aurait rendu apparents des spores et des filaments. Il a aussi retrouvé le même microbe dans du riz avarié. On ne peut s'empêcher de penser : *trop de microbes*. Le courant tend à devenir trop fort et à nuire à la source réellement scientifique qui l'a fait naître.

En tout cas, dans l'état actuel de nos connaissances à ce sujet, il convient, en tous temps, de remédier aux défectuosités d'alimentation constatées chez les populations qui ont déjà été victimes, d'autant plus qu'au point de vue de l'hygiène générale, ces défectuosités devraient disparaître partout, quand même le béribéri n'aurait jamais existé dans ce bas monde. Partout il faut travailler à procurer à toutes les classes

(1) In *Uniao medico de Rio-Janeiro*, novembre 1883.

une alimentation mixte, saine, suffisante et en rapport avec la somme de travail. Il convient même d'étudier sur place les altérations alimentaires qui paraissent coïncider avec l'explosion de cette affection.

Lithiase urinaire.

Géographie médicale. — Sous le nom de *Lithiase urinaire*, nous comprendrons tous les cas où il se forme dans l'intérieur des voies urinaires des concrétions d'apparence pierreuse, c'est-à-dire aussi bien les cas désignés en clinique par le mot *gravelle* que ceux désignés par le mot *calculs*. La différence entre ces deux espèces de lithiase ne porte, du reste, que sur le volume et un peu sur le lieu de formation ; et encore si les calculs ne peuvent acquérir leur fort volume que dans la vessie, où leur séjour prolongé leur fait jouer le rôle de noyaux de cristallisation, ils ont été presque tous déjà ébauchés dans les reins, de même que les graviers. Mais quel que soit le volume qu'elles atteignent, qu'elles ne fassent que traverser la vessie ou qu'elles y séjournent en y grossissant, toutes les concrétions reconnaissent certainement les mêmes causes de formation et, par suite, sont passibles d'une même prophylaxie. En outre, *a priori*, on peut admettre aussi que la gravelle et la pierre doivent avoir, à peu près, la même géographie ; car une même localité suppose non seulement un même climat, mais encore les mêmes mœurs, un régime et des conditions hygiéniques analogues.

Nous ne pourrons établir cette géographie que d'une manière approximative et cela pour plusieurs

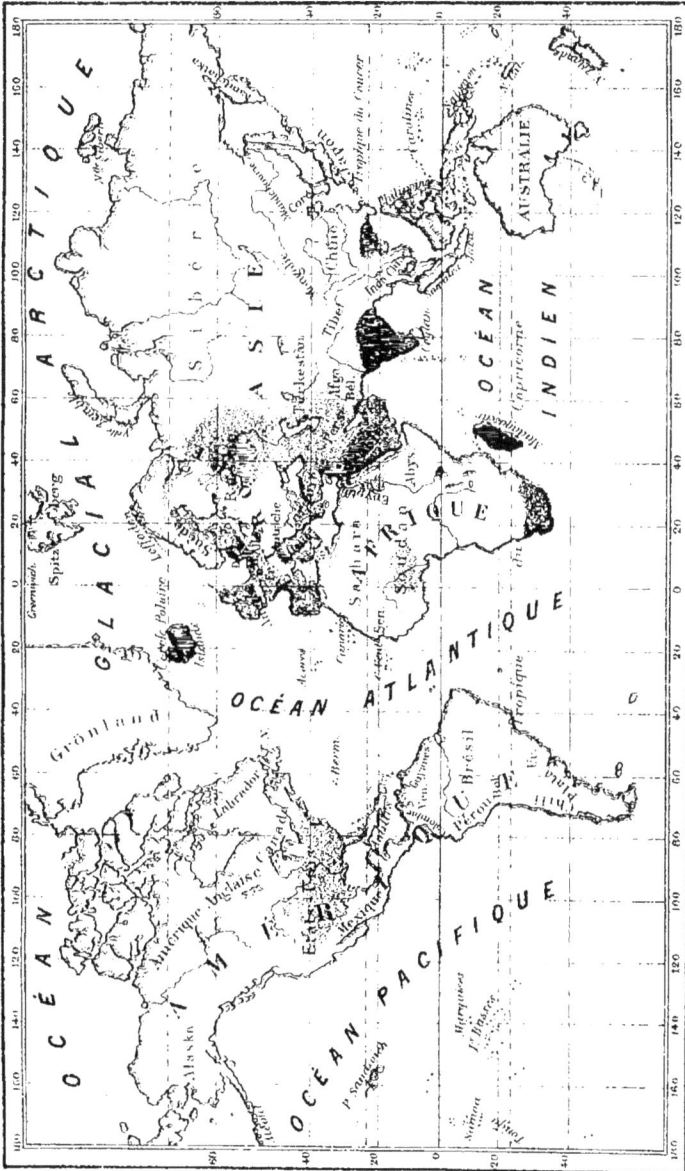

LITHIASE URINAIRE

raisons. Il est d'abord un certain nombre de contrées pour lesquelles on est absolument privé de documents et qu'on n'est cependant pas très autorisé à considérer comme indemnes. Il en est pour lesquelles les relevés fournis ont porté indistinctement sur les cas de gravelle et sur les cas de pierre, tandis que pour d'autres on n'a tenu compte que de ces derniers. Le plus souvent aussi on n'a pu se baser que sur le nombre des tailles et des lithotrities pratiquées, particulièrement dans les hôpitaux. D'autres relevés sont encore moins complets et n'ont inscrit que le chiffre des décès. Or, depuis l'application de la lithotritie, les décès sont beaucoup moins nombreux que lorsqu'on ne pratiquait que la taille. Enfin on ne s'est pas partout servi des mêmes termes de comparaison. Les uns ont donné la proportion des décès par lithiase dans les décès généraux. D'autres ont rapporté le chiffre des calculeux à celui des habitants. Malgré toutes ces causes d'erreur, il n'en est pas moins utile de dresser la géographie de la lithiase telle qu'on peut l'établir avec les documents acquis, car, même avec cette imperfection actuelle, elle peut éclairer notablement la pathogénie et la prophylaxie de cette affection.

Les pays pour lesquels les renseignements font complètement défaut sont le Groënland, le Spitzberg, le Nord de la Sibérie et la plus grande partie de la Chine. Les pays qui, d'après les renseignements reçus, paraissent être affranchis de lithiase, sont les Guyanes, le Pérou, les îles de l'Océanie, la Nouvelle-Zélande, la Castille et le territoire de Madrid, la Chine méridionale à l'exception de Canton.

Partout ailleurs on rencontre des calculeux, mais dans des proportions très variables. Dans tous les pays, la répartition est très irrégulière et il en est plusieurs qui offrent quelques points très limités, presque entièrement indemnes. D'une manière générale, on peut dire que ce sont l'Europe et l'Amérique du Nord qui fournissent le plus de calculeux, comme chiffre absolu. Mais cela tient à ce que c'est là que la population est la plus dense, et que les relevés statistiques ont été le plus complets.

En Europe, le pays le plus frappé, relativement à son étendue et à sa population, est incontestablement l'Islande, puisque sur dix mille décès il y en a vingt occasionnés par la pierre. Les îles Feroë ont pu long-temps être mises sur le même rang, mais leur situation s'est singulièrement améliorée depuis un certain nombre d'années.

Au second rang se place le Danemark, avec une prédominance très marquée pour Copenhague.

Quoique la moyenne générale de la Russie ne soit pas très élevée, le centre de cet empire offre cependant le maximum du continent européen. Les provinces orientales comptent aussi beaucoup de calculeux. Par contre ils sont très rares dans les provinces Baltiques et dans les provinces méridionales.

En Angleterre, laquelle peut être classée immédiatement après, on trouve des régions qui sont beaucoup plus favorisées que le reste du pays. Le district d'Hereford se montre même tout à fait exempt. Les deux districts les plus frappés sont ceux du Yorkshire et du Devonshire. Les calculeux sont aussi très nombreux en Écosse, particulièrement à Aberdeen. L'Irlande est au contraire favorisée, car elle compte trois fois moins de calculeux que l'Écosse. L'ordre du classement nous conduit de là vers le midi de l'Europe, en Espagne et en Italie. Pour ce dernier royaume il est surtout frappé dans sa partie septentrionale, c'est-à-dire dans tout le Lombard-Vénitien et plus particulièrement dans les territoires de Brescia et de Mantoue. Venise, au contraire, est toujours restée favorisée. Turin, qui autrefois était très atteint, gagne du terrain de jour en jour depuis l'époque contemporaine. Dans le reste de l'Italie, une seule ville est touchée à un haut degré, c'est Naples. Partout ailleurs la fréquence est moyenne, et on peut dire que la maladie devient exceptionnelle à Rome et à Gênes. Comme nous l'avons déjà indiqué, l'Espagne possède deux contrées vierges au point de vue de la lithiase, la Castille et le territoire de Madrid. Mais partout ailleurs, la maladie est fréquente. Cette fréquence est, peut-être, encore plus marquée aux îles Baléares.

Viennent ensuite la Bavière et la Hollande. La Bavière offre le regrettable privilège de faire tache dans l'Allemagne, d'autant plus qu'elle est voisine de la Forêt-Noire, où l'affection est presque inconnue. Les points qui sont les plus frappés sont Munich, Ulm et toutes les rives du Danube bavarois ainsi que les Alpes de Souabe. La Hollande qui, autrefois, tenait la tête de beaucoup sur les autres États européens, s'est améliorée considérablement. Malgré le chiffre de douze décès sur dix mille décès généraux que Lombard a trouvé pour Amsterdam, on peut dire que la situation est très bonne pour l'ensemble du pays.

La France occupe aujourd'hui un rang avantageux.

La Lorraine et le Barrois qui, dans les siècles derniers, étaient réputés pour le nombre de leurs calculeux, en ont bien moins aujourd'hui, si l'on en juge d'après les opérations pratiquées dans les hôpitaux de ces anciennes provinces. Il y a toutefois une cause d'erreur qu'il importe d'autant plus de signaler qu'elle a dû se reproduire pour d'autres régions. Autrefois les malades ne se déplaçaient pas aussi facilement qu'aujourd'hui. Ils se faisaient opérer sur place. Actuellement, même dans des classes d'une aisance au-dessous de la moyenne, la plupart des individus atteints de la pierre se rendent à Paris. En outre il y a en Lorraine une ville qui a joué autrefois le même rôle que Paris pour la pierre ; un médecin ou plutôt une dynastie de médecins de Lunéville ayant acquis une grande réputation pour la taille, on créa dans cette ville un hôpital tout spécial qui servit longtemps de noyau d'attraction. J'ajouterai enfin, comme nouvelle preuve de l'insuffisance des statistiques, qu'il y a aux environs de Nancy plusieurs villages dont presque tous les habitants sont graveleux. Quoi qu'il en soit, ces statistiques indiquent que la pierre est surtout fréquente dans l'ouest de la France, depuis Nantes jusqu'à Bordeaux.

On peut dire que la lithiase est assez rare dans tous les autres États européens, surtout en Suisse et en Grèce. En Belgique, dans la capitale, Bruxelles, qui centralise à peu près toutes les opérations, on ne compte que deux décès par lithiase sur dix mille décès généraux. En Allemagne il n'y a qu'un point où la pierre soit réellement fréquente, c'est un territoire assez restreint du duché d'Altenbourg, dans la vallée de la Pleiss. Toute l'Autriche se montre assez réfractaire à cette maladie. En Turquie d'Europe, il n'y a que deux provinces frappées d'une manière notable, la Macédoine et la Thessalie.

Les renseignements que nous possédons sur l'Afrique sont naturellement beaucoup moins complets et moins sérieux que ceux relatifs à l'Europe. Ainsi, même pour l'Algérie, la Tunisie et le Maroc, on se trouve en présence d'assertions contradictoires, les uns affirmant que la lithiase y est très fréquente, d'autres qu'elle y est au contraire rare. On est toutefois certain que dans l'île de Madagascar les Howas sont très souvent atteints ; qu'il en est de même pour les Fellahs de la Basse-Égypte, pour les habitants du Cap et de l'Abyssinie, mais que les populations des côtes occidentales de l'Afrique sont à peu près préservées. Livingstone avait prétendu que la maladie était inconnue dans le centre du continent africain ; mais le Dr Quentin a démontré depuis, qu'elle était au contraire très fréquente, du moins dans le Soudan occidental.

L'Asie est incontestablement moins bien partagée que l'Afrique. C'est même une de ses plus importantes contrées qui fournit le maximum général. La lithiase est en effet excessivement fréquente dans l'Inde. Elle s'y montre croissante à mesure qu'on s'approche des hauts plateaux. Il y a même cette particularité que les calculs y acquièrent un bien plus fort volume que partout ailleurs. Ce résultat tient d'autant plus aux conditions du pays, que les régiments européens qu'y envoie l'Angleterre y sont bientôt aussi frappés que les indigènes. Par contre, elle ne paraît exister à un haut degré que dans un seul point de la Chine, à Canton. Mais il est bon de dire que l'immunité de cet immense empire n'est peut-être qu'apparente, car les renseignements manquent pour les parties peu accessibles aux Européens. Il est parfaitement établi qu'elle est fréquente en Asie mineure, en Syrie, en Mésopotamie, en Perse, sur tous les bords de la mer Caspienne ; dans l'Afghanistan et en Arabie.

A part quelques cas observés en Australie, l'affection paraît être inconnue dans l'Océanie. Il faut reconnaître toutefois que les renseignements obtenus sont peut-être très insuffisants.

L'Amérique peut être considérée aussi comme très privilégiée. Nous avons déjà cité d'immenses étendues de territoires qui sont presque indemnes. Ajoutons que partout ailleurs elle ne se montre que d'une manière modérée, même au Canada et dans les États-Unis, qui sont les parties les plus frappées. Aux États-Unis, les États du Sud sont plus atteints que ceux du Nord. L'affection est rare au Mexique, aux Antilles et au Brésil.

Après ces données générales basées sur la confrontation de tous les documents, il ne sera pas sans utilité de reproduire les tableaux partiels publiés par quelques auteurs :

Premier tableau, donné par Lombard.

Localités.	Décès par lithiase sur 10,000 décès généraux.	Localités.	Décès par lithiase sur 10,000 décès généraux.
Islande	20.0	Russie	5.0
Copenhague	13.0	Glascow	4.2
Amsterdam	12.0	Riga	3.4
Autres villes danoises	9.0	Hollande	3.3
Christiania	8.0	Hambourg	2.4
Edimbourg	8.0	Bruxelles	2.0
France	7.0	Turin	1.6
Genève	6.0	Francfort	0.6
Angleterre	6.0	Berlin	0.3
Norwège	5.0		

Deuxième tableau, donné par Spinger.

Localités.	Proportion de calculeux opérés année moy. par 100,000 hab.	Localités.	Proportion de calculeux opérés année moy. par 100,000 hab.
Basse-Autriche	0.70	Tyrol	0.14
Bohême	0.26	Galicie	0.04
Haute-Autriche	0.21	Illyrie	0.03
Moravie	0.19	Dalmatie	9.63
Styrie	0.10		

Troisième tableau, donné par Cyriale.

Localités.	Proportion de calculeux pour 100,000 hab.	Localités.	Proportion de calculeux pour 100,000 hab.
Landes	0.35	Seine-et-Marne	7.26
Sarthe	2.46	Deux-Sèvres	8.57
Lot	2.81	Aube	9.33
Tarn	2.86	Haute-Marne	15.61
Lozère	3.619	Var	16.71

Quatrième tableau, donné par le Dr Hirsch.

Localités.	Population.	Décès par lithiase.	Moyenne annuelle pour 100,000 hab.
Boston, 1831, 1839	2.000.000	34	1.7
New-York, 1805, 1836	5.036.000	102	2.0
Philadelphie, 1807, 1830	2.873.000	55	2.6
Baltimore, 1836, 1854	225.000	44	2.0

Prophylaxie. — On a accusé tour à tour la chaleur et le froid. On a même été jusqu'à faire une supposition tout à fait absurde. On a dit que les températures basses diminuaient la solubilité des principes solides, comme si la chaleur animale ne restait pas approximativement la même sur toutes les latitudes. D'ailleurs, l'examen géographique que nous venons de faire montre que la température n'exerce ici aucune influence. On rencontre des calculeux sur toutes les zones du globe terrestre. Le maximum peut se réaliser sur toutes les latitudes, puisqu'il existe à la fois en Islande et dans l'Inde.

Il arrive souvent que de deux contrées limitrophes, ayant par conséquent des conditions isothermiques, l'une est presque indemne et l'autre très frappée, comme la Forêt-Noire et la Bavière. On voit aussi, avec les mêmes conditions climatériques, des territoires ne jamais connaître la lithiase au centre même d'une contrée fortement éprouvée sur tous ces points, comme la Castille en Espagne. Il est donc impossible de rattacher la lithiase à des causes d'ordre météorique ; et si, pour d'autres raisons, il y a parfois lieu de quitter une localité déterminée, il n'y a jamais lieu de changer de climat.

En combinant les données géographiques avec la connaissance des mœurs des populations, on est conduit certainement à accuser avec plus de raison le régime ; cela ressort des impressions des médecins des localités où la lithiase est particulièrement marquée, et même du sentiment public. Ainsi le Dr Quentin n'hésite pas à attribuer la lithiase propre au Soudan occidental à l'alimentation trop animalisée des peuplades de cette contrée et à la vie sédentaire que leur imposent les ardeurs du climat. Il en est de même pour les Howas, dont la nourriture est exclusivement animale. Dans l'Inde on accuse aussi le régime, quoiqu'il s'y présente avec des conditions tout opposées. En effet il y pèche par sa nature presque exclusivement végétale et par son uniformité. Aux îles Baléares, les médecins accusent l'habitude qu'ont les habitants de boire très peu d'eau ; de son côté le Dr Beketowen attribue la lithiase du centre de la Russie : 1° à ce que les eaux d'alimentation sont fortement chargées de sels calcaires ; 2° à ce que les habitants font abus d'une boisson acide appelée kwas ; 3° enfin à ce que leur alimentation est avant tout végétale. Le Roy d'Étiolles explique la diminution étonnante réalisée en Hollande à l'accroissement incessant de la richesse nationale qui permet au peuple de se procurer une nourriture meilleure et plus variée, du thé et du vin. De même pour le district d'Hereford, dont nous avons signalé l'immunité, on peut dire que la fertilité du pays maintient l'alimentation générale dans de très bonnes conditions de variété et de qualité ; tandis que dans les districts les plus frappés de l'Angleterre on consomme beaucoup de seigle, de pommes de terre, de légumes, de fruits peu mûrs et de cidre.

. Au premier abord il paraît bien difficile de concilier ces diverses interprétations entre elles. On est même tenté de leur refuser toute confiance, tant elles sont souvent contradictoires. Mais la difficulté s'efface bientôt, si l'on tient compte des divers facteurs chimiques des calculs et du mécanisme probable de leur formation. Trois substances chimiques paraissent jouer des rôles de premier ordre dans cette formation, ce sont : l'acide urique, l'acide oxalique et la chaux. Souvent elles concourent simultanément à la production des formations, mais toujours avec prédominance de l'une d'elles, ce qui a conduit à classer les calculs d'après leur composition. Or, c'est tout justement le régime qui travaille, pour une large part, à amener l'excès de ces substances. Mais les diverses espèces de calculs ne puisent pas leur origine dans les mêmes conditions de régime.

La chaux, pour laquelle les aliments nous apportent déjà un contingent quotidien, nous est souvent apportée en excès par l'eau de la boisson. Cette chaux sollicite les acides du sang avec lesquels elle forme des sels presque insolubles. Son affinité arrête peut-être la combustion de l'acide urique en le fixant et en empêchant sa transformation en urée. Elle agit probablement d'une façon analogue sur l'acide oxalique, quand le sang en renferme. Les eaux qui sont trop chargées de matières calcaires le doivent évidemment aux couches de terrain qu'elles traversent. Mais comme les terrains changent souvent de nature, même dans un assez court rayon, on comprend pourquoi il peut y avoir des localités qui forment îlot au milieu d'une contrée, soit par leur immunité, soit comme fréquence.

Dans cette dernière circonstance, il convient toujours d'analyser d'abord les eaux d'alimentation ; et si l'analyse justifie les prévisions, on doit recommander aux municipalités d'aller capter les eaux plus loin et de les amener sur place par des conduites closes ; ou si la chose n'est pas possible, de recourir encore plutôt à des citernes bien installées.

Il est à remarquer toutefois que, malgré le changement d'eau, le danger ne saurait être toujours conjuré parce que les légumes et les fruits subissent aussi le contre-coup de la nature calcaire du sol, les eaux de pluie que les radicules absorbent se chargeant probablement des sels du sol. Dans le canton des environs de Nancy dont j'ai parlé plus haut, le médecin de la circonscription ayant vu la situation de plusieurs habitants s'améliorer par l'abandon définitif des lieux, conseilla à ceux qui étaient attachés au sol de ne plus boire d'eau. Ils profitèrent du conseil pour ne boire que du vin du pays et, au point de vue de la gravelle, les choses ne changèrent pas beaucoup. Ici l'hygiène est à peu près désarmée, car à la campagne, tout le monde vit avant tout de ses produits de jardinage. Heureusement que dans les plantes il se fait une espèce de sélection physico-chimique qui, généralement, atténue les inconvénients du terrain. En tout cas, à ceux qui sont déjà atteints et qui peuvent s'expatrier, le médecin ne doit pas hésiter à donner le conseil de le faire.

Pour que des calculs se forment, il ne suffit pas de l'introduction dans l'économie d'un excès de chaux non utilisable. Elle ne fait que fournir la base et placer l'organisme dans des conditions plus favorables à leur formation. En dehors des conditions personnelles et héréditaires qui donnent à la nutrition une direction en faveur de la production et que nous ne pouvons constater que par les résultats, ce qu'il faut aussi, ce sont les acides organiques enclins à se précipiter avec la chaux. Voilà pourquoi, avec le même terrain géologique, les mêmes boissons et les mêmes aliments, il n'y a jamais qu'une fraction des habitants atteints et que, même malgré l'afflux des matières calcaires, il peut n'y en avoir aucun. Mais s'il n'est pas possible d'éviter les inconvénients calcaires des productions végétales de certaines contrées, il y a lieu du moins de tenir compte partout, dans le régime à imposer aux calculeux, de la richesse relative des aliments. D'après Moleschott, la chair musculaire en renferme très peu, 1,80 sur 100 parties de cendres. Par contre le lait est l'aliment qui en apporte le plus, 17,34. Les œufs en

donnent 13,62 pour le jaune et 2,90 pour le blanc. Le
pain de froment n'en donne que 1,97, tandis que le
pain de seigle en fournit 2,91. Parmi les légumes ce
sont les asperges qui en contiennent le plus, 15,91;
puis la salade, 10,40; les navets, 9,76; les lentilles, 6,34;
les haricots, 5,91; et les pommes de terre, 3,35. Parmi
les fruits les fraises seules en renferment d'une manière
notable.

L'acide urique est un des facteurs les plus constants
des concrétions urinaires. Non seulement il peut en
constituer la masse, mais il figure aussi dans toutes
les autres espèces de calculs. La physiologie nous
apprend que cet acide est incontestablement un produit
de désassimilation des matières albuminoïdes. Mais
elle est restée jusqu'ici incapable de nous faire savoir
quelles sont les matières albuminoïdes qui, en brûlant,
lui donnent particulièrement naissance; dans quels
organes il se produit et même par quels états intermédiaires les matières albuminoïdes passent avant de
devenir de l'acide urique; théoriquement, on est
cependant autorisé à penser qu'en s'oxydant de plus
en plus les matières deviennent successivement, de la
guanine, de la sarcine, de la xanthine, et enfin de
l'acide urique. Il est possible qu'elles passent aussi
par les états de leucine et de glycocolle. Enfin il est un
point plus important pour nous sur lequel la physiologie expérimentale est aussi fixée, c'est que la quantité
d'acide urique produite et éliminée augmente sous
l'influence d'un régime exclusivement animal et qu'elle
diminue au contraire sous l'influence d'un régime
exclusivement végétal; enfin qu'elle augmente encore
sous l'influence d'un régime mixte surabondant. On

comprend dès lors pourquoi on a pu attribuer la fréquence de la lithiase, chez les Howas et chez les peuplades du Soudan oriental, à ce qu'elles se nourrissent exclusivement de viande. Il est vrai que la même fréquence se retrouve dans des populations dont l'alimentation est purement végétale. Mais ici cela tient à ce que, comme nous le verrons, c'est l'acide oxalique qui intervient, de sorte que la contradiction n'existe pas en réalité. En outre, les végétaux ne sont pas sans engendrer de l'acide urique, puisque l'urine des végétariens en renferme et que ce n'est que chez les herbivores animaux que cet acide est remplacé par l'acide benzoïque. Or, si un poids donné de végétaux en fournit moins que le même poids de viande, une grande quantité de végétaux peut fort bien produire un certain excès d'acide urique.

Du reste, dans l'état actuel de la science, l'hygiéniste ne doit pas s'en tenir aux enseignements positifs de la physiologie pure et aux analyses rigoureuses. Il doit, ici, se baser encore plutôt sur les résultats d'une observation presque grossière, sur la formation de dépôts pulvérulents dans le vase de nuit, puisque c'est déjà un commencement de réalisation d'un état pathologique, de ce qui pourrait bientôt s'appeler lithiase. Or l'observation nous montre que ces dépôts, constitués avant tout d'urates, se forment dans les circonstances suivantes :

1° Lorsque l'équilibre de la nutrition intime est troublé par un mouvement fébrile, soit essentiel, soit symptomatique. Autrefois, alors qu'on croyait que les mutations chimiques étaient enrayées par la fièvre, on s'expliquait l'apparition des dépôts en disant que la

combustion se faisant incomplètement, les matières
albuminoïdes ne pouvaient pas arriver jusqu'au degré
d'oxydation plus élevé qui constitue l'urée. Aujourd'hui
qu'on reconnaît que l'élévation de la température
fébrile est due à l'activité plus grande des combustions,
on pense que la désassimilation est tellement rapide
que l'oxygène du sang n'est pas suffisant pour brûler
plus complètement la grande quantité de combustibles
qu'il reçoit;

2° Lorsque l'économie reçoit par le fait de l'alimentation une trop grande quantité de matières albuminoïdes, d'origine animale surtout, théoriquement on
explique le fait en disant que l'excès d'aliments introduit
dans le sang trop de combustibles; que l'oxygène, obligé
pour ainsi dire de se partager, ne peut plus les oxyder
assez pour les transformer en urée et que la combustion
s'arrête à une phase intermédiaire représentée par
l'acide urique;

3° Lorsque la vie est trop sédentaire et qu'il y a
absence d'exercice en plein air. Cette condition d'existence conduit en effet au même résultat, mais par une
autre voie et d'une façon moins prononcée. Ici, c'est
l'oxygène qui n'arrive plus en quantité suffisante pour
amener les matériaux combustibles à l'état d'urée,
quoiqu'ils ne soient pas par eux-mêmes surabondants.
Ce qui manque alors, c'est la ventilation soufflant le
feu. Il est vrai que l'histoire naturelle nous montre
deux faits incontestables qui ne sont point favorables à
cette interprétation. Les reptiles et les oiseaux n'éli-
minent que de l'acide urique et en quantité considérable. Or, si les mouvements de la vie sont en effet
excessivement lents et incomplets chez les premiers,

l'activité de la vie de nutrition et de relation est portée
à un très haut degré chez les seconds.

Ces interprétations théoriques, comme celles qui
précèdent et celles qui vont suivre, importent fort peu
du reste. La formation des dépôts dans les circonstances
indiquées n'en reste pas moins un fait acquis.

Mais ce qui produit surtout l'excès des urates et leur
précipitation, c'est la combinaison de ces deux conditions, alimentation surabondante et défaut d'aération,
combinaison qui, dans la vie sociale, se réalise souvent.
Car l'aisance qui crée les moyens et les habitudes de
bonne chère produit aussi l'oisiveté, ou se trouve liée
à des fonctions rendant la vie sédentaire. Le même fait
peut se rencontrer aussi chez les sauvages, puisque les
peuplades du Soudan oriental qui consomment trop
de viandes sont aussi souvent condamnées à l'inertie
par les ardeurs de leur climat;

4° Lorsqu'il y a eu accidentellement grande fatigue
et surtout surmènement musculaire. Ici, on peut encore
supposer que la désassimilation des muscles et les
combustions du sang ont débordé l'approvisionnement
en oxygène;

5° Lorsqu'il y a eu abus d'alcooliques. Il est à peu
près établi que l'intoxication par l'alcool amoindrit
l'activité des combustions. Le feu végète;

6° Je crois pouvoir indiquer une dernière circonstance qui m'a paru prédisposer aussi aux dépôts urinaires et qui explique pourquoi ceux-ci se rencontrent dans
les classes pauvres qui se nourrissent mal. Il est très possible que les aliments de mauvaise qualité ne soient pas
susceptibles de subir une combustion complète et normale. Ici, c'est la qualité du combustible qui fait défaut.

Il arrive souvent que les conditions précédentes ne produisent point ces dépôts, mais cela n'infirme en rien ce que nous venons de dire. Car, dans ces cas, ou l'acide urique abandonne la voie rénale, ou il est remplacé par une autre forme chimique, au milieu de l'aberration de la nutrition. La chimie biologique nous donne en effet comme probables les transformations suivantes : une partie de l'acide urique peut se transformer en alloxane avant de passer à l'état d'urée, d'acide carbonique et d'eau ; une autre partie peut devenir de l'allantoïne qui se retrouve même habituellement dans l'urine des enfants. On provoque, du reste, directement son apparition par l'administration de l'acide urique. L'acide parabanique paraît aussi pouvoir se substituer à l'acide urique.

Sur le terrain clinique, il existe entre un certain groupe de maladies une relation qu'aucun observateur sérieux ne saurait contester. La goutte, la gravelle, le diabète, l'albuminurie, l'herpétisme, l'asthme semblent être les produits d'un même vice de nutrition, héréditaire ou acquis. On voit souvent ces divers genres de manifestation se substituer les uns aux autres à travers les générations, ou se répartir entre les diverses branches d'une même génération, ou même alterner au nombre de 2 ou 3 chez un seul individu. Or le seul fait matériel commun à toutes ces maladies, à physionomies si différentes, c'est la tendance aux dépôts urinaires avec excès d'acide urique. Toutefois les dépôts diminuent et disparaissent même souvent pendant le paroxysme des manifestations, excepté dans le cas de lithiase, de goutte et encore, dans cette dernière affection, une partie des urates, au lieu d'être éliminés par les reins, vont imprégner les tissus articulaires et former des tophus. Il y a une certaine rétention des urates. Dans le diabète et l'albuminurie, les dépôts, tout justement, ne se montrent qu'exceptionnellement, lorsque le sucre et l'albumine diminuent. Il semble que la même perturbation nutritive puisse aboutir à des déchets chimiques différents. On comprend dès lors que le même vice de régime ne conduise pas toujours à la lithiase ; que dans certaines contrées, dans certaines races, certaines populations, il puisse amener de préférence les autres modes de manifestation. Mais il n'y a que plus de raisons pour maintenir la nutrition dans un juste équilibre par un régime mixte varié, de bonne qualité et proportionné à la dépense ; pour renoncer à la vie sédentaire ou chercher à atténuer ses effets par un exercice systématique : promenades, équitation, escrime, gymnastique de chambre.

L'acide oxalique joue un rôle considérable dans la formation des calculs. En effet, les concrétions d'oxalate de chaux dominent dans le centre de la Russie. Elles renferment seulement un petit noyau d'acide urique. Il en est de même en Souabe, dans les districts les plus frappés de l'Angleterre. Cette substance nous est apportée en nature par un assez grand nombre d'aliments : l'oseille, les tomates, le cresson, les vrilles de la vigne qui en communiquent au vin, les haricots verts, les groseilles rouges, les oranges, la pulpe des pommes et des poires, les raisins de malaga frais, les fruits encore verts, les petits pois, le céleri, le navet, la levure de bière, les bières mousseuses. En outre, elle paraît pouvoir se former dans l'économie aux dépens de tous les acides végétaux lorsque les oxydations sont incomplètes et entravées par une cause quelconque. Alors ces acides, au lieu de brûler jusqu'à devenir des carbonates, passent en partie à l'état d'oxalates plus pauvres en oxygène que ces derniers. Ce sont les groseilles qui renferment le plus de ces acides libres : sur 1,000 parties, 16,82 ; puis les fraises, 13,63 ; les cerises 10,20 ; les pommes, 6,91 ; les prunes, 9,21. Les poires sont les fruits qui en renferment le moins, 0,31.

Le sucre ingéré pourrait suivre aussi la même voie. L'acide oxalique peut encore se former aux dépens de l'acide carbonique des boissons gazeuses. Du reste, dans les laboratoires, il figure parmi les produits de décomposition de presque toutes les substances organiques azotées ou non azotées, albuminoïdes, graisses, hydrocarbonées, acides gras volatils, acides gras de la série oléique et glycérique. Enfin l'acide urique peut lui-même se transformer en acide oxalique, lorsque sa marche vers l'état d'urée manque d'énergie. Freerichs, ayant fait des injections intraveineuses avec de l'acide urique chez des animaux, a vu augmenter la proportion d'oxalate de calcium dans les urines. Ces données biologiques et chimiques concordent parfaitement avec celles de la géographie. Les contrées de l'Angleterre où la lithiase se montre des plus fréquentes et formée par de l'oxalate de chaux sont misérables et ne produisent que des pommes et des poires. Les habitants se nourrissent de seigle, de pommes de terre et de légumes ; ils boivent du cidre aigre renfermant beaucoup d'oxalate de chaux.

D'une manière générale, on peut dire qu'avec les mêmes dispositions personnelles, l'abus de la viande donne des calculs uratiques, tandis que celui des végétaux en donne d'oxalate. On peut dire que partout les calculs oxaliques constituent le genre de lithiase des classes pauvres, et que les calculs uratiques constituent au contraire le genre de lithiase des classes aisées. C'est à l'économie politique de défendre la cause des contrées misérables en indiquant les voies qui augmentent la richesse publique ; mais, en tout pays, ceux qui sont atteints de calculs doivent, pour éviter de fournir à ceux-ci des moyens d'accroissement, s'abstenir des aliments que nous venons d'indiquer comme apportant soit de l'acide oxalique tout formé, soit des substances susceptibles de lui donner naissance.

A côté de ces trois principaux facteurs chimiques des calculs, nous devons, pour ne rien négliger, indiquer une substance qui, très exceptionnellement, se trouve former des concrétions, c'est la cystine. Pelouze et Fremy la considèrent comme un dérivé de l'acide urique. Mais le seul fait en faveur de cette opinion, c'est qu'on voit chez certains malades la gravelle de cystine succéder à la gravelle urique ; Bird, de son côté, suppose qu'elle serait le résultat de l'addition de l'élément soufre aux éléments ordinaires de l'acide urique et de l'urée. Ce serait une aberration de la désassimilation dans laquelle les tissus élimineraient aussi par la voie urinaire le soufre qu'ils peuvent renfermer. Au fond, nous ne savons rien sur l'origine de la cystine et sur les produits qui peuvent la précéder ou la suivre ; tout ce que l'on sait, c'est qu'elle se rencontre fréquemment dans l'urine des chiens.

Dans la pathogénie de la lithiase, il y a aussi à tenir compte d'éléments d'ordre mécanique. Tout ce qui tend à prolonger le séjour des urines dans la vessie favorise naturellement la précipitation des matières peu solubles de l'urine. En outre, l'urée a le temps de se décomposer et de donner ainsi naissance à du phosphate ammoniaco-magnésien qui se précipite entraînant souvent avec lui des urates et des oxalates. Le fait se produit souvent dans les cas de rétention par paralysie ou obstacle organique. Rey (1) attribue les calculs des Hindous en partie à la position qu'ils ont adoptée pour l'acte de la miction. Ils se tiennent accroupis sur leurs talons, de telle sorte que le bas fond de la vessie doit se vider difficilement. Il est possible que cet auteur s'exagère l'influence de cette habitude, mais les Hindous ne pourraient que gagner en y renonçant.

Il est dans la vie sociale deux circonstances plus générales qui méritent une certaine attention. Les enfants retiennent souvent leurs urines, soit parce que les instituteurs, craignant d'être dupes de demandes non motivées, ne laissent point sortir leurs élèves, soit aussi parce que ceux-ci, entraînés par leurs jeux, remettent à plus tard ce que réclame la nature. Il est d'autant plus nécessaire de remédier à ces mœurs scolaires et infantiles que les enfants sont encore assez souvent atteints de cristaux d'oxalate.

Les femmes, en vertu des exigences de la société, sont aussi forcées de retarder la miction pendant de longues heures. Cependant, il faut le reconnaître, elles sont moins sujettes que les hommes à la gravelle. Pour tout le monde, il y aurait un intérêt hygiénique à ce que les compagnies de chemins de fer rendissent plus facile l'accomplissement de cette fonction, en organi-

(1) *Annales d'hygiène*, août 1883, t. X, 3e série.

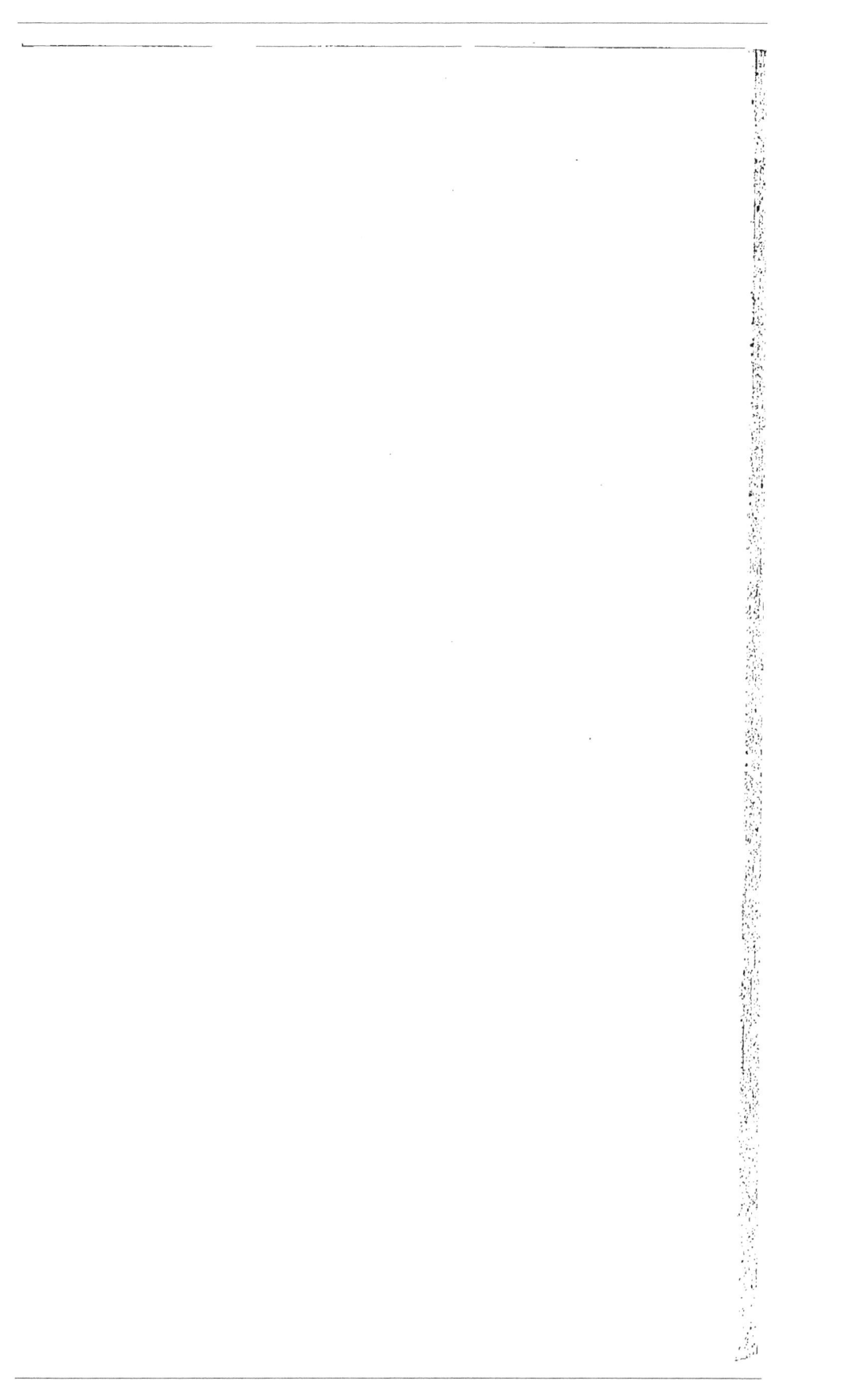

GOUTTE

sant mieux les temps d'arrêt et en dotant tous les quais d'établissements indispensables.

En résumé, la formation des calculs suppose presque toujours le concours de diverses circonstances : en première ligne, des conditions organiques liées à l'hérédité, à l'âge et aux idiosyncrasies ; en second lieu, un régime pouvant par sa qualité et sa quantité amener d'une part un excès de chaux (ce qui n'est peut-être pas indispensable) et, d'autre part, un excès d'acide urique ou d'acide oxalique ; enfin une vie trop sédentaire et toutes les causes capables de troubler l'équilibre de la nutrition. Comme chacune de ces causes ou circonstances peut ajouter son action à celle des autres, il convient d'écarter du régime de tous les calculeux tout ce qui peut faire naître ces circonstances ; tous doivent se faire une loi de se soumettre à un régime mixte, d'éviter les excès de viande et de légumes, de s'abstenir de toutes les substances que nous avons reconnu apporter un excès de chaux ou d'acide oxalique ; de se livrer à un exercice modéré et de ne jamais résister au besoin d'uriner. Toutes ces règles s'imposent encore plus à la race caucasique qu'à toutes les autres, car elle est plus fréquemment atteinte.

Goutte.

Géographie médicale. — La géographie de la goutte est encore plus difficile à établir que celle de la lithiase ; car, si pour cette dernière beaucoup de cas restent méconnus, on peut du moins penser que les calculeux, éprouvant des souffrances notables, vont frapper à la porte d'un hôpital et sont généralement inscrits dans les statistiques scientifiques et administratives. Quant à ceux à qui leur position permet de se faire soigner à domicile, ils constituent en général des sujets d'observation assez sérieux pour que l'opérateur s'empresse de publier quelque part ses résultats. Il y a donc là une base commune à tous les pays, qui donne une certaine valeur à une carte de fréquence relative. Pour la goutte, il est loin d'en être de même. Les goutteux sont rares dans les classes pauvres et ouvrières. On ne va pas non plus à l'hôpital pour la goutte. On en est même venu à ne plus consulter le médecin. On ne publie guère d'observations isolées de goutteux. On n'en fait figurer que dans des monographies développant une thèse spéciale, où elles se montrent comptées et triées. Malgré cette absence d'état civil pathologique, on peut néanmoins, en se basant sur ces monographies et sur les impressions des médecins des diverses régions, dresser une carte peu rigoureuse, j'en conviens, mais offrant déjà de l'intérêt et pouvant servir d'esquisse provisoire, en attendant que la science puisse fournir des données plus complètes.

L'Islande, qui se place au premier rang pour la lithiase, ne présente presque point de goutteux, ce qui semble indiquer que, lorsque l'excès d'urates trouve une issue facile du côté des reins, il ne tend pas à provoquer des dépôts disséminés dans les tissus et, par suite, la goutte. La Russie semble au premier abord venir à l'appui de la même thèse ; car, tandis que les calculs s'y montrent fréquemment, surtout dans la région centrale de ce vaste empire, la goutte y est partout presque inconnue dans le peuple. Toutefois, il semble que c'est avant tout le genre de vie qui décide de la rétention ou de l'élimination de l'excès des urates, car les Russes riches ont fréquemment la goutte.

Il est en Europe plusieurs pays presque aussi favorisés que l'Islande; tels sont la Belgique, la Suisse, l'Allemagne, la Turquie qui fournit ainsi un argument isolé à ceux qui attribuent une action prédominante à l'usage des boissons alcooliques, la Norvège, qui en est exempte presque complètement comme l'Islande, et la Suède, qui, après avoir été très frappée autrefois, n'offre plus aujourd'hui qu'une faible fréquence.

Elle devient notablement plus dense en France, en Espagne et en Italie où la lithiase et la goutte atteignent des proportions à peu près égales.

L'Angleterre, la Hollande et le Danemark tiennent incontestablement la tête.

C'est l'Angleterre qui offre encore aujourd'hui le maximum, quoique la maladie y soit en décroissance depuis quelques années.

L'Irlande et l'Écosse sont bien moins atteintes que l'Angleterre proprement dite. Celle-ci, de même que le Danemark, figurait aussi au premier rang pour la lithiase.

L'Asie qui, sous ce dernier rapport, est considérablement atteinte, présente une immunité remarquable pour la goutte.

Le fait est surtout très marqué pour l'Inde, qui est certainement le pays du monde où il y a le plus de calculeux et où on ne rencontre presque pas de goutteux.

Les Européens eux-mêmes y sont beaucoup moins atteints que dans leur propre pays. Cette magnifique colonie, qui est déjà pour l'Angleterre un commerce, pourrait devenir une grande ressource prophylactique au point de vue de la goutte.

L'Asie Mineure, la Syrie, la Perse, la Mésopotamie et l'Arabie, que nous avons vues aussi très fréquentées par la lithiase, connaissent à peine la goutte, en sorte que l'Asie dans son ensemble paraît donner raison à la loi de substitution d'une maladie à l'autre.

En Afrique, l'immunité est plus complète encore. C'est à peine si l'on trouve quelques goutteux en Égypte et en Algérie. Ils font défaut dans le reste de l'Afrique. On peut en dire autant de l'Océanie. Il n'y a que quelques goutteux dans la colonie anglaise de l'Australie.

L'Amérique, sans être aussi favorisée que l'Afrique et l'Asie, ne présente cependant des goutteux que dans un espace assez restreint. On n'en rencontre d'une manière notable que dans quelques grandes villes des États du Nord. Ils deviennent déjà rares dans les villes des États du Midi, et disparaissent dans le Mexique, les Antilles, les Guyanes et le Brésil. Dans l'Amérique du Sud, la goutte ne se montre un peu que sur les hauts plateaux du Pérou. Cette affection paraît donc appartenir surtout à l'Europe.

Prophylaxie. — Ce que nous venons d'écrire sur la gravelle nous permettra d'être assez bref sur ce qui concerne la goutte ; car, comme nous l'avons dit, ces deux affections ont une base chimique commune. Elles consistent dans une déviation de la nutrition, caractérisée par la production d'un excès d'acide urique. Il est vrai que cette communauté d'origine ne s'applique qu'à la lithiase uratique. Mais celle-ci est de beaucoup la plus fréquente. En outre, la gravelle oxalique peut se transformer en gravelle urique. La chimie, ainsi que la pathologie expérimentale, montrent que les deux acides peuvent dériver l'un de l'autre ; de telle sorte que c'est bien le même état morbide qui, dans un cas, se débarrasse du corps du délit par les urines et qui, dans l'autre, le maintient en partie disséminé dans tous les points du corps. Ce n'est qu'un changement de direction et d'utilisation d'un même produit.

Il suffit de comparer les cartes des deux maladies pour se convaincre que le maximum de la goutte se rencontre là où existe le minimum de la lithiase. Cela étant, il est évident que c'est le même régime alimentaire qui s'impose dans les deux cas ; qu'on doit, ici encore, adopter un régime mixte, modéré comme quantité et comme qualité ; qu'on doit même exclure les substances que nous avons signalées comme contenant de l'acide oxalique ou pouvant lui donner naissance, puisque cette substance peut devenir de l'acide urique. Il y a toutefois quelques particularités de régime à observer.

Le régime des goutteux doit être plus sévère que celui des graveleux ; et l'abus de la viande est beaucoup plus à craindre dans la goutte que dans la gravelle. On a même été jusqu'à prescrire un régime exclusivement végétal. Mais ce serait là une mesure des plus fâcheuses, surtout si le malade renonce brusquement à une alimentation animale habituelle. Un régime purement végétal ne peut être suffisant que sous un volume considérable qui fatigue l'estomac et finit par le rendre incapable de bien fonctionner. Or beaucoup de médecins, voyant les goutteux être souvent atteints de dyspepsie, admettent même que cette dernière affection peut engendrer la goutte en ne fournissant à la nutrition que des matériaux mal élaborés, de mauvais combustibles.

En outre, il est probable que l'activité de la combustion dépend un peu de la qualité initiale du combustible, de telle sorte que les matières azotées des végétaux, en quelque faible quantité qu'elles se présentent, peuvent n'aboutir qu'à l'état d'acide urique. Du reste, l'analyse montre que le bénéfice, comme diminution de cet acide, est presque insignifiant. Car, d'après Lehman, une nourriture exclusivement animale donne 1^{gr}, 40 d'acide urique, une nourriture mixte 1^{gr},10 et une nourriture végétale 1 gramme.

D'autre part, la grande quantité de matières hydrocarbonées qu'apportent les végétaux, tout en produisant une obésité qui restreint l'exercice, si nécessaire aux goutteux, peut, de plus, détourner une partie de l'oxygène aux dépens des principes albuminoïdes. D'ailleurs il est toujours dangereux d'enfreindre les indications de la nature. Tout, dans notre organisation dentaire, nous assigne un rang parmi les omnivores et, en l'oubliant systématiquement, on ne fait que troubler davantage une nutrition qui, chez les goutteux, est déjà en pleine perturbation. Tout ce qu'on pourrait accorder, c'est que, dans le régime mixte des goutteux, l'élément végétal doit un peu l'emporter sur l'élément animal.

Il est dans les errements des médecins de proscrire le gibier et même les viandes noires de boucherie. Le gibier est incontestablement une viande très stimulante. Il produit même chez beaucoup de personnes une espèce d'agitation fébrile. Il contient moins d'eau et apporte plus de principes albuminoïdes sous un même volume. Il est d'une digestion plus difficile.

Peut-être même serait-on autorisé à tenir compte de la grande quantité de cristaux de créatine qui l'imprègnent et qui sont dus sans doute au surmènement qu'impose aux animaux sauvages la poursuite du chasseur. Car il est possible que cette substance produise de l'acide urique, d'autant plus que la sarcine peut le faire.

Pour toutes ces raisons, on ne peut que gagner en maintenant cette interdiction, quoiqu'il soit certain que beaucoup de peuplades ne se nourrissent que du produit de leur chasse; mais, pour elles, la vie active et en plein air apporte sans doute une certaine compensation.

L'interdiction des viandes noires de boucherie ne me paraît justifiée en aucune manière. Il est vrai que, sous un même volume, le veau apporte un peu moins de fibrine et un peu plus d'eau que le bœuf. Mais le déficit de fibrine est en partie comblé par de l'albumine qui peut contribuer tout aussi bien à la production d'un excès d'acide urique. Il est donc à peu près inutile de se condamner à une viande qui, provenant d'animaux en bas âge, ne s'adapte pas très bien aux tissus de l'homme adulte, en même temps qu'on manque à la loi du besoin de variété. Scudamore préconise même l'usage du mouton, sans motiver toutefois son conseil.

L'interdiction du poisson de mer et des crustacés ne s'explique pas beaucoup mieux. Ce n'est certes pas en raison de la quantité de fibrine que ces aliments apportent. Je ne crois pas non plus que les pauvres pêcheurs qui en consomment beaucoup soient souvent goutteux. Si l'on a été conduit à les incriminer, ce ne peut être que parce qu'il fut un temps où, dans les contrées éloignées des côtes, ces aliments d'extra ne pouvaient être consommés que par ceux qui avaient des habitudes de bonne chère, et aussi parce que leur mode habituel d'assaisonnement porte à la consommation des alcooliques.

Depuis longtemps, l'opinion publique et l'ensemble du corps médical ont fait le procès des boissons alcooliques. On accuse même plus la vie de café et l'abus de l'alcool que l'excès de viande lui-même. On a expliqué d'abord ce résultat de l'observation clinique en disant qu'après s'être transformé en aldéhyde, à son arrivée dans le sang, l'alcool accaparait la plus grande partie de l'oxygène aux dépens des matières alimentaires; puis, lorsque Lallement et Ludger eurent montré que l'alcool ne brûlait point dans l'économie, on l'attribua à ce que l'empoisonnement par cette substance avait pour effet d'enrayer les combustions. A la suite d'expériences directes pratiquées sur des animaux, Rabuteau s'est regardé, depuis, comme autorisé à déclarer que l'alcool agit en emprisonnant l'acide urique dans les points mêmes de sa formation, c'est-à-dire dans la plupart des tissus et, particulièrement, dans les tissus articulaires. Dans les conditions normales, ces scories de la désassimilation se dissolvent dans l'eau d'imbibition et s'engagent avec elle dans le torrent circulatoire pour être éliminées par les émonctoires. Chez les ivrognes, l'alcool finit par imprégner tous les organes et se substituer, pour ainsi dire, à l'eau d'imbibition, et, comme les urates sont insolubles dans ce nouveau véhicule, ils restent bloqués sur place. Ces vues théoriques ont l'avantage de concorder avec l'idée que fait pressentir l'observation clinique, à savoir que la goutte n'est qu'une gravelle sans élimination, une gravelle avec imprégnation des organes. Mais beaucoup trouveront à ces hypothèses des allures un peu trop physico-chimiques ; et on peut leur opposer certaines données géographiques qui semblent indiquer que la goutte est plutôt l'œuvre des boissons fermentées, comme la bière et le vin qui renferment peu d'alcool, que celle des boissons distillées, comme l'eau-de-vie. Il est à remarquer, en effet, que la goutte est très rare en Suède et en Russie, où l'on fait une consommation considérable d'eau-de-vie, tandis qu'elle est fréquente en Angleterre et en Hollande, où l'on consomme de la bière. S'il en est ainsi, il faut admettre que ces boissons agissent, non par leur alcool, mais par les matières azotées et amylacées qu'elles renferment. Et cependant elles sont en trop petite quantité pour peser beaucoup dans la balance.

L'entraînement me paraît devoir jouer un rôle beaucoup plus important. Car, dans la goutte, l'excès d'alimentation ne fournit guère que les moyens matériels. C'est avant tout le mode d'utilisation qui l'établit. Autrement dit, la sédentarité nuit probablement encore plus que la bonne chère. Il faut que les matières introduites subissent une combustion suffisante et que leurs déchets soient entraînés par la circulation et rejetés par les émonctoires aussi complètement que possible. Au fond, c'est un encombrement sur les lieux de production. L'exercice remplit tout justement ces deux buts. Il active la respiration, même dans un espace relativement confiné. A plus forte raison, la ven-

POINCARÉ. 29

tilation est-elle plus puissante en plein air. De plus, le mouvement assure la combustion, l'absorption et, par suite, le déblayement. L'inertie à laquelle se laissent aller fatalement les goutteux est pour beaucoup dans les accumulations de tophus et l'impotence articulaire dont ils finissent par être atteints. Il y a là même, pour eux, un véritable cercle vicieux. La sensibilité qu'ils éprouvent souvent dans les articulations, la gêne qu'y produisent les altérations déjà existantes, leur font redouter la marche, et l'immobilité ne fait qu'aggraver la situation déjà acquise. Il est du devoir du médecin d'insister pour que l'exercice soit pris tant qu'il est encore possible. Bien avant que cette impossibilité existe réellement, il y a à lutter contre les tendances naturelles et les appréhensions des malades. Lorsque l'entraînement par exercice personnel est devenu impraticable, il y aurait certainement utilité à pratiquer autour des articulations des massages doux, mais prolongés et avant, lorsque la raideur ne s'y oppose pas encore, à fléchir et à étendre un peu les articulations avec les mains, à les manipuler en un mot. Ces mouvements communiqués, tout en étant malheureusement insuffisants, ont du moins l'avantage de ne pas se compliquer de la pression due à la transmission du poids du corps.

L'exercice qu'on doit imposer aux goutteux qui en sont encore aux accès éloignés et qui, en dehors de ceux-ci, sont à peu près valides, est généralement mal compris. C'est presque toujours à la chasse qu'on croit devoir recourir. On peut même dire que la goutte est devenue pour beaucoup un prétexte à chasse. Or, c'est de tous les exercices le moins approprié à la circonstance, je dirai même le plus mauvais. Il a d'abord l'inconvénient de n'être possible que pendant une partie de l'année et les gens bien occupés ne remplacent cet exercice par aucun autre. En outre, c'est un exercice bien plus propre à troubler la nutrition qu'à la régulariser. Il succède brusquement à l'inaction et est toujours exagéré.

Or le surmènement musculaire amène par lui-même l'usure exagérée et l'accumulation des déchets, l'absorption et l'élimination ne pouvant plus répondre à l'activité de la production. C'est même à l'accumulation de l'acide lactique dans les muscles que beaucoup de physiologistes attribuent la sensation fatigue et l'incapacité musculaire. Entraîné par l'occasion et le gibier, le chasseur ne fait que se surmener, sans en avoir même conscience sur le moment. Ce n'est que le soir, en rentrant, qu'il s'en aperçoit, en se sentant harassé, épuisé, incapable même de prendre des aliments. Un observateur attentif peut constater chez lui une certaine congestion de la tête et une espèce d'hébétude. Ajoutons que cet exercice désastreux se complique très souvent d'excès alcooliques.

Ce qu'il faut au goutteux, c'est un exercice journalier et modéré, consistant en promenades et complété par un travail manuel quelconque. A défaut de ces conditions, on peut recourir à l'escrime avec alternance des deux bras, ou bien à la gymnastique de chambre, ou bien encore à l'usage des haltères. L'équitation ne peut être qu'un supplément, ou le pis-aller des gens que la marche fait déjà souffrir. L'exercice doit être pris plus largement encore par ceux qui ne sont que menacés par des antécédents héréditaires et, du reste, par tous ceux que leur profession astreint à une vie sédentaire.

Un complément fort utile consiste dans l'hydrothérapie qui favorise l'élimination par la peau, et donne en outre un coup de fouet heureux à la nutrition. Ce procédé sera difficilement accepté par le public qui est convaincu que le froid nuit à la goutte et peut même la produire. Mais nous allons juger cette question.

L'opinion publique attache, en effet, une telle importance au froid dans la production du rhumatisme, qu'elle devait naturellement être portée à redouter cet agent pour la goutte dont le siège est aussi articulaire. La géographie ne justifie nullement cette crainte, puisque la goutte est pour ainsi dire inconnue en Islande, en Laponie, en Suède, en Norvège, dans le Nord de la Russie et puisque, tandis qu'elle présente le maximum possible à Londres, il y en a beaucoup moins en Écosse. D'ailleurs, partout, les accès ne se montrent pas plus en hiver qu'en été, et on a pu même les faire avorter par des applications de glace, comme cela se réalise aussi pour d'autres phlegmasies. Au fond, le froid est ici à peu près indifférent, et il est inutile d'entourer les malades de précautions excessives.

Par contre, la chaleur est naturellement considérée comme étant des plus favorables. Sous ce rapport, la géographie donne plutôt des résultats conformes. Nous avons pu le constater pour l'Asie, l'Afrique et l'Amérique. En tout cas, cette influence heureuse n'appartiendrait qu'aux zones à chaleur excessive. Car l'Espagne n'est pas mieux partagée que la France.

Du reste, dans une maladie qui est spécialement

marquée par un défaut de déblayement des produits de désassimilation, on comprend qu'un milieu, exaltant l'élimination par la peau, se montre favorable. En outre, dans les pays chauds, l'alimentation est toujours réduite à sa plus simple expression. Que ce soit pour ces raisons, ou non, peu importe! Le fait géographique est là et l'émigration vers ces contrées peut être rationnellement conseillée aux goutteux qui peuvent prendre ce parti.

On a accusé le travail intellectuel, les grandes préoccupations d'esprit et aussi les abus vénériens, en un mot toutes les causes d'épuisement de l'axe cérébro-spinal. On a cité une longue série de littérateurs, de savants, d'armateurs, de banquiers qui ont été goutteux, malgré une grande sobriété habituelle. Quant aux faits concernant le dernier genre d'abus, ils sont moins probants, parce qu'ils sont le plus souvent compliqués d'excès de table. Mais, personnellement, je serais assez porté à accorder créance à toutes ces causes, parce que ma pratique a fait naître en moi la conviction qu'au-dessus, ou à côté du fait de chimie biologique, il y a dans la goutte un trouble des centres moteurs et des centres vaso-moteurs. Aussi voit-on, dans la goutte chronique, des déformations des pieds et des mains qui sont dues non aux tophus, mais à des contractures musculaires. En tout cas, comme la désassimilation exagérée du tissu nerveux trouble aussi l'équilibre de la nutrition, il est évident qu'en dehors d'une foule d'autres considérations, il y a lieu de recommander la modération dans le travail intellectuel, comme dans les fonctions génitales.

L'hérédité a une influence incontestable et des plus

puissantes. Si l'hygiène n'était pas tenue de faire taire sa logique devant la crainte de trop multiplier les entraves et de rendre trop difficile le recrutement des liaisons matrimoniales, il est clair qu'elle devrait s'opposer, tout au moins, à l'union de deux familles déjà atteintes, ce qui multiplie le danger. Il serait d'autant plus utile de se montrer sévère à cet égard qu'en réalité il s'agit de la transmission presque constante d'un vice général qui, s'il se traduit parfois par la goutte, peut aussi se manifester par des maladies plus graves, comme le diabète, l'albuminurie, etc. En laissant le champ libre à ces associations, on travaille à la déchéance rapide de l'espèce humaine. Malheureusement, je reconnais que le progrès ne peut se faire ici qu'avec une excessive lenteur et uniquement par l'action morale du médecin de la famille.

Il reste une dernière considération à présenter ici. Garrod a établi, et la chose a été confirmée depuis par plusieurs médecins, que l'intoxication saturnine engendre parfois la goutte. Nous n'avons pas à discuter le fait et son mécanisme. Nous devons seulement en conclure que les goutteux doivent se mettre, plus que tout le monde, en garde contre les circonstances de l'existence qui peuvent exposer à l'absorption du plomb, et qu'ils doivent surtout renoncer aux professions qui rendent cette absorption presque inévitable.

LIVRE III

MALADIES D'ORIGINE MÉTÉORIQUE

CHAPITRE PREMIER

CONSIDÉRATIONS GÉNÉRALES SUR LES MALADIES MÉTÉORIQUES

Les conditions météorologiques qui sont considérées comme pouvant exercer une certaine influence pathogénique sont de quatre ordres : les conditions thermiques, électriques, barométriques et hygrométriques.

Conditions thermiques. — Dans le monde extra-médical, on a toujours été convaincu que le froid était le plus grand ennemi de la santé. On a même tendance à le rendre responsable de la plupart des affections morbides qui affligent l'humanité. En réalité, il n'y a guère de maladies complètement et exclusivement imputables aux conditions météoriques. En étiologie, celles-ci ne jouent, le plus souvent, que le rôle d'adjuvant. Cette réserve faite, on est obligé de reconnaître que l'action du froid amène dans l'économie une perturbation qui peut conduire à des déviations pathologiques variées.

Du côté du système nerveux, on observe des effets différents suivant le degré du froid. Il y a d'abord une certaine lenteur dans l'impression et dans la perception. La conductibilité nerveuse semble diminuée. Par suite, les impressionnabilités sensorielles et morales sont moins vives. Les idées naissent moins rapidement, mais toutes les opérations intimes du cerveau semblent plutôt y gagner. L'intelligence a plus de sûreté et de solidité. La volonté surtout a plus d'énergie. La motilité est moins rapide dans ses déterminations, mais elle a plus de régularité et plus de puissance dans ses effets musculaires. Si le froid est plus intense, la lenteur de la sensibilité devient de l'obtusion. Le cerveau prend de plus en plus part à l'engourdissement général, et il en résulte une inertie progressive de l'intelligence et de la volonté. De là se montre consécutivement une grande torpeur dans les actes musculaires et dans toutes les manifestations réflexes des centres nerveux.

La respiration et la calorification se trouvent notablement activées. Quoique les phénomènes mécaniques de la première de ces fonctions se montrent ralentis, l'absorption de l'oxygène et l'exhalation de l'acide carbonique se trouvent augmentées, parce que le froid favorise la solubilité des gaz, ce qui donne plus d'intensité à l'endosmose. Toutefois, un froid excessif peut enrayer les combustions dans l'intimité des tissus.

Du côté de la circulation, on observe la contraction des vaisseaux périphériques, d'où résulte le refoulement du sang vers les viscères qui vient, pour ainsi dire, abriter le calorique animal dans l'intérieur. Cette contraction, en diminuant la capacité totale de l'appareil circulatoire, augmente la tension sanguine et diminue le choc du pouls. Celui-ci devient faible. Il paraît même devenir irrégulier.

Les fonctions de la peau sont amoindries, tandis que celles des reins s'exagèrent. Les fonctions digestives acquièrent aussi plus d'activité. Les digestions s'opèrent avec une grande facilité et l'appétit est considérable. Tout cela est la conséquence de la plus grande irrigation sanguine dont l'appareil digestif devient le siège, sous l'influence du refoulement du sang périphérique, et correspond, dans l'admirable harmonie de la nature, au plus grand besoin de combustibles alimentaires pour suffire à une plus grande déperdition de calorique.

Il est toutefois une annexe de l'appareil digestif dont l'activité paraît se ralentir, c'est le foie dont les maladies sont, du reste, pour cette raison, moins fréquentes dans les pays froids que dans les pays chauds. Blondlot, qui ne voyait dans cet organe qu'un émonctoire des matières grasses de l'économie, attribuait ce fait à ce que le froid exige une plus grande activité des combustions respiratoires, tandis que, dans les pays chauds, leur amoindrissement impose au foie un travail compensateur d'élimination de matières grasses moins comburées.

On admet que le froid continu engendre cet état que Bouchardat a désigné sous le nom de *misère physiologique*, et qui consiste : en un appauvrissement général et graduel de l'économie, une maigreur excessive ou une obésité qui ressemble à de la bouffissure, la pâleur et la sécheresse de la peau, un amoindrissement considérable de toutes les mutations chimiques de l'économie et une plus grande aptitude à subir toutes les influences morbides. Le froid peut être pour beaucoup dans la formation de ce terrain physiologique et pathologique, mais les éléments de genèse sont certainement complexes. L'insuffisance de l'alimentation, les fatigues, les peines morales, les conditions d'habitation et de sol, la misère sur toutes ses faces, jouent ici un rôle de même valeur et même plus notable.

Les accidents pathologiques qui ne peuvent être produits que par le froid sont : la *congélation générale*, la *congélation partielle* et les *engelures*. La congélation générale pourrait être appelée la *mort par le froid*, apparente ou réelle. On n'est nullement d'accord sur son mécanisme, les uns attribuant ce résultat à une congestion du cerveau due elle-même au refoulement du sang périphérique ; les autres, au contraire, à une anémie de l'encéphale ; d'autres à une altération du sang qui le transformerait en un véritable poison, d'autres à la formation d'embolies, d'autres enfin à une inertie du cœur et des muscles inspirateurs. Dans l'état actuel de la science, il est plus vrai de dire que c'est l'enrayement complet des fonctions de l'économie par le froid. C'est l'engourdissement des organes porté à son *summum*. C'est une machine qui s'arrête, d'une manière plus ou moins définitive, parce que tous ses rouages se trouvent subitement entravés dans leur jeu. Suivant des circonstances relativement accessoires , cette suspension ou cette suppression de la vie peut surprendre l'économie dans un moment où la perturbation de la circulation et de la respiration ont engendré soit une anémie, soit une congestion du cerveau.

La congélation partielle est la gangrène d'une région plus ou moins étendue du corps, sous l'influence de

la formation de thrombus qui empêchent l'arrivée de
la sève animale. C'est la mort complète et définitive
d'un segment qui a été plus directement exposé à l'action du froid et qui se trouvait dans des conditions défavorables pour y résister. Elle est devenue ainsi la
branche morte d'un arbre qui a conservé sa vitalité
dans toutes ses autres parties et qui va bientôt s'en débarrasser. Cette élimination peut entraîner des accidents mortels, soit par embolies, soit par infection
septique, soit par suppuration épuisante.

Les engelures sont, pour ainsi dire, une *congélation
diffuse*, précédée de la dilatation paralytique des ca-
pillaires. Les ulcérations traduisent une élimination
ponctuée.

Quoique ces trois espèces d'accidents soient toujours
des effets directs et exclusifs du froid, je crois qu'ils
n'ont aucun droit à être envisagés, ici, d'une manière
spéciale, parce qu'on ne saurait leur assigner une véritable répartition géographique. Sans doute, plus un
climat est froid, plus ils ont de chances de se produire,
mais ils s'observent aussi bien dans les climats tempérés pendant la saison d'hiver, et même sur les montagnes dans les pays chauds. Partout, leur apparition
est accidentelle et est encore plus liée à certaines
mœurs ou imprudences personnelles qu'aux localités
elles-mêmes.

Il est un assez grand nombre d'affections que le
froid peut engendrer par lui-même, mais dont il n'a
nullement le monopole et qu'on ne peut même lui
attribuer qu'exceptionnellement. Telles sont : les névralgies qui, en ce cas, sont dites *a frigore* et qui se
produisent surtout lorsque l'action réfrigérante a porté

sur une partie déterminée, à l'exclusion des autres ;
des paralysies locales *a frigore*, qui, d'après Vulpian,
seraient dues à ce que le froid rendrait les plaques
terminales incapables de servir d'intermédiaire entre
le muscle et le nerf moteur ; des paraplégies, *a frigore*,
que Brown Sequard explique par la contraction réflexe des vaisseaux de la moelle ; diverses altérations
trophiques du tégument externe, notamment l'urti-
caire et l'éruption papuleuse que Hutchinson a décrite sous le nom de *cutis anserina ;* l'apoplexie, dans
la production de laquelle quelques-uns font jouer un
grand rôle au refoulement du sang périphérique ; mais
la place donnée à cette maladie, dans cette énumération, n'est nullement justifiée.

Car non seulement la dégénérescence des vaisseaux
cérébraux, qui constitue ici l'élément principal, paraît
plutôt liée à certains vices de l'alimentation et de la
nutrition qu'aux conditions climatériques, mais, en
outre, l'inspection géographique montre que, si l'apoplexie est rare dans la zone tropicale, elle est beaucoup
plus fréquente dans la zone tempérée que dans la zone
boréale ; l'anasarque, que le froid produirait soit en diminuant la tonicité des parois vasculaires, soit en s'opposant, par l'augmentation de la tension sanguine, à
l'introduction de la lymphe dans la sous-clavière ;
l'ophtalmie catarrhale par action directe sur la con-
jonctive ; le coryza, les angines, la laryngite et la bronchite, qui peuvent être déterminés soit directement
par l'impression subie par la muqueuse elle-même,
soit d'une manière réflexe par le refroidissement d'un
point quelconque de la surface cutanée, mais qui peuvent être tout aussi bien la conséquence d'une irri-

tation mécanique ou chimique par des poussières et des gaz, ou encore d'une production hétérogène ; la pneumonie que le public attribue presque exclusivement au froid, tandis que la médecine contemporaine tend à la considérer comme n'étant point une maladie *a frigore*, qui, d'après les expériences d'Heydenhain, ne paraît pas pouvoir être engendrée par la température de l'air introduit dans les voies pulmonaires, mais qui, d'après celles de Brown Sequard, pourrait être la conséquence d'un réflexe vaso-moteur provoqué par un refroidissement cutané ; la pleurésie, qui ne pourrait guère s'expliquer que par ce dernier mécanisme ; enfin le rhumatisme que le monde regarde comme l'œuvre particulière du froid, quoiqu'il se montre presque avec une égale fréquence sous toutes les latitudes (1).

Aucune de ces affections, comme on le voit, ne se présente avec une origine franchement et constamment météorique. En outre, aucune d'elles ne se trouve parquée par le froid dans des territoires nettement déterminés. Mais ce n'est pas seulement par leurs conditions géographiques et par leur étiologie complexe que les accidents pathologiques attribués au froid se prêtent peu à une analyse particulière. C'est aussi par leur peu d'intérêt prophylactique. Pour tous, les moyens de défense se résument dans l'emploi d'abris et de vêtements capables d'atténuer le plus possible les effets du rayonnement, de moyens de chauffage qui viennent compenser les pertes de calorique éprouvées

_____

(1) *Beitrage zu der Frage nach den Ursachen der Pneumonie* (*Virchow's Archiv*, Band LXX, p. 441, 1877).

et d'une alimentation propre à développer l'intensité de l'hématose.

Néanmoins nous pensons devoir consacrer un chapitre spécial à l'une de ces affections, à la pneumonie, parce qu'il existe, à son sujet, un trop grand désaccord entre la conviction du public et les doctrines actuelles du monde médical et que la géographie peut, seule, indiquer où est la vérité entre ces deux opinions extrêmes.

La chaleur trouble aussi l'équilibre physiologique de l'économie et, lorsqu'elle devient excessive, elle conduit aussi à la déviation pathologique.

La contraction musculaire perd de sa puissance et les forces s'épuisent plus rapidement. Les facultés digestives prennent des allures torpides et ont besoin d'être stimulées par des condiments qui irritent les organes de la digestion. L'hématose devient insuffisante et le foie est obligé de déployer une plus grande activité pour rejeter les matériaux combustibles qui n'ont pas pu être réduits jusqu'à l'état d'acide carbonique. La peau se pigmente en partie sous l'action électro-chimique du soleil, en partie sous l'influence de cet excès de carbone que l'hématose laisse dans l'économie. Le système nerveux devient irrégulier dans son fonctionnement, passant alternativement de l'apathie à une activité impatiente et désordonnée. Les fonctions de génération acquièrent une précocité et une exigence rapidement épuisantes.

De même que le froid, la chaleur a ses accidents pathologiques propres. A la congélation partielle correspond l'érythème, appelé *coup de soleil*. A la congélation générale correspond ce qu'on appelle l'*asphyxie par la chaleur*, ou mieux, le *coup de chaleur*. Car cet accident, qui n'a de constant qu'une perte de connaissance pouvant aller jusqu'à la mort définitive, paraît pouvoir varier dans son mécanisme et dans sa symptomatologie. Tantôt il prend le caractère d'une syncope, tantôt celui d'une asphyxie qui pourrait bien être due à la coagulation du liquide d'imbibition du diaphragme, tantôt celle d'une encéphalo-méningite instantanée. Ici encore, ces accidents, quoique spéciaux, ne se prêtent point à une détermination géographique, méritant une description particulière. Car, s'ils s'observent surtout dans les climats chauds, ils se produisent aussi fréquemment, à certains moments, non seulement dans les climats tempérés, mais même sur les glaciers des hautes montagnes. En outre, partout, ils peuvent être engendrés par des foyers artificiels et même par l'entassement des êtres vivants.

Ce n'est pas uniquement à leurs conditions thermiques que les pays chauds doivent leur pathologie particulière, c'est surtout à l'abondance de leurs terrains marécageux, à la multitude de leurs foyers miasmatiques de toute nature et à la richesse de leur faune en parasites. Leur thermalité, proprement dite, ne se signale que par la prédisposition aux maladies de la peau qui, par sa plus grande activité, est plus exposée aux aberrations pathologiques que par la plus grande fréquence et la plus grande gravité des maladies du foie qui, lui aussi, se trouve, pour ainsi dire, surmené. Il est encore une affection dont le mécanisme relève à la fois de l'action du froid et de celle du chaud, qui semble être l'œuvre habituelle des alternatives brusques et considérables de températures extrêmes, mais qui appartient plus particulièrement aux pays chauds, parce que c'est là seulement que la chaleur excessive du jour tranche assez sur le froid de la nuit, c'est la dysenterie. Par suite, la géographie de cette dernière affection et de l'hépatite se spécialise assez pour nous autoriser à leur consacrer une étude particulière.

En dehors de ces cas, le chaud, de même que le froid, n'a la plupart du temps qu'une valeur contingente. L'influence des saisons montre aussi qu'en clinique on n'a pas le droit d'exalter l'importance des conditions thermiques. Car Lombard n'est arrivé à poser qu'une seule loi à ce sujet; c'est celle-ci : « *A une température froide et prolongée succède une forte morbidité; à une température chaude et prolongée succède une faible morbidité.* »

La prophylaxie est encore plus banale et même plus désarmée, vis-à-vis du chaud que vis-à-vis du froid. Vêtements de laine blanche amples et flottants qui, par la faiblesse de leur conductibilité et de leur pouvoir absorbant, placent une barrière infranchissable entre le corps et une atmosphère d'une température supérieure, en même temps que par leurs mouvements ils produisent une certaine ventilation ; rues étroites et maisons rendues impénétrables pour la radiation solaire ; alimentation modérée, douce et rafraîchissante, tels sont les moyens classiques qu'on doit opposer à l'action pathogénique des climats chauds. De pareils moyens ne peuvent évidemment qu'atténuer les effets des agents météoriques. Sous ce rapport, l'hygiéniste ne se montre nullement plus pauvre en résultats pratiques que le physicien qui explique bien pourquoi et comment la pluie tombe, mais qui ne l'empêche pas de tomber et qui en est réduit à nous recommander de nous mettre à couvert. Une mesure plus radicale serait de recommander de fuir les climats excessifs. Mais ce serait restreindre le champ de l'activité humaine et amoindrir la puissance de l'homme.

Il existe toutefois une ressource presque locale pour les habitants des pays chauds, c'est l'émigration temporaire sur les hauteurs que présentent presque tous les pays en un point quelconque. Elle peut être appliquée aux malades et aux personnes menacées, et même elle est possible pour une partie de la population, pendant la saison la plus dangereuse. L'épuisement rapide des ressources locales a été probablement la principale cause de la vie nomade, si chère aux habitants des zones torrides; mais les besoins hygiéniques y ont été aussi pour quelque chose. Depuis bien des siècles, les Arabes du Sahara se transportent dans le nord de l'Algérie pour y passer les mois les plus chauds et retourner dans leurs oasis au début de la saison d'hiver. Ils ont su, il est vrai, concilier leurs intérêts commerciaux avec cette recherche du bien-être relatif. Ils rentrent dans leurs foyers pour la récolte des dattes qui ne sont bonnes à livrer au commerce qu'au moment de l'émigration suivante. De plus, ils trouvent pour leurs troupeaux, dans la zone méditerranéenne, des pâturages qui remplacent momentanément ceux de leur pays dont ils ne peuvent profiter que pendant la saison d'hiver. Mais ils laissent chez eux des intérêts qu'ils n'abandonneraient certainement pas à la race nègre, si, en qualité de conquérants, ils ne se croyaient pas en droit de rechercher un peu de bien-être.

Conditions électriques. — Les variations dans l'état électrique de l'atmosphère ont aussi sur l'organisme humain une influence incontestable. L'homme et surtout la femme sont le meilleur réactif pour déceler les oscillations de l'électricité atmosphérique. Que de personnes éprouvent une migraine à la naissance d'un temps orageux et semblent même pouvoir le prédire. Presque tout le monde ressent, dans les mêmes conditions, soit de la prostration, soit de l'agitation, soit tout au moins du malaise. Les malades se montrent surtout très impressionnables aux conditions électriques du milieu, et l'impressionnabilité devient en particulier excessive chez les personnes en puissance d'un nervosisme un peu marqué. Tous ces faits sont acquis à l'observation, mais la science médicale ne peut encore en tirer aucun parti, parce que l'influence de l'électricité, tout en s'imposant à la conviction de ceux qui observent, n'en reste pas moins insaisissable. Protéiformes, mobiles et fugaces comme l'agent qui les fait naître, ces effets échappent presque au contrôle clinique. On n'est pas encore arrivé à les fixer par aucun moyen d'investigation. Tout est encore à faire, sous le point de vue réellement scientifique. C'est à l'avenir qu'il est réservé de profiter de ce nouvel horizon que, pour le moment, nous ne faisons qu'entrevoir. Des recherches de Lombard, on peut toutefois déjà conclure que :

La morbidité est en raison de la tension électrique.

On a aussi tenté de systématiser sinon l'action pathogénique de l'agent électrique lui-même, du moins celle de l'oxygène modifié par lui. Il y a quelques années, l'ozone a eu son heure d'importance dans l'esprit des cliniciens. On a accordé une influence considérable à la diminution de l'ozone sur la marche du choléra, mais de nouvelles observations, faites sur un champ plus considérable, n'ont point justifié les espérances de l'auteur de l'hypothèse. Par contre, l'excès d'ozone a été accusé d'être le facteur principal, sinon unique, des épidémies de grippe. Heureusement, depuis un certain nombre d'années, le corps médical n'a pas trouvé l'occasion de vérifier une assertion qui a été presque posthume. Aussi, dans l'opinion du plus grand nombre, la grippe est encore considérée comme l'œuvre du froid.

Conditions barométriques. — Les faits observés dans les ascensions et pendant le travail dans l'air comprimé sont là pour démontrer qu'on ne supporte pas sans de grands dangers des écarts à la fois brusques et considérables dans la pression atmosphérique. Il est beaucoup plus difficile d'apprécier les effets des petites oscillations journalières que le baromètre accuse sur chaque point du globe, quelle que soit son altitude. Le seul fait positif, que la comparaison des tables météorologiques avec le roulement de la clinique permette d'énoncer, c'est que :

La morbidité est en raison inverse de la pression.

En dehors de cette donnée générale, on ne peut plus énoncer que des vues plus ou moins entachées d'hypothèse. C'est ainsi qu'on a prétendu que les faibles pressions favorisaient la production des hémoptysies, surtout lorsqu'un froid concomitant vient faire refluer le sang vers les viscères, des apoplexies en modifiant

les conditions des phénomènes mécaniques de la respiration qui actionnent à leur tour les mouvements du
liquide céphalo-rachidien et la circulation crânienne,
des douleurs rhumatismales, de l'asthme et des névroses.

Conditions hygrométriques. — L'humidité peut agir
à la fois sur notre calorification et notre nutrition ; sur
notre calorification, parce qu'elle augmente les échanges
de calorique entre l'atmosphère et nous, et parce qu'elle
limite l'exhalation cutanée et pulmonaire, amoindrissant ainsi notre meilleur moyen de rafraîchissement ; sur notre nutrition, parce que, par l'absorption
et l'insuffisance de l'exhalation elle peut augmenter
la partie aqueuse de nos tissus et de nos humeurs.
Sous l'influence de ces deux modes d'action, il se produit une hydroémie qui s'accompagne d'une augmentation de la tension sanguine, une plénitude du système lymphatique, une tendance aux bronchites et
aux entérites catarrhales, aux néphrites, à l'œdème, au
rhumatisme articulaire et aux dyspepsies.

Une atmosphère sèche tend, au contraire, à dépouiller le corps de l'eau de nutrition par l'activité
plus grande de la perspiration. Il peut même en résulter, dans certaines circonstances exceptionnelles, une
concentration du sang suffisante pour reproduire les
accidents que l'on provoque chez la grenouille en la
déshydratant à l'aide du sel et qui offrent une grande
analogie avec les symptômes du choléra. L'épuisement
de l'eau du sang amène consécutivement celui de l'eau
d'imbibition des tissus qui perdent ainsi peu à peu le
milieu liquide nécessaire au fonctionnement normal
de leurs éléments histologiques. Les humeurs de sécré-

tion diminuent de quantité et se concentrent. Les urines deviennent rares et surchargées de principes solides. La circulation rénale se trouvant ralentie par le fait de la concentration du sang, l'hématosine peut transsuder et produire des urines sanguinolentes. Les liquides digestifs trop denses perdent leurs aptitudes chimico-physiologiques, tout comme quand ils sont trop dilués. La digestion et par suite la nutrition tombent en souffrance. La muqueuse pulmonaire perd son mucus protecteur. Le contact direct de l'air l'irrite. De là l'enrouement et la toux.

A cette appréciation basée sur l'observation de tous les jours, ajoutons l'énoncé des lois que l'étude des statistiques a conduit Lombard à poser :

La rareté des pluies et leur peu d'abondance augmentent la morbidité. — L'abondance et la fréquence des pluies la diminuent d'une manière notable. Donc, la sécheresse de l'air exerce une influence défavorable et l'humidité une influence favorable sur la morbidité.

En définitive, l'intervention pathogénique des agents météoriques, tout en étant très répandue dans le monde pathologique, n'a presque toujours qu'une valeur secondaire. Ils actionnent toutes les maladies sans en créer aucune d'une façon exclusive. Si nous ajoutons à cet aveu que, d'une manière générale, on peut dire que la prophylaxie des maladies météoriques demeure forcément ou platonique, ou banale, on comprendra que nous nous montrions très sobre dans le nombre des descriptions particulières.

CHAPITRE II

Pneumonie.

Géographie médicale. — Cette affection s'observe partout, mais elle ne présente pas partout la même fréquence et la même gravité.

1° Les contrées qui comptent le plus de décès de cette origine sont :

En Europe : le Groënland, les régions septentrionales de la Norvège, de la Suède, de la Finlande et de la Russie ; la Hongrie, la Roumanie, la Turquie d'Europe et la Grèce, particulièrement dans les Balkans et les Carpathes ; les villes de Milan, de Rome et de Turin ; le Danemark, le Nord de la France et les montagnes de la Suisse, où le danger augmente avec l'altitude.

En Amérique : le Labrador, la Nouvelle-Bretagne, l'Amérique polaire, les États-Unis du Nord, les hauts plateaux du Mexique, le Brésil, la Patagonie, la Terre de Feu.

En Afrique : l'Abyssinie et les plateaux de Madagascar.

En Asie : la Sibérie, les parties montueuses de la Perse, de l'Afghanistan, de Cachemire et de Ceylan.

PNEUMONIE

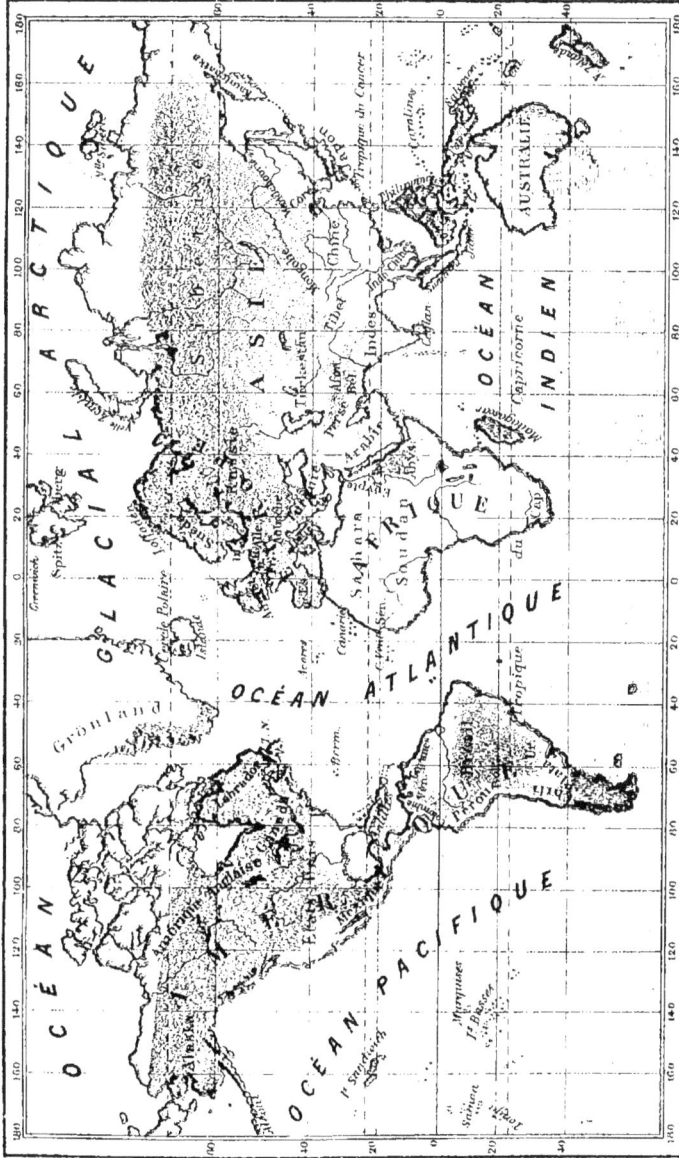

2° Les contrées où la pneumonie offre une fréquence et une gravité moyenne sont :

En Europe : l'Islande qui, malgré sa latitude, jouit d'un climat relativement tempéré, en sa qualité d'île ; le midi de la France, la Suisse plaine, l'Italie dans son ensemble, l'Espagne et le Portugal.

En Amérique : les États-Unis du Sud, l'Uruguay, la république Argentine, le Chili et le Pérou qui présente encore moins de cas que le Chili. Dans tous ces pays, il existe une différence notable entre les plateaux et les plaines.

En Afrique : les îles Canaries, du cap Vert, de Sainte-Hélène et de la Réunion.

En Asie : les parties montueuses de l'Arménie, de la Syrie, de la Palestine et de la Mésopotamie ; les vallées du Taurus ; les plateaux du Thibet, le nord de la Chine et du Japon.

En Océanie : la Polynésie, la Nouvelle-Zélande et l'Australie.

3° Les contrées où la pneumonie se montre rare sont :

En Amérique : la Colombie, les Guyanes et les Antilles.

En Afrique : l'Égypte, l'Algérie où les garnisons donnent moitié moins de pneumoniques qu'en France ; le Maroc, la Sénégal, les côtes de Guinée, la colonie du Cap, l'île Maurice, les côtes de Zanguebar et de Mozambique et l'Afrique centrale où elle est encore beaucoup plus rare que dans les régions précédentes.

En Asie, les plaines de l'Anatolie, la Birmanie et l'Inde qui ne présente qu'une seule exception offerte par la Présidence de Bengale.

Ces données géographiques autorisent à conclure que la pneumonie domine surtout dans les contrées froides du globe et que, quand elle acquiert une grande intensité dans les pays tempérés ou chauds, c'est généralement dans les régions montueuses, où la température s'abaisse à mesure que l'altitude augmente. Il y a sans doute de nombreuses exceptions à ces lois générales, mais elles trouveront peut-être une explication dans les réflexions qui vont suivre.

Prophylaxie. — L'opinion publique n'hésite pas à attribuer presque exclusivement au froid toutes les pneumonies et toutes les pleurésies. Mais, sur le terrain de la clinique médicale, le cercle des cas reconnaissant réellement cette origine tend à se restreindre de jour en jour. Il est beaucoup de pneumonies que la science moderne a été conduite à considérer comme étant de nature infectieuse. Hollwède et Krantz (1) prétendent même que toutes les pneumonies, dites franches, le sont aussi. Klebs et Letzerich (2) ont décrit les prétendus microbes de la pneumonie infectieuse. Pour le premier, ce sont des monadines qu'il appelle *Monas pulmonale*. Pour le second, ce sont des chaînes et des colonies de micrococcus analogues à ceux de la diphthérie. On a d'autre part fait observer qu'il existait de véritables épidémies de pneumonie, avec des faits presque certains de contagion.

Dans un autre courant d'idées, et antérieurement à ces recherches micrographiques, beaucoup de cliniciens avaient déjà exprimé l'opinion que la pneumonie n'était qu'une manifestation locale d'une pyrexie

(1) **Hayem**, *Revue des sciences médicales*, octobre 1882.
(2) *Ibid.*, octobre 1881.

et avaient proposé la dénomination de *fièvre pneumonique*.

Il existe aussi incontestablement des pneumonies d'origine cérébrale, où le processus du poumon n'est qu'un écho périphérique des lésions des centres nerveux. Les fluxions de poitrine liées au diabète rentrent dans cette catégorie. Il est enfin des inflammations du tissu pulmonaire qui sont manifestement provoquées par des inhalations de poussières et de gaz, qui agissent à titre d'irritants mécaniques ou chimiques.

Plus on avance, plus les observations dans lesquelles un simple refroidissement paraît avoir présidé à la genèse de la maladie deviennent rares. Et encore, parfois, on peut se demander s'il n'y a pas eu seulement, à propos d'un refroidissement, une entrave mécanique apportée à la circulation pulmonaire et restant seule responsable. C'est souvent à la suite d'une course que le fait se produit, course pendant laquelle le thorax tend à s'immobiliser et à congestionner le poumon. Aussi voyons-nous la maladie se produire aussi bien, sinon plus souvent, à la suite d'une course excessive pendant un temps très chaud. Il est vrai qu'on a la ressource de penser que l'action *a frigore* a lieu au moment où l'on s'arrête en sueur dans un lieu frais et où cette sécrétion s'évapore en refroidissant le corps. On a même l'habitude de conseiller aux personnes qu'une course vient de faire suer de ne point s'arrêter complètement. Mais, par ce conseil, on aggrave peut-être le danger.

Tout en reconnaissant l'existence de pneumonies infectieuses, de pneumonies d'origine cérébrale et de pneumonies d'origine industrielle, je crois qu'on ne saurait nier l'influence considérable du froid, qui non seulement, paraît jouer souvent le rôle de cause déterminante, mais qui peut encore engendrer la pneumonie directement, et même exclusivement. Cela s'impose, en effet, à l'examen des courbes thermométriques de chaque contrée et surtout en présence des notions géographiques qui précèdent. Le premier ordre de renseignements a montré, particulièrement en Autriche et en Suisse, que beaucoup de pneumonies débutent immédiatement après un abaissement accidentel de la température. Les renseignements géographiques ont une valeur bien plus considérable. Sur les 28 contrées où la pneumonie présente une grande fréquence, 12 sont également atteintes sur tous les points de leur territoire et elles appartiennent tout justement aux deux zones glaciales du globe. Dans les 16 autres, le maximum de fréquence n'est atteint que dans les montagnes ou sur les plateaux élevés, c'est-à-dire là où il se produit souvent des froids assez intenses. Ce dernier fait se reproduit pour la catégorie des contrées où la pneumonie ne présente qu'une fréquence moyenne. Là encore, les cas se rencontrent surtout sur les hauteurs ou dans les régions caractérisées par de grands écarts dans les oscillations thermométriques diurnes. Une seule contrée de la zone boréale se trouve être favorisée, l'Islande ; mais ses conditions orographiques et hydrographiques adoucissent singulièrement son climat. Les régions tropicales, au contraire, sont généralement à l'abri. L'Afrique entière présente presque partout une véritable immunité. Les îles de la Polynésie sont, il est vrai, moins exemptes ; mais il paraît établi qu'on y observe surtout la pneumonie infectieuse.

Le froid paraît donc être l'agent étiologique principal. Deux interprétations théoriques sont, toutefois,
possibles ici : l'impression thermique d'une part, l'activité imposée par le froid à la fonction respiration,
d'autre part. En contractant les vaisseaux des téguments, le froid refoule déjà le sang vers les viscères et
détermine ainsi une congestion physiologique des poumons. En outre, en impressionnant les nerfs sensitifs
de la peau ou de la muqueuse pulmonaire, il peut, par
action réflexe sur les vaso-moteurs pulmonaires, provoquer un processus inflammatoire. Il n'est pas irra-
tionnel non plus de penser que, comme dans la lutte
contre le froid, l'organisme est obligé de produire plus
de calorique animal, il en résulte, pour le poumon, un
surcroît de fonctionnement qui peut aller jusqu'au
surmènement pathologique de l'organe. Peut-être ces
deux modes d'action entrent-ils en ligne de compte
dans l'influence pathogénique du froid.

La prophylaxie doit évidemment tenir compte de
toutes ces origines possibles de la pneumonie.

Lorsque celle-ci prend les allures d'une épidémie, il
ne faut même pas attendre la confirmation microscopique. L'impression clinique suffit, et on doit appliquer les moyens d'isolement et de désinfection les plus
indispensables et les moins onéreux.

Dans les ateliers, on doit s'efforcer de diminuer les
inconvénients des poussières et des gaz irritants, par
une ventilation organisée de façon à ne pas créer des
causes de refroidissement, par des hottes et des cheminées de dégagement, et surtout par l'emploi de machines à enveloppes hermétiques.

La course ne doit jamais être forcée, c'est-à-dire

qu'elle ne doit être ni trop rapide, ni trop soutenue..
Cette recommandation devient indispensable surtout
pour ceux que leurs antécédents ont signalés comme
étant prédisposés à ce genre d'affection.

Quant aux pneumonies d'origine cérébrale, elles
échappent à l'action de l'hygiène, ou plutôt elles profitent uniquement de l'hygiène appliquée aux affections
des centres nerveux eux-mêmes.

Le froid étant le générateur principal, c'est surtout
vers lui que doivent être dirigés les efforts de la prophylaxie. Qu'il agisse par action réflexe ou en activant
le jeu des poumons, peu importe ! C'est toujours de lui
qu'il faut se garer, et ce sont toujours les mêmes
moyens qui restent applicables.

Ces moyens sont trop élémentaires pour ne pas se
contenter de les rappeler ici par un simple énoncé.

Non seulement il faut s'entourer, dans de justes
limites, de calorique emprunté aux divers moyens de
chauffage et se prémunir, par des abris et des vêtements
appropriés, contre les pertes du calorique animal par
rayonnement, mais il faut surtout éviter les transitions
brusques et particulièrement l'évaporation instantanée
d'une grande quantité de sueur. Dans ce dernier but,
l'usage de la flanelle, qui ne cède la sueur à l'atmosphère qu'à dose filée, est une excellente précaution,
qui s'impose surtout aux personnes que leur profession
expose à une sudation intense. Lorsque celle-ci se produit en grande abondance, le changement immédiat
de linge est même nécessaire. On doit aussi éviter les
courants d'air venant frapper un point du tégument,
sous forme de douche gazeuse, car une impression
intense met encore plus en jeu l'innervation vaso-

GRIPPE

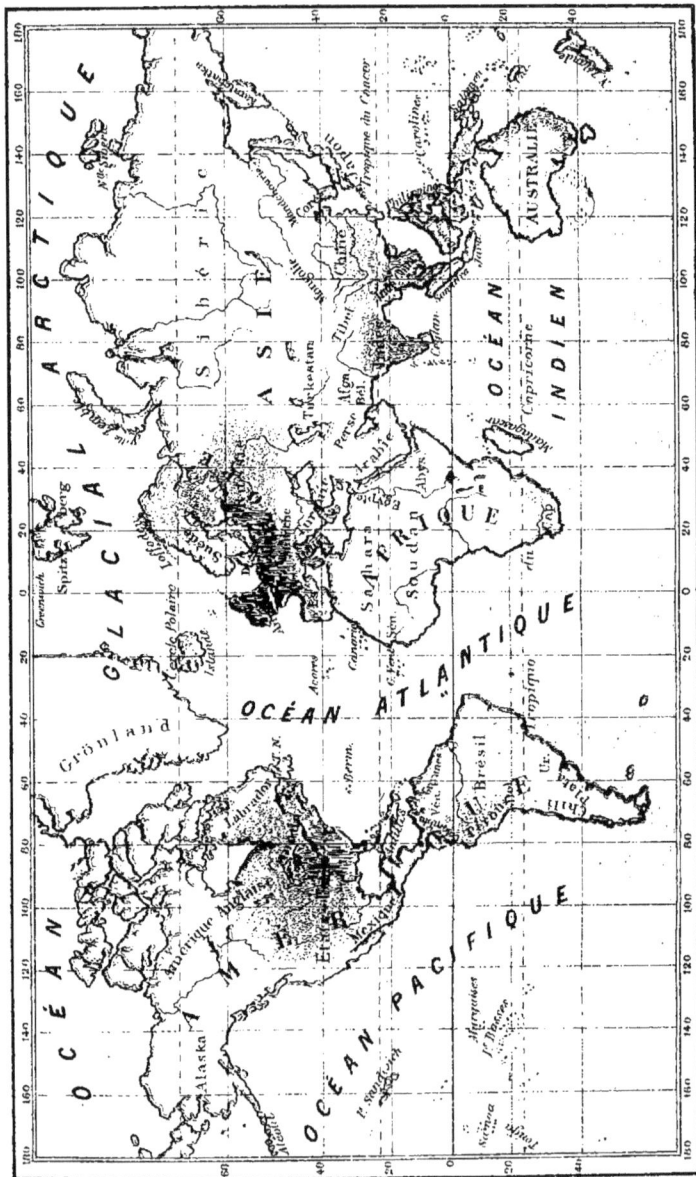

Lith. T. Munzer, Nancy

motrice viscérale, lorsqu'elle est partielle que lorsqu'elle est générale.

Grippe.

Historique et géographie médicale. — Établissons le
bilan géographique et historique de la grippe par une
série de tableaux visant des points de vue différents.

PREMIER TABLEAU

*Indiquant le nombre d'épidémies constatées dans chacun des sept
derniers siècles.*

Siècles.	Nombre d'épidémies.
Douzième siècle.	1
Quatorzième	3
Quinzième	4
Seizième	7
Dix-septième	7
Dix-huitième	19
Dix-neuvième	45
	86

Signalée ou reconnue, pour la première fois au douzième siècle, en 1173, la grippe a donc donné lieu
jusqu'à présent à quatre-vingt-six épidémies. Depuis son
origine apparente ou réelle, le nombre des épidémies a
été toujours en augmentant. Elles se sont surtout mul-
tipliées dans les deux derniers siècles.

DEUXIÈME TABLEAU

Indiquant le nombre d'épidémies afférentes à chaque saison.

Saisons.	Nombre d'épidémies.
Hiver.	55
Printemps	42
Été	42
Automne	37

Il va sans dire que souvent une même épidémie a

pu se prolonger pendant plusieurs saisons. C'est pourquoi le total des chiffres inscrits sur ce tableau dépasse le nombre total des épidémies de grippe. Ils indiquent seulement que cette affection s'est montrée ou s'est continuée pendant cinquante-cinq hivers, etc.

La conclusion la plus importante qu'on peut tirer de cette comparaison des saisons, c'est que le froid n'est pas indispensable à la grippe, que cependant celle-ci a régné plus souvent en hiver, mais pas énormément plus qu'en été.

TROISIÈME TABLEAU

Indiquant le nombre d'épidémies subies par les principales contrées du globe.

Désignation des contrées.	Nombre d'épidémies.	Désignation des contrées.	Nombre d'épidémies.
Allemagne	44	Autriche	3
France	38	Gallicie	2
Italie	36	Dalmatie	2
Angleterre	25	Portugal	2
États-Unis et Canada	22	Ile Bourbon	2
Russie	16	Pologne	2
Suisse	13	Sumatra	2
Danemarck	12	Syrie	2
Espagne	11	Cayenne	2
Hollande	9	Algérie, Tunisie et Maroc	2
Belgique	8	Asie mineure	1
Suède	7	Barbades	1
Islande	7	Manille	1
Inde	7	Polynésie	1
Pérou	6	Bornéo	1
Égypte	5	Java	1
Brésil	5	Finlande	1
Australie	4	Abyssinie	1
Colonie du Cap	4	Nouvelle-Zélande	1
Mexique	3	Martinique	1
Chine	3	Panama	1
Turquie	3	Tasmanie	1
Sibérie	3	Bermudes	1
Iles Féroë	3	Nouvelle-Calédonie	1
Chili	3	Ile Maurice	1

La grippe n'a donc respecté aucun des points du globe et elle n'est pas plus une maladie de climat qu'une maladie de saison. Ce ne sont même pas les pays froids qui ont été le plus frappés, puisque ce sont l'Allemagne, la France et l'Italie qui ont été le plus fréquemment atteintes, de sorte que c'est dans la zone tempérée que s'est rencontré le maximum.

Si l'on suit les épidémies dans leur itinéraire, on est frappé à la fois de la rapidité de leur marche et de l'immensité des surfaces qu'elles arrivent à couvrir en un temps très court. On dirait un typhon balayant tout sur son passage dans une marche fantastique. Quelques-unes d'entre elles ont même éclaté simultanément sur des points éloignés, donnant ainsi lieu à des ondes qui, s'étendant excentriquement et mordant de plus en plus les unes sur les autres, arrivaient rapidement à se fusionner entre elles. Parfois même le fléau, tout en continuant sa marche envahissante, fait partiellement retour vers un des pays qu'il a déjà ravagés, comme si le trop-plein du courant engendrait un reflux vers un des lits antérieurement creusés.

Il serait inutile, et en outre fastidieux, de suivre l'itinéraire et de déterminer la surface de chacune des épidémies restées distinctes dans le temps. Il suffira, pour donner une idée des allures de la maladie, de marquer les grandes étapes d'une ou deux des principales épidémies modernes.

La grande épidémie, dite de 1837, mais qui, en réalité, a commencé à la fin de 1836 pour ne laisser réellement de repos à notre planète que dans le courant de l'année 1839, jusqu'au commencement de 1841, semble avoir débuté en Australie au mois d'octobre 1836. En novembre, elle se trouvait à la fois dans le sud de l'Afrique et dans l'Inde. Dès le mois de décembre, elle couvrait la Russie, la Suède, le Danemark, la plus grande partie de l'Allemagne et l'Angleterre. En janvier 1837, elle occupait l'Égypte, la Syrie, le Danemark, la Russie, le Schleswig-Holstein, Hambourg, Breslau, la Saxe, la Hesse-Cassel, les provinces rhénanes, le Wurtemberg, Paris, Strasbourg, Rennes, Nancy, Bordeaux, la Hollande et la Suisse. En outre, elle complétait son occupation de l'Angleterre et envahissait l'Irlande.

Au mois de février, elle s'étendait en Allemagne sur les points non encore atteints, notamment sur la Bavière ; en Suisse, sur le canton de Soleure ; en France, sur le département de la Moselle, Lyon, Dijon, Narbonne, Toulouse, Montpellier et le département de Lot-et-Garonne. En même temps, elle apparaissait en Belgique, en Italie et en Espagne. Dans le courant du mois de mars, elle renaît ou se ravive en Allemagne et en Suisse. En juillet, elle frappe les îles Féroé et Mexico. En février 1838, au moment où elle donnait encore des signes de vie dans plusieurs des points touchés, elle éclate simultanément en Islande et dans l'île Bourbon. Plus tard c'est en Australie qu'elle se montre avec une certaine intensité et vient ensuite mourir en Abyssinie.

Après une mort apparente de treize à quatorze mois, elle entre tout à coup en reviviscence, pendant le mois de janvier 1841, en Russie, dans la Saxe, la Westphalie, le Nassau, à Pesth et à Vienne. En avril, elle frappe Dublin, renaît en Belgique au mois de janvier 1842 ; à Londres, à York, à Paris, en mars. Peu de temps après, elle est signalée en Égypte et dans le Chili, et jusqu'en 1848, elle ne cesse de miroiter irrégulièrement sur les différents points du globe.

Prophylaxie. — C'est sans conviction, je dois l'avouer, que j'ai placé la grippe dans les maladies météoriques. C'est uniquement parce que je ne me sentais pas assez armé pour attaquer de front l'opinion qui a encore le plus de crédit, non seulement dans le public, mais encore dans le monde médical.

Les seules raisons qui militent en faveur de cette opinion se réduisent à trois : 1° la grippe a régné un peu plus souvent et avec un peu plus d'intensité en hiver que dans les autres saisons ; 2° sa propagation n'a pas la lenteur habituelle de celle des maladies miasmatiques, et ses itinéraires ne sont nullement liés aux relations sociales et aux voies de communication de création humaine. Elle se transporte avec les allures de rapide généralisation des phénomènes météoriques eux-mêmes. Il semble qu'elle obéisse aux grandes lois qui régissent les météores ; 3° il est indéniable que le froid engendre partout des bronchites catarrhales qui reproduisent jusqu'à un certain point la forme la plus habituelle de la véritable grippe et qui, par leur nombre, prennent presque un caractère épidémique, par la raison que tout le monde se trouve plus ou moins exposé à la même température.

Malgré ces trois raisons, on ne peut pas dire que la grippe soit réellement une maladie de froid, puisque ses épidémies se propagent dans tous les climats, sous toutes les latitudes et à toutes les altitudes, puisque nous les voyons être presque aussi intenses dans l'Inde que dans les États-Unis et le Canada, puisque enfin le maximum appartient aux zones tempérées, et non aux pays froids. Il est vrai que partout on a toujours la ressource d'invoquer un abaissement relatif de la température ; mais au moment d'une épidémie, les personnes qui restent enfermées au chaud ne sont pas moins frappées que les autres.

On n'est pas plus autorisé à attribuer la grippe à un autre genre de phénomène météorique, à l'excès d'ozone par exemple. Car on n'a songé à le faire que parce que, dans les laboratoires, la respiration expérimentale de l'oxygène ozonifié irrite la muqueuse pulmonaire. L'hypothèse ne compte encore à son actif que quelques observations locales et douteuses. D'ailleurs, l'invasion presque instantanée d'immenses territoires se prête peu à cette interprétation. *A priori*, on serait peut-être plus en droit d'incriminer les grandes dépressions barométriques. Car il y a une certaine analogie d'allures entre celles-ci et les bouffées de grippe. On dirait un vent qui souffle et qui tourbillonne à la surface de la terre. Il est possible que si, au moment des grandes épidémies de grippe, l'organisation internationale des observatoires avait existé comme aujourd'hui, on aurait pu prédire avec un certain succès leur marche comme celle des dépressions barométriques et de toutes leurs conséquences.

Mais dans l'état actuel de nos connaissances, l'idée d'un miasme peut être soutenue avec tout autant d'apparence de vérité. Le public, tout en restant convaincu de l'action du froid, n'en redoute pas moins la contagion.

Quand on lit les descriptions et les observations dont les épidémies passées ont été l'objet, et surtout en faisant appel, pour quelques-unes, à ses souvenirs cliniques, on ne peut s'empêcher d'établir aujourd'hui un certain rapprochement entre la grippe et la pneumonie infectieuse. Ce serait une bronchite infectieuse, c'est-à-dire une infection en surface de toute la muqueuse bronchique, au lieu de l'infection intense et circonscrite d'un lobule pulmonaire.

Les premiers observateurs, lorsqu'ils voyaient survenir fréquemment dans la grippe une pluie de noyaux pneumoniques, invoquaient simplement une propagation de l'inflammation par continuité de tissu. Puis, voyant survenir le plus souvent une mort rapide que n'aurait point produite une pneumonie massive beaucoup plus considérable et qui était toujours précédée d'accidents ataxo-adynamiques, beaucoup considérèrent la grippe comme une véritable pyrexie, c'est-à-dire un empoisonnement comparable à celui de la fièvre typhoïde. C'est bien là le programme de ce qu'on appelle aujourd'hui la pneumonie infectieuse ; et il y a là une possibilité telle qu'à la première occasion la recherche d'un contage figuré sera bien justifiée, et la grippe pourra bien perdre ses quelques droits au classement dans les maladies météoriques et trouver une place légitime dans les affections miasmatiques. En outre, ce serait la justification de l'opinion qui regarde la grippe comme étant contagieuse et que des médecins eux-mêmes ont cherché à appuyer par un certain nombre d'observations. Du reste, la question reste entière et, dans les mêmes circonstances, il sera tout aussi rationnel d'établir un parallèle rigoureux entre les évolutions de l'épidémie et les divers mouvements météoriques.

En tout cas, quand bien même il s'agirait d'un microbe, quand bien même l'affection serait réellement contagieuse, on n'en serait pas moins forcé d'accorder ici à l'air un grand rôle. Celui-ci agirait même à un double titre : 1° en fournissant au contage les conditions thermiques et hygrométriques qui lui seraient favorables ; 2° en étant son principal, sinon son unique véhicule. Ce serait même peut-être le seul contage assez léger, assez incorporé à l'air, en même temps qu'assez réfractaire à l'action destructive de l'oxygène, pour pouvoir être transporté au loin, se disperser simultanément dans toutes les directions sans avoir besoin de se raviver ou de se conserver par un séjour dans le sol, ou par le fait des étapes des relations sociales. Le transport par les personnes, les vaisseaux et les objets, serait toujours devancé et, pour ainsi dire noyé, par le transport dû aux courants atmosphériques.

Malheureusement, si l'avenir arrive à démontrer la nature exclusivement météorique de la grippe, la prophylaxie restera à peu près désarmée. Que faire contre des dépressions barométriques qui se font sentir partout, dans les appartements les mieux fermés, contre des états électriques de toute une atmosphère, contre une humidité qui, elle aussi, pénètre partout On pourrait encore lutter partiellement contre le froid. Mais, outre que la lutte ne serait pas possible pour tout le monde, les faits sont là pour prouver que la réclusion dans une chambre chaude ne met même pas à l'abri. Avec un contage, au contraire, on conserve du moins l'espoir de resteindre les progrès du mal par quelques mesures d'isolement. En attendant une solution qui se fera peut-

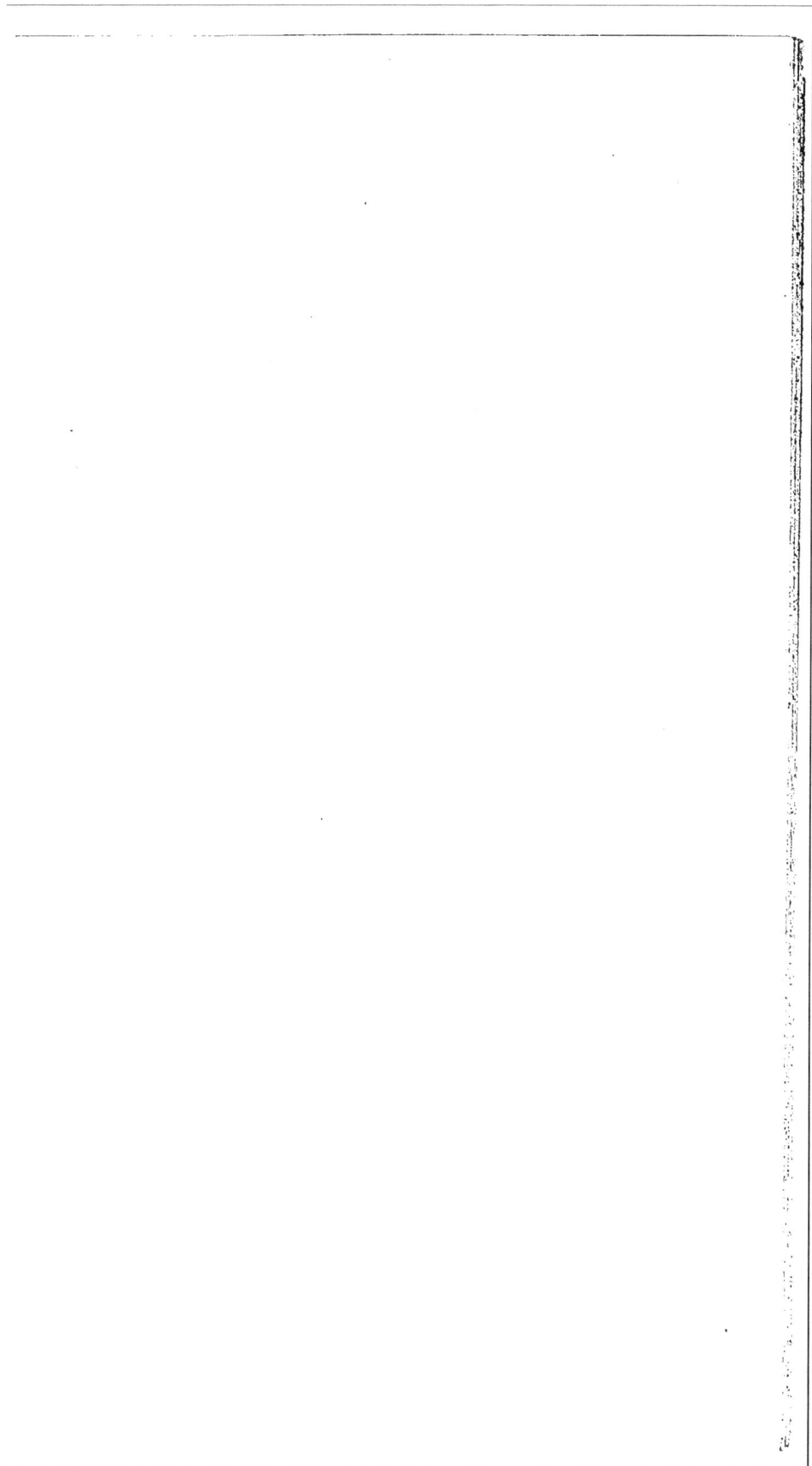

DYSSENTERIE

être attendre encore longtemps, il convient d'observer une certaine réserve dans les relations sociales.

Dysenterie.

Répartition géographique. — La dysenterie peut se montrer, d'une manière sporadique, presque dans toutes les contrées du globe, mais elle a néamoins ses régions de prédilection, où elle revêt un caractère épidémique et grave. Ces régions sont, en Europe : la Turquie, la Grèce où elle sévit particulièrement en août et en septembre, la Bulgarie, la Roumanie, la Hongrie, les Russies centrale et méridionale, la Finlande, la Suède, la Hollande. En Amérique : la Colombie, les Guyanes, le Brésil, les Antilles, le Mexique où elle est beaucoup plus fréquente sur les plateaux que sur le littoral. En Afrique : le Sénégal, la Guinée, l'Égypte, l'Abyssinie, la Tripolitaine, la Tunisie, l'Algérie, le Maroc, la colonie du Cap, les îles Sainte-Hélène, Madagascar et Maurice. Les voyageurs s'accordent à dire qu'elle fait, dans le centre de l'Afrique, autant de ravages que sur les côtes orientale et occidentale. C'est même à cette affection que Livingstone a succombé. En Asie : l'Inde, la Birmanie, le royaume de Siam, la Cochinchine, la Chine, l'Asie Mineure, la Syrie, la Mésopotamie et la Perse. Dans l'océan Pacifique : les îles de la Sonde, les Philippines, les Molluques, les Célèbes, la Polynésie.

Dans un second groupe beaucoup moins chargé et comprenant les contrées où la dysenterie, sans être ni aussi grave, ni aussi fréquente, joue encore un rôle très important, nous rangerons l'Italie, l'Espagne, le Portugal, le midi de la France, le Pérou, la Bolivie, le Chili, les îles Madère, du Cap-Vert, l'Australie et la partie méridionale du Japon.

Les contrées où la dysenterie se développe rarement, comme épidémie et même sous forme sporadique, sont : le nord de la France, le Danemark, la Russie septentrionale, la Pologne, l'Angleterre, la Suisse, l'Allemagne ; le Canada, les États-Unis ; le Transwaal et le pays des Bassoutos ; l'Asie centrale et la partie septentrionale du Japon.

Enfin peuvent être considérées comme à peu près indemnes l'Islande et les îles Féroé.

Il ressort de cette simple énumération et de cette classification que c'est l'Afrique qui présente la dysenterie au plus haut degré d'intensité et sur la plus grande étendue de terrain. Deux points minimes de cet immense continent, seulement, se trouvent relativement affranchis ; ce sont le Transwaal et le pays des Bassoutos ; et encore comme, au nord et au sud de ces points, la maladie existe d'une manière intense, à latitude presque égale et dans des conditions climatériques semblables, il pourrait bien y avoir là plutôt une influence de races et de mœurs.

L'Europe prend rang après l'Afrique, sinon comme gravité et fréquence de l'affection, du moins comme surface d'occupation. En général, on peut dire que la dysenterie y occupe surtout les régions méridionales et qu'elle augmente de fréquence et de gravité du nord au midi. Il y a toutefois une exception remarquable à cette loi géographique, c'est celle offerte à la fois par la Suède et la Finlande. Pour les trois autres parties du globe, l'influence de la latitude et de la tem-

pérature se montre d'une manière beaucoup plus
nette. La grande zone dysentérique y occupe les régions chaudes, mais laisse en dehors d'elle ce qui est
trop avancé dans le sud, ainsi que la plus grande partie
des régions tempérées.

Ces données géographiques plaident déjà par elles-
mêmes en faveur de la nature météorique de la dysenterie. L'observation des conditions climatériques
des contrées dysentériques donne en outre à penser que
ce n'est ni la chaleur, ni le froid qui, pris isolément,
peuvent développer cette maladie, mais bien le passage
brusque de la première au second. C'est l'écart considérable entre deux températures se succédant presque
sans transition qui fait le danger. En effet, dans toutes
ces contrées, il n'y a pas de crépuscule, et les chaleurs
excessives du jour sont brusquement remplacées par
des nuits très fraîches. L'étude de l'influence des saisons vient à l'appui de cette interprétation. C'est en
été, plutôt qu'en hiver, qu'on observe la dysenterie
dans les contrées tempérées, parce que, dans cette dernière saison, le froid du jour ne diffère pas beaucoup
de celui de la nuit. En été, l'écart entre la température
du jour et celle de la nuit est bien plus considérable, et
il l'est d'autant plus que la chaleur diurne est plus intense. Il est à noter qu'en campagne elle frappe davantage les soldats qui couchent sous la tente que ceux
qui logent chez l'habitant ou dans une caserne. Ainsi
comprise, l'action de la température se concilie assez
avec la répartition géographique de la maladie. La
Suède constitue seule une exception, et encore celle-ci
trouve, suivant le même ordre d'idées, une explication dans l'absence complète de transition entre l'été

et l'hiver. Le maximum de chaleur de la contrée fait brusquement place à un refroidissement considérable.

La géographie nous montre encore que c'est à tort que Worms et d'autres médecins ont voulu faire de la dysenterie une des formes de l'intoxication paludéenne. Car sa répartition est loin d'être la même que celle de la fièvre intermittente, et elle peut même apparaître dans des contrées où cette dernière est reconnue impossible. Elle se manifeste en effet souvent au-dessus du 52° degré de latitude nord.

Prophylaxie. — La nature météorique de la dysenterie étant établie par ce qui précède, l'indication principale de la prophylaxie se trouve toute tracée. Il faut avant tout se prémunir contre les refroidissements nocturnes, à l'aide des vêtements et des abris. L'administration de la guerre a depuis longtemps compris l'utilité de munir de vastes ceintures de laine les soldats de l'armée d'Afrique, et il est peu d'anciens militaires qui ne rendent pleine justice à cette mesure. Elle vient de trouver cependant un blâme dans la bouche d'un hygiéniste d'une grande autorité, qui déclare que dans les pays chauds, ce qu'il y a de mieux à faire c'est de se vêtir le moins possible et surtout de ne point se couvrir de ces tissus qui, en ralentissant l'évaporation de la sueur, font perdre un des meilleurs moyens de rafraîchissement. C'est là certainement une simple boutade tenant plutôt compte des sensations agréables ou désagréables que des effets réels. Les Arabes, éclairés par l'expérience d'innombrables générations, se couvrent de vêtements de laine et luttent ainsi victorieusement contre l'atmosphère brûlante du

jour et la fraîcheur des nuits d'Afrique. Au point de
vue de la dysenterie, du moment où la température
extérieure est la cause principale du mal, l'indication
est de s'isoler dans sa température propre par les écrans
les moins conducteurs.

Malgré l'origine météorique de l'affection, la prophylaxie doit accorder une importance presque aussi
grande à l'hygiène alimentaire. On comprend du reste
qu'un processus réflexe *a frigore*, qui a son siège dans
la muqueuse intestinale, puisse trouver un concours
efficace et une cause d'aggravation dans des substances
venant exercer une action irritante et directe sur cette
même muqueuse. C'est à ce titre seulement qu'on a pu
faire figurer dans l'étiologie de la dysenterie l'usage
d'une nourriture grossière, contenant peu de matières
nutritives et dont la masse principale se trouve jouer le
rôle de corps étranger. A plus forte raison, doit-il en
être ainsi pour des substances qui, en dehors de leur
caractère indigeste, ont des propriétés irritantes,
comme les fruits verts, les viandes salées ou altérées, les
boissons alcooliques. L'influence de l'ingestion d'eau
marécageuse, contenant surtout des détritus végétaux en
putréfaction doit se réduire à une action purement irritante du même genre. Là encore, il ne faut voir qu'un
adjuvant ou un aggravant local, et non le résultat d'une
espèce d'empoisonnement. Il est vrai qu'on a aussi
signalé comme mode de genèse l'absorption, par voie
pulmonaire, de miasmes cadavériques. Le séjour dans
les amphithéâtres donne bien lieu souvent à un flux
intestinal qui n'est peut-être qu'un effort naturel d'élimination d'un poison septique, mais qui, en tout cas,
n'a pas les caractères du flux dysentérique. Cette

mauvaise condition hygiénique ne peut donc probablement qu'aider à la répercussion sur l'intestin. Enfin, dans la gangue étiologique variée qui entoure la cause principale, il y a aussi lieu de tenir compte de l'influence indirecte des passions dépressives. Que celles-ci interviennent, comme le veut Annsley, en exagérant la sécrétion de la bile qui vient, par son contact, irriter l'intestin, ou en troublant la digestion et la nutrition générale, peu importe; il y a là une donnée qui n'est pas tout à fait négligeable.

Quoi qu'il en soit, il est évident que toutes ces circonstances doivent être scrupuleusement évitées partout où des cas de dysenterie viennent d'éclater, qu'elles doivent même l'être en tout temps, dans les contrées où cette affection fait des apparitions fréquentes. Quel que soit le théâtre des opérations militaires, les mêmes précautions doivent toujours être prises dans les armées en campagne. Car la guerre accumule forcément toutes les conditions capables de concourir à la production de la dysenterie : refroidissement, alimentation mauvaise, excès alcooliques, eaux mauvaises, émanations cadavériques.

Chez les personnes déjà atteintes, l'hygiène alimentaire acquiert une beaucoup plus grande importance encore. Beaucoup de cliniciens imposent même une diète presque absolue. Mais le siège des lésions anatomiques permet de se montrer moins sévère. Il ne faut condamner que les matières alimentaires dont la digestion ne commence que dans l'intestin grêle et ne s'y achève même pas toujours, telles que les féculents et les matières grasses.

Les mesures d'isolement ne sont point indispensa-

HÉPÁTITE

bles. L'observation ne justifie pas l'idée d'un miasme spécifique, ni même d'un mode de contagion quelconque. Néanmoins l'atmosphère des dysentériques est rendue tellement désagréable par leurs déjections infectes, elle devient ainsi tellement défectueuse au point de vue de l'hygiène générale, qu'il convient d'affranchir de leur voisinage les autres malades, de les espacer beaucoup entre eux, et qu'on doit aussi les entourer de la propreté la plus minutieuse.

Hépatite.

Géographie médicale. — Nous n'avons pas à nous préoccuper de la distinction établie par les pathologistes en hépatite générale, hépatite partielle, abcès du foie, etc. Ce que nous devons voir, c'est l'imminence hépatique que crée l'habitation des pays chauds ; c'est le caractère aigu qu'y acquièrent les phlegmasies de cet organe, c'est la fréquence de leur terminaison par suppuration, c'est en un mot la suractivité de la vie pathologique du foie.

Ainsi comprise, l'hépatite se trouve être presque le monopole des climats chauds, particulièrement dans les continents africain et asiatique. Dans les climats tempérés, on ne l'observe guère que chez quelques sujets qui reviennent des contrées précédentes.

1° Les pays qui présentent l'hépatite au maximum de fréquence et de gravité sont :

En Asie : l'Inde, particulièrement Singapore, Pulo-Penang et Labuan ; la Birmanie ; Ceylan ; les archipels de la Sonde et des Philippines ; le royaume de Siam ; la Chine ; l'empire d'Annam ; la partie méridionale du Japon. Dans toutes ces contrées, la zone côtière est toujours plus frappée que les terres intérieures.

En Afrique : le Sénégal ; l'île Sainte-Hélène ; l'Égypte ; le haut Nil ; les côtes orientale et occidentale de l'Afrique, depuis le 30ᵉ degré de latitude nord jusqu'au 20ᵉ degré de latitude sud ; enfin, l'Afrique centrale, où la gravité de la maladie va en augmentant au fur et à mesure qu'on s'approche de l'équateur.

2º Les pays où l'hépatite se rencontre avec une fréquence et une gravité moyennes sont :

En Asie : l'Arabie, les côtes méridionale et occidentale de l'Asie Mineure.

En Afrique : les îles de Madagascar, Maurice, la Réunion, Madère, les Canaries ; l'Algérie, le Maroc, le Cap et la partie des côtes occidentale et orientale située au-dessous du 20ᵉ degré de latitude sud.

En Amérique : les Antilles, les Guyanes, le Brésil, la côte occidentale de l'Amérique du Sud jusqu'au niveau du Chili méridional ; enfin les terres froides du Mexique.

3º Les pays où l'hépatite se rencontre encore, mais très atténuée, sont :

En Asie : la Perse et la Syrie et toute l'Asie centrale.

En Amérique : les États-Unis.

En Océanie : la Polynésie, l'Australie et la Nouvelle-Zélande.

Prophylaxie. — Ce court aperçu de la géographie médicale de l'hépatite démontre, d'une manière incontestable, que cette maladie est, avant tout, l'œuvre des chaleurs excessives. Une étude plus détaillée de chaque contrée ne fait que confirmer cette opinion. C'est ainsi qu'en Algérie, il a été constaté que la fréquence des abcès hépatiques, dans les troupes françaises, augmente avec la température particulière des garnisons. Partout aussi, on a remarqué que, plus l'été était chaud, plus il y avait de victimes. En présence de ce fait, la mesure la plus radicale serait l'abandon des entreprises coloniales dans la zone tropicale ; car ce sont surtout les habitants des zones tempérées et froides qui viennent s'y briser parce que l'équilibre de leur économie n'a pas été préparé de longue main à la suractivité hépatique qui y est nécessaire. Mais l'intérêt national et la nécessité de faire pénétrer partout la civilisation sont des considérations d'un ordre trop supérieur, pour qu'on ne condamne pas, même sans discussion, une mesure aussi rétrograde.

Le danger devant être accepté sans hésitation, il faut du moins s'efforcer de l'atténuer. Si les indigènes présentent une immunité relative, celle-ci n'est probablement pas un résultat purement ethnique. Elle a été acquise à travers les générations par une accoutumance physiologique de plus en plus marquée, et c'est l'hérédité qui, en transmettant ce patrimoine, a fini par en faire un attribut de race. Cette adaptation physiologique, nos colons sont en train de la préparer ou de l'acquérir, et bientôt l'hérédité la développera et la généralisera de plus en plus. Ce que l'on doit poursuivre, ce n'est pas seulement l'affluence, mais encore la fixité dans la colonisation. Il ne faut pas des colons temporaires, aspirant à faire fortune, pour retourner le plus tôt possible dans la métropole. Les véritables facteurs des colonies solides et saines sont les familles qui acceptent l'expatriation définitive, pour elles et leur descendance. Ce sont les agriculteurs surtout. Les colonies alsaciennes sont certainement une des meilleures opérations pour l'Algérie. C'est là un précédent qu'on ne doit pas perdre de vue pour le Sénégal et le Tonkin.

A côté de cette acclimatation à longue échéance, il faut aussi une initiation plus rapide, mais progressive, pour tous les nouveaux envois. Depuis longtemps, l'administration de la guerre a soin de renouveler les garnisons d'Afrique avec des régiments ayant déjà séjourné, un certain temps, dans le midi de la France. Quand les exigences du service le permettent, on ne fait pénétrer dans le sud de l'Algérie que des troupes ayant déjà stationné près de la côte. Les mêmes errements sont aussi à peu près suivis pour la Tunisie. Mais il ne paraît pas en être toujours de même pour le Sénégal. Les militaires qui y sont expédiés devraient même être toujours empruntés à l'armée d'Afrique. Enfin il faudrait laisser en Europe tous ceux qui auraient eu déjà des manifestations hépatiques quelconques. Le médecin civil devrait déconseiller les déplacements de ce genre à ceux de ses clients qui se trouveraient dans le même cas.

Sur place, tout le monde doit chercher à se mettre à l'abri des refroidissements auxquels donne lieu si facilement le contraste des nuits froides avec des journées à chaleur excessive. Suivant Thévenot, le refoulement périodique du sang vers les viscères, que déterminent ces refroidissements favoriserait dans le foie l'explosion des inflammations et la formation des abcès.

Le régime à adopter doit être surtout pris en grande

considération. Il ne faut pas surcharger l'économie de principes qui ne peuvent plus être comburés complètement par une hématose que la chaleur rend torpide, et dont l'élimination vient incomber au foie. Ce qui contribue à compromettre surtout les Européens, c'est qu'ils conservent dans les climats chauds leurs habitudes d'alimentation surabondante et animale. Sous ce rapport, l'intendance aurait à rompre avec ses règlements exclusifs qui restent toujours les mêmes sous toutes les latitudes.

Cette alimentation mal appropriée est d'autant plus nuisible que l'appareil digestif, rendu paresseux par la chaleur, ne l'accepte qu'avec un luxe de condiments excitants. Le séjour préalable dans le midi de l'Europe fait même, sous ce rapport, contracter des habitudes qui rendent encore plus indispensable ce besoin de stimulants.

L'adjuvant principal du climat est incontestablement l'abus des alcooliques. On a malheureusement trop souvent l'occasion de le constater dans l'armée d'Afrique. Du jour où les nègres se sont adonnés à l'eau-de-vie, ils ont perdu leur ancienne immunité. Ce n'est pas seulement à l'acclimatement que les Arabes doivent la leur, c'est aussi à l'observation assez générale des préceptes du Coran. Ce sont probablement des considérations hygiéniques qui ont conduit Mahomet à interdire l'usage des boissons alcooliques : le soldat turc, qui quitte le voisinage du Bosphore où il n'a pas été mieux préparé qu'on ne peut l'être par le séjour dans le midi de la France, affronte presque sans danger les expéditions dans le Soudan.

Les Européens ne sauraient accepter facilement

l'abstention complète qui amènerait peut-être, du reste, une certaine perturbation dans les habitudes de l'économie. Mais il faudrait, tout au moins, détourner des excès par des avertissements et des instructions multipliés et aggraver les punitions édictées contre l'ivrognerie. Les commandants des expéditions polaires arrivent bien à imposer l'abstention absolue à leurs équipages.

Enfin, les chefs de l'armée et les chefs de culture et d'industries ne doivent pas oublier que l'excès de fatigue augmente le danger.

FIN

TABLE DES MATIÈRES

LIVRE DEUXIÈME

MALADIES D'ORIGINE ALIMENTAIRE OU DE RÉGIME

LIVRE TROISIÈME

MALADIES D'ORIGINE MÉTÉORIQUE

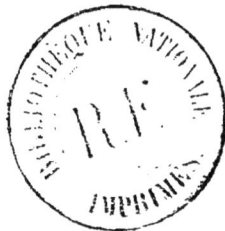

821-84. — Corbeil. Typ. et stér. Crété.

www.ingramcontent.com/pod-product-compliance
Lightning Source LLC
Chambersburg PA
CBHW031359210326
41599CB00019B/2820